规范化护士培训系列丛书

丛书主编◎熊莉娟　金　环

神经外科
规范化护士培训手册

SHENJING WAIKE GUIFANHUA HUSHI PEIXUN SHOUCE

主编◎王羡科　张丽华　詹昱新

長江出版傳媒
湖北科学技术出版社

图书在版编目（CIP）数据

神经外科规范化护士培训手册 / 王羡科，张丽华，詹昱新主编. -- 武汉 ：湖北科学技术出版社，2025. 7.
（规范化护士培训系列丛书 / 熊莉娟，金环主编）.
ISBN 978-7-5706-4247-2

Ⅰ. R473.6-62

中国国家版本馆 CIP 数据核字第 2025RL2743 号

策　　划：冯友仁　　　　责任校对：王晓博
责任编辑：常　宁　　　　封面设计：喻　杨

出版发行：湖北科学技术出版社
地　　址：武汉市雄楚大街 268 号（湖北出版文化城 B 座 13—14 层）
电　　话：027-87679468　　　　邮　　编：430070

印　　刷：武汉旭诚彩印包装有限公司　　　　邮　　编：430024

787 毫米 ×1092 毫米　1/16　23.75 印张　507 千字
2025 年 7 月第 1 版　　　　2025 年 7 月第 1 次印刷
定　　价：118.00 元

《神经外科规范化护士培训手册》
编 委 会

主　编　王羡科　张丽华　詹昱新

副主编　褚　婕　骆　丽　欧阳燕　尹彩霞　万明叶

编　者（按姓氏笔画排序）

万明叶　长江航运总医院·武汉脑科医院

王　佩　华中科技大学同济医学院附属协和医院

王羡科　华中科技大学同济医学院附属协和医院

尹彩霞　长江航运总医院·武汉脑科医院

孔淑清　华中科技大学同济医学院附属协和医院

石　燕　长江航运总医院·武汉脑科医院

田丹英　华中科技大学同济医学院附属协和医院

史鹏举　华中科技大学同济医学院附属协和医院

付　凤　华中科技大学同济医学院附属协和医院

刘　敏　华中科技大学同济医学院附属协和医院

李　冰　华中科技大学同济医学院附属协和医院

李　珊　华中科技大学同济医学院附属协和医院

李　炳　华中科技大学同济医学院附属协和医院

李　蒙　长江航运总医院·武汉脑科医院

李丹凤　华中科技大学同济医学院附属协和医院

李鑫明　长江航运总医院·武汉脑科医院

杨中善　华中科技大学同济医学院附属协和医院

杨艳平　长江航运总医院·武汉脑科医院

闵琦珲　华中科技大学同济医学院附属协和医院
张丽华　华中科技大学同济医学院附属协和医院
欧阳燕　华中科技大学同济医学院附属协和医院
骆　丽　华中科技大学同济医学院附属协和医院
骆荣耀　华中科技大学同济医学院附属协和医院
秦　凡　华中科技大学同济医学院附属协和医院
徐　玲　华中科技大学同济医学院附属协和医院
郭雪琴　华中科技大学同济医学院附属协和医院
黄　娜　华中科技大学同济医学院附属协和医院
黄叶玲　华中科技大学同济医学院附属协和医院
黄桥桥　华中科技大学同济医学院附属协和医院
董辉平　华中科技大学同济医学院附属协和医院
韩克霞　华中科技大学同济医学院附属协和医院
詹昱新　华中科技大学同济医学院附属协和医院
褚　婕　华中科技大学同济医学院附属协和医院

序　言

护理事业是卫生健康事业的重要基石，其发展水平直接关系到医疗质量和患者安全。随着医学科技的飞速进步和人民群众对健康服务需求的日益增长，这一发展态势对护士队伍的专业素养、实践能力和规范化服务水平提出了前所未有的高要求。实施护士规范化培训（简称“规培”），是夯实护理人才基础、提升临床护理能力、确保护理服务同质化与高质量的关键举措，更是推动护理学科可持续发展的必由之路。

在此背景下，我们组织护理教育、临床护理及护理管理领域的权威专家与资深实践者，共同倾力编撰了这套《规范化护士培训系列丛书》。本套丛书紧密围绕我国护士规范化培训大纲要求，系统构建了规培护士必备的知识体系与能力框架。内容涵盖基础护理理论与核心技能、各专科常见疾病护理要点、急危重症监护技术、临床思维与评判性思维能力培养、护理人文沟通与职业素养、护理安全与质量管理等核心领域。本套丛书不仅注重传承规范化的基础护理知识与操作标准，更着力吸纳近年来护理领域的新理念、新技术、新规范，并指导性地阐述了其在临床实践中的应用要点与风险防范。

本套丛书旨在为参与规范化培训的护士提供一部权威、系统、实用的“成长指南”，帮助其顺利完成从护生到合格临床护士的角色转变，快速提升岗位胜任力。同时，它也是临床带教老师、护理管理者进行规培教学、考核与管理的得力工具书。术业贵专精，实践出真知。通过系统化、标准化的规培过程，引导规培护士将精力聚焦于核心能力的锤炼，方能加速其专业成长，为患者提供更安全、更优质、更人性化的护理服务，也为护理队伍储备坚实的中坚力量。

我国的护理事业在几代护理人的接续奋斗下，取得了长足进步。这套《规范化护士培训系列丛书》凝聚了当前护理教育与实践的先进经验，反映了护士规范化培训的最新理念与成果。本套丛书的出版，是落实国家护理人才培养项目的重要实践，必将有力地推动我国护士规范化培训工作的科学化、标准化和高质量发展，为培养新时代高素质临床护理人才贡献力量。

熊莉娟

华中科技大学同济医学院附属协和医院护理部党支部书记，副主任

前　言

随着现代医疗技术的迅猛发展，神经外科作为医学领域中的重要学科，其诊疗技术不断突破，同时疾病谱日益复杂。颅脑损伤、颅脑肿瘤、脊柱脊髓疾病、功能神经外科疾病、脑脊髓血管病、小儿神经外科疾病等亚专科的蓬勃发展，对神经外科护理工作提出了更高的要求和挑战。为了适应这一趋势，培养具备扎实临床基础、熟练掌握神经外科护理技能的高素质规培护士，我们精心编写了《神经外科规范化护士培训手册》一书。

本书涵盖了神经外科常见病、多发病的护理评估、护理措施、健康指导等方面知识，同时涉及了神经系统评估、患者基础评估和重症护理等关键领域，旨在为神经外科规培护士提供全面、系统、实用的培训指导；结合国内外神经外科护理的最新进展，注重理论与实践相结合，力求使规培护士在培训过程中能够掌握神经外科护理的核心知识和技能。

在编写过程中，我们参考了国内外最新的指南、专家共识等文献资料，确保内容的科学性和权威性。同时，我们邀请了神经外科护理领域的资深专家和学者参与编写和审校工作，他们丰富的临床经验和专业知识为本书的质量提供了有力保障。我们力求通过本书的出版，为神经外科规培护士搭建一个学习交流的平台，促进他们快速成长，为患者提供更加专业、精致的优质护理服务。

此外，本书还特别注重培养规培护士的临床思维能力和解决问题的能力，引导规培护士将所学知识应用于临床实践中，提高他们的临床能力和应对复杂情况的能力。我们相信，通过系统的培训和不懈的努力，每一位神经外科规培护士都能成为神经外科护理领域的佼佼者。

在此，我们要特别感谢所有参与本书编写和审校的专家、学者，是他们的辛勤付出和无私奉献，才使得本书得以顺利出版。同时，我们也要感谢所有神经外科护理同仁的支持和关注，是他们的不断努力和探索，推动了神经外科护理事业的不断发展。

最后，我们衷心希望《神经外科规范化护士培训手册》能够得到广大规培护士和培训老师的认可和喜爱。我们期待在未来的日子里，与各位同仁携手共进，为神经外科护理事业的发展贡献我们的智慧和力量。尽管各位编者在本书的编写过程中付出了很多，但难免有不妥和疏漏之处，真诚希望使用本书的广大同仁提出宝贵意见和建议，以便我们不断完善和更新内容，为神经外科护理人才的培养做出更大的贡献，推动神经外科护理事业迈向新的高度!

目　录
CONTENTS

第一篇　基本技能培养

第一章

神经外科患者的病史采集

病史采集是神经系统疾病正确诊断与科学护理的关键，属于护理评估的范畴，全面地收集资料有助于临床判断，有助于实现护理目标，是目前护理教育和临床实践中的重要内容。

第一节　神经外科患者病史采集的原则

神经系统疾病病史采集的基本原则和过程与一般病史采集相同。病史采集是发生在护士与患者之间的目的明确而有序的交谈过程。其目的是获取有关患者的身体功能状况、健康观念以及与疾病相关的信息，为体格检查的重点及护理诊断推理提供基础和线索。护士应当首先向患者明确表达提供服务的意愿，允许患者充分表述就诊目的。对病史的询问和记录包括一般情况（年龄、性别、职业、居住地、左利手或右利手）、主诉、现病史、发育情况（儿童患者）、系统回顾、既往病史、个人史和家族史。

病史采集过程中应当注意以下几点。①系统完整：需耐心听取患者叙述，尽量不要打断，阳性症状要记录，重要的阴性症状亦不能忽视。②客观真实：询问过程中应当注意患者或其家属提供情况的可靠性。③重点突出：尽量围绕主诉提问，减少无关情况的叙述。④避免暗示：不要进行诱导性提问，不应根据自己的主观臆测而让患者对本不存在的症状进行确认。⑤分析归纳：病史采集初步完成后，应当归纳与患者相关联的症状特点，如果存在疑点应进一步询问或核实。

（王美科　骆荣耀）

第二节　神经外科患者病史采集的内容

一、主诉

主诉是患者在疾病过程中感受最痛苦的部分，包括主要症状、发病时间和变化情况。护士在询问病史过程中应重点围绕主诉进行提问，对于症状重叠或叙述凌乱的患者，应进行分析和归纳。

二、现病史

现病史是主诉的注释和延伸，包括发病后到本次就诊时症状发生、发展和演变的全过程，以及各种症状发生的时间关系和相互关联。通常让患者以自己的语言叙述他们的症状，应避免产生误解。某些患者对自身疾病状态缺乏认识，或表达能力受到疾病影响，可通过家属或旁观者获得信息。儿童患者的病史可由其父母共同提供。

应谨慎对待患者以前的实验室检查和影像学检查结果。

（一）病史采集过程中应重点询问的问题

1. 症状的发生情况

包括首发症状的发生时间、起病方式（急性、亚急性或慢性；发作性、间歇性或周期性）和患者能够想到的可能原因或诱因。

2. 症状的特点

包括症状的性质、部位、范围和严重程度。

3. 症状的发展和演变

病程中症状加重、减轻或无变化，以及症状加重或减轻的变化过程及其影响因素。

4. 伴随症状及其相互关联

主要症状之外的伴随症状的特点、发生时间以及相互影响。

5. 既往诊治情况

包括病程各阶段检查发现、曾经诊断、具体治疗方法及其疗效。

6. 与现病有关的躯体疾病情况

是否合并存在心、肝、肺、肾等重要脏器疾病，以及与现病发生、发展和变化的联系。

7. 病程中的一般情况

包括饮食、大小便、睡眠、体重和精神状态等，对婴幼儿患者或幼年起病的成人患者尚需了解发育情况。

（二）神经系统疾病常见症状

1. 头痛

头痛是神经系统疾病常见症状，询问时需重点了解。

（1）头痛部位：整个头部疼痛、局部头痛还是部位变幻不定的疼痛。如为局部头痛，应具体询问是在哪一侧、前额、头顶或枕后。

（2）头痛发生形式：是突然发生还是缓慢加重，是发作性还是持续性，发作常在凌晨还是夜间，如有周期性发作，则应注意与季节、气候、饮食和睡眠的关系，对女性患者应询问与月经周期的关系。

（3）头痛性质：是胀痛、钝痛、隐痛、钻痛、跳痛，还是箍紧痛、爆裂痛、刀割痛或烧灼痛。

此外还应了解头痛加重因素、头痛程度、头痛伴发症状及头痛先兆症状等。

2. 疼痛

询问疼痛部位、性质、发生情况及影响因素，还应了解疼痛的伴随症状。

3. 眩晕

眩晕是一种主观症状，患者感到自身和（或）周围物体旋转、飘浮或翻滚，属运动性幻觉。

4. 视力障碍

询问时需要明确是视物模糊、视物成双还是全盲。

5. 瘫痪

应当注意询问发病形式、瘫痪的部位、瘫痪的程度及瘫痪的伴随症状等。

6. 抽搐

应注意询问下述情况：患者最初发病的年龄、抽搐的诱发因素、发作的先兆、部位、形式、频率及伴随症状。还应了解抽搐后症状：有无昏睡、头痛或肢体一过性瘫痪等症状表现。

三、既往史

既往史的采集过程中应特别注意与神经系统疾病有关的病史，如心脑血管病、高血压、糖尿病、脑炎、头部外伤等疾病史以及手术史。

四、个人史

个人史询问的基本内容包括出生地、居住地、文化程度、职业、是否到过疫区、生活习惯和性格特点等。对儿童患者应询问围生期和生长发育的情况。对女性患者应询问月经史和婚育史。

五、家族史

有许多神经系统疾病是遗传性或与遗传有关的（如癫痫），询问家族史对于确定诊断有重要价值。

（王美科　骆荣耀）

第三节　神经外科患者病史采集的方法

常用的病史采集方法有 3 种，即问诊、认真查阅既往诊疗记录和正确对待其他医疗单位的诊疗记录。

1. 问诊

是通过对患者或相关人员的系统询问获取患者病史资料的一种方法。对获取的病史资料进行分析、综合、归纳、推理，提出临床判断。获取病史资料的过程称为病史采集。通常可按以下几点逐步深入。

（1）一般性提问：是通常应用的问诊方法，让患者按个人意愿和感受诉说自己的病情和诊疗经过。

（2）主题性提问：对患者诉说的主要症状和情况不明确或离题太远时，可进行主题性提问，让患者诉说与疾病有关的主要问题。

（3）针对性提问：患者诉说的主要症状特点或病史中的某些问题不明确时，可针对性地提出一些问题，希望患者回答后能使疾病的表现特点更突出，病史过程更清楚。

（4）选择性提问：当认为疾病的表现和特点有其他疾病可能性的时候，应该选择一些具有鉴别意义的问题来询问患者，也可列出提问菜单。

（5）必要时可提出一些让患者回答“是”或“不是”的问题。在系统回顾病史时，可采用这种方法。

上述问诊建议中所提出的问题通常不是截然分开的，主题性提问、针对性提问和选择性提问中所要提出的问题通常是密切相关、相互联系的，知识侧重点有所差异。不可对患者表现出不耐烦、不重视、不关心的态度和表情。

2. 认真查阅既往诊疗记录

这对于慢性长期性疾病的患者以及反复多次住院或就诊的患者非常重要。所获得的病史及诊疗资料须真实可靠。

3. 正确对待其他医疗单位的诊疗记录

对其他医疗单位的诊疗记录，不应盲从，也不可轻视。应结合患者现有的资料，认真地分析、思考，做出自己的判断，给出自己的决策。

（王美科　骆荣耀）

参考文献

[1] 吴江 . 神经病学 [M].3 版 . 北京：人民卫生出版社，2015.

[2] 潘祥林 , 王鸿利 . 实用诊断学 [M]. 北京：人民卫生出版社，2017.

[3] 史淑杰 . 神经系统疾病护理指南 [M]. 北京：人民卫生出版社，2013.

第二章 神经外科患者的护理评估

第一节 神经系统评估

神经外科患者病种繁多、病变范围广泛、神经系统疾病症状复杂多样，导致患者及家属对神经外科护士的要求很高。神经系统评估能力是护士为神经系统疾病患者提供高质量护理的重要条件，也是神经外科专科护士培训的重要内容。

一、意识的评估

（一）意识的定义与重要性

意识是个体对自身及周围环境的感知状态，这一状态由两个主要部分组成：意识内容和觉醒。意识内容涵盖了高级神经活动，如定向力、感知觉、注意力、记忆、思维、情感以及行为等，这些活动共同维持人体与外界环境的紧密联系。觉醒则是通过传入神经冲动激活大脑皮质，使大脑保持一定水平的兴奋性，从而使人保持清醒状态。

在神经外科的临床工作中，正确评估患者的意识状态对于诊断、治疗和护理至关重要。准确的意识评估可以帮助医护人员判断患者的神经系统损伤程度，预测病情发展趋势，为制定治疗计划和护理措施提供依据。

（二）意识障碍的分类和临床表现

意识障碍是指患者对外界环境刺激的反应减弱或消失，无法维持正常的觉醒和知觉状态。

意识障碍的分类尚未统一，目前临床较常用的分类方式如下。

1. *以觉醒度改变为主的意识障碍*

（1）嗜睡：最轻的意识障碍，表现为病理性持续睡眠状态，可被轻度刺激唤醒，醒后能正确回答问题及配合检查，刺激停止后很快入睡。

（2）昏睡：较嗜睡重的意识障碍，患者处于沉睡状态，需强烈或重复刺激方能短暂唤醒，醒后含糊对答，刺激停止后迅速入睡。

（3）昏迷：严重的意识障碍，患者对自身及周围环境不能认识，各种刺激不能使其觉醒，无有目的地自主活动，无自发性言语运动。昏迷按严重程度可分为以下三级。①浅昏迷：患者意识完全丧失，对声、光刺激无反应，但对强烈刺激（如疼痛刺激）有躲避动作及痛苦表情，吞咽反射、咳嗽反射、角膜反射、瞳孔对光反射及腱反射等仍然存在，生命体征一般无明显改变。②中昏迷：患者表现为对疼痛刺激无防御，四肢处于瘫痪状态，吞咽反射、咳嗽反射、角膜反射、瞳孔对光反射等尚存在，但明显减弱，腱反射亢进，大小便潴留或失禁。③深昏迷：患者对外界任何刺激均无反应，全身肌肉松弛，无任何自主运动。眼球固定，瞳孔散大，吞咽反射、咳嗽反射、角膜反射、瞳孔对光反射及腱反射消失，大小便潴留或失禁。

2. 以意识内容改变为主的意识障碍

（1）意识模糊：是一种较轻度的意识障碍，对外界刺激有反应，但低于正常水平。表现为注意力减退、情感反应淡漠、定向力障碍。

（2）谵妄：是一种急性的脑高级功能障碍，患者对周围环境的认识及反应能力均下降，表现为认知、注意力、定向力、记忆功能受损，睡眠觉醒周期紊乱，思维内容改变，常有丰富的错觉、幻觉，形象生动而逼真，以至于精神紧张、恐惧或兴奋不安，可有外逃或攻击行为。病情常呈波动性，昼轻夜重，持续数小时至数日。

3. 特殊类型的意识障碍

（1）去皮质综合征：是由于双侧大脑皮质广泛损害，皮质功能减退或丧失，而皮质下中枢及脑干功能受损较轻且优先恢复所造成的一种意识障碍综合征。患者表现为无意识地睁眼闭眼，转动眼球，但眼球不能随光线或物品转动，貌似清醒，但对外界刺激无反应；可以有脑干控制的自动性动作，如吞咽、咀嚼等，但无反射动作和肢体运动，睡眠觉醒周期存在，大小便失禁；四肢肌张力增高，双侧锥体束征阳性；身体姿势为上肢屈曲内收、腕及手指屈曲，双下肢伸直、足屈曲，也称为去皮质强直。

（2）去大脑强直：是病灶位于中脑水平或上位脑桥时出现的一种伴有特殊姿势的意识障碍。主要有角弓反张、牙关紧闭、双上肢伸直旋内、双下肢伸直跖屈、病理征阳性、双侧瞳孔多散大固定等临床表现。随着病变损伤程度的加重，若不及时救治，患者很快死亡。

（3）无动性缄默症：又称睁眼昏迷，由脑干上部和丘脑的网状激活系统受损引起，此时大脑半球及其传出通路无病变。患者表现为能注视周围环境及人物，貌似清醒，但不能言语，肢体不动，大小便失禁，肌张力减低，无锥体束征。存在睡眠觉醒周期。本症常见于脑干梗死。

（4）植物状态：是指大脑半球严重受损而脑干功能相对保留的一种状态。患者对自身和外界的认知功能全部丧失，呼之不应，不能与外界交流，有自发或反射性睁眼，偶有视物追踪，有睡眠觉醒周期，脑干反射存在，原始姿势反射和肢体反射性运动保留。患者常有自发性动作，如咀嚼、吞咽、打哈欠、磨牙甚至挠痒、抻被角等，可有无意义哭笑，对有害刺激可有肢体屈曲躲避活动。患者基本生命功能持续存在，大小便失禁。当颅脑损伤后植物状态持续 12 个月以上或非外伤性病因导致的植物状态持续 3 个月以上时，称为持续性植物状态。

（5）微意识状态（minimally conscious state，MCS）：是意识内容受到严重损害，意识清晰度明显降低，有明确的意识行为，如执行简单指令、视物追踪等，但不能持续保留；存在微弱而肯定的对自身环境的认知，能表达可理解的语言，有自发的睁眼及睡眠觉醒周期。微意识状态是患者出现的具有不连续和波动的意识征象的状态，为促醒技术的发展奠定了基础。

（6）脑死亡：指大脑和脑干功能全部丧失，且具有不可逆性。诊断标准如下：深昏迷，昏迷原因明确，排除了各种原因导致的可逆性昏迷；脑干反射（瞳孔对光反射、角膜反射、头眼反射、前庭眼反射和咳嗽反射）消失，无自主呼吸，需要呼吸机维持通气；脑电图显示脑电活动消失，呈一直线；躯体感觉诱发电位提示脑干功能丧失；经颅多普勒超声显示颅内前循环和后循环血流呈振荡波、尖小收缩波或血流信号消失。上述情况持续时间至少为 12h，经各种抢救无效。

二、瞳孔的评估

（一）瞳孔评估重要性

在神经外科的临床诊疗中，颅内高压症是一种常见且严重的临床症状。该症状发作急骤，若不能及时诊断和治疗，可能迅速发展为脑疝，导致患者死亡。目前，临床上诊断颅内高压症主要依据患者的瞳孔改变，因此，在神经外科患者的护理过程中，密切观察瞳孔变化至关重要。密切观察瞳孔变化对于制订治疗方案、改善预后效果具有非常重要的参考价值。

（二）瞳孔的解剖与神经支配

瞳孔由环形虹膜围成的透光孔径构成，通常为圆形，双侧对称。虹膜由两种肌纤维构成，一种位于瞳孔周围，呈环形排列，称为瞳孔括约肌，受副交感神经支配，对瞳孔直径的影响较大；另一种以瞳孔为圆心向周边辐射状排列，称为瞳孔开大肌，受交感神经支配，对瞳孔直径的影响不如前者大。

1. 瞳孔对光反射通路

光线→视网膜→视神经→视交叉→视束→中脑顶盖前区→两侧 E-W 核→ E-W 核发出的副交感神经纤维入动眼神经→睫状神经节→节后纤维→瞳孔括约肌→瞳孔缩小。

2. 瞳孔的交感神经通路

下丘脑交感神经中枢→ C_8 ～ T_2 侧角细胞的脊髓交感中枢→白交通支→颈交感神经节→节后纤维经颈内动脉丛→海绵窦丛→睫状神经节→睫状短神经→瞳孔开大肌→瞳孔扩大。

（三）正常瞳孔的大小及瞳孔变化的临床意义

正常人瞳孔大小为 2 ～ 5mm，两侧等大等圆。

瞳孔变化的临床意义：瞳孔变化可因动眼神经、视神经以及脑干部位的损伤或占位引起。

（1）伤后一侧瞳孔进行性散大，对侧肢体瘫痪、意识障碍，提示脑受压或脑疝。

（2）双侧瞳孔散大、对光反射消失、眼球固定伴深昏迷或皮质强直，多为原发性脑干损伤或临终表现。

（3）双侧瞳孔大小形状多变、对光反射消失，伴眼球分离或异位，多为中脑损伤。

（4）有无间接对光反射可以鉴别视神经损伤与动眼神经损伤；眼球不能外展且有复视者，多为展神经受损；双眼同向凝视提示额中回后部损伤；眼球震颤常见于小脑或脑干损伤。

（四）神经外科常见疾病的瞳孔改变

1. 脑出血

急性脑桥出血时，由于损害了脑干下行的两侧交感神经纤维，两侧瞳孔极度缩小，呈“针尖样”，为其特征性体征。丘脑出血往往症状不典型，又变化多端，临床表现为 Parinaud 综合征，即垂直注视麻痹，主要是上视不能、瞳孔缩小、瞳孔对光反射迟钝或消失。

2. 动脉瘤

后交通动脉瘤压迫动眼神经可出现受压迫侧瞳孔扩大、直接和间接对光反射均消失、眼肌麻痹和眼睑下垂。

3. 颅内肿瘤

中脑底部肿瘤时，出现大脑脚综合征（韦伯综合征），表现为患侧瞳孔扩大，瞳孔对光反射消失；松果体肿瘤时，病变可向下压迫四叠体出现 Parinaud 综合征。

当肿瘤增大引起颅内压增高、小脑幕切迹疝时，早期表现为动眼神经受刺激症状，出现病变侧瞳孔缩小；随后脑组织压迫动眼神经，出现病变侧瞳孔散大，瞳孔对光反射迟钝；随着病情不断进展，最后导致中脑内的动眼神经核损伤，出现双侧瞳孔散大，瞳孔对光反射消失。

4. 脑外伤

当弥漫性轴索损伤时，部分患者可出现单侧或双侧瞳孔散大；脑干损伤时，患者瞳孔不等大、大小多变，双侧瞳孔极度缩小或散大。

5. 药物对患者瞳孔的影响

两侧瞳孔缩小是某些药物中毒的重要表现，常见于有机磷、吗啡及鸦片的衍生物、巴比妥类药等中毒。阿托品中毒表现为双侧瞳孔扩大。

6. 其他疾病对瞳孔的影响

白内障行虹膜切除术后，瞳孔形态呈钥匙状；神经梅毒引起的阿－罗瞳孔，瞳孔呈锯齿状。

三、肌力的评估

（一）肌力的定义

肌力是指随意运动时肌肉产生的收缩力。

随意运动通常指有目的的活动，机体可以通过反馈控制和前馈控制在不断地学习和练习中提高随意运动的水平。神经系统对运动的组织和控制是通过几个平行且分层的水平来实现的，脊髓是最低级的水平，脑干是第二级水平，大脑皮质是最高级的水平，低级水平受高级水平的控制和调节。

（二）肌力减退的意义

不同程度的肌力减退可以分为完全瘫痪和不完全瘫痪（轻瘫）。不同部位或不同组合的瘫痪分别命名如下。①单瘫：单一肢体瘫痪，多见于脊髓灰质炎。②偏瘫：为一侧肢体瘫痪（上、下肢瘫痪）常伴有一侧脑神经损害，多见于颅内损害或脑卒中。③交叉性偏瘫：为一侧肢体瘫痪及对侧脑神经损害，多见于脑干病变。④截瘫：为双下肢瘫痪，是脊髓横贯性损伤的结果，多见于脊髓外伤、炎症。

（三）常见疾病的肌力改变

1. 颅内疾病

大脑额叶运动区占位性病变、脑干肿瘤、脑干出血等疾病，损伤双侧锥体束时，可出现眼球运动肌、咀嚼肌、面部上半部肌肉、咽肌、喉肌、胸锁乳突肌、斜方肌及躯干肌受累；当只压迫一侧锥体束时，上述诸肌均不受累，而四肢肌肉、面部下半部肌肉、舌下肌肉等完全由对侧大脑皮质支配的肌肉肌力丧失，引起不全瘫痪。

2. 脊髓损伤

（1）颈髓损伤：上颈髓（$C_1 \sim C_3$）受损常见的典型表现是四肢不同程度的中枢性瘫痪，有时可有上肢肌肉萎缩，此外还可能有呼吸中枢功能障碍、膈肌等呼吸肌受累，出现呼吸节律异常、呼吸肌无力、自主呼吸困难。中颈髓（C_4 ～ C_6）前角受损常导致肩胛带及上肢肌肉的无力和萎缩，损伤节段对应的肌肉瘫痪。下颈髓（C_7 ～ T_1）受损可发生手部的小肌肉萎缩。C_2 的病变可引起肱三头肌、腕及指的伸肌瘫痪和蜷缩，呈爪形手。当延髓下端皮质脊髓束的交叉处受损时，可发生病变同侧上肢和对侧下肢的瘫痪，即交叉性上、下肢瘫痪。

（2）胸髓损伤：胸髓横贯性病变时，主要表现为双下肢中枢性瘫痪，双上肢肌力正常。

（3）腰骶髓损伤：腰骶髓（L_1 ～ S_2）受损时，表现为双下肢周围性瘫痪；脊髓圆锥（S_3 ～ S_5 和尾节）受损时常引起马鞍区感觉障碍和性功能障碍，双下肢无运动障碍。

四、肌张力的评估

（一）肌张力的定义及解剖生理

肌张力是指肌肉静止松弛状态下的紧张度和被动运动时遇到的阻力。按不同状态可将肌张力分为三类。①静止性肌张力：人在静卧休息时，身体各部分肌肉所具有的张力。②姿势性肌张力：维持身体各种姿势和稳定时肌肉产生的张力。③运动性肌张力：肌肉在运动过程中产生的张力，是保证肌肉连续运动的重要因素。

中枢神经对肌张力有直接或间接影响。中脑以上的各结构包括大脑皮质 Brodmann4 区、Brodmann 6 区和基底节对肌张力有抑制性作用；中脑以下的各结构如小脑、前庭系统对肌张力有增强作用。脑干网状结构中，中脑和脑桥的网状结构是肌张力的易化区，可增强肌张力；延髓腹侧部分的网状结构是肌张力的抑制区。

（二）常见疾病的肌张力改变

反射弧或中枢神经病变会引起肌张力异常。异常肌张力分为如下几种：肌张力增高、肌张力降低和肌张力障碍。肌张力障碍指肌张力紊乱，或高或低，无规律地交替出现。下面介绍几种常见疾病的肌张力改变。

1. 脊髓病变

脊髓前角细胞及其周围神经的损害，导致 γ－袢传入通路被阻断，引起肌张力降低，被动运动时肢体活动幅度增大。

2. 小脑病变

小脑病变时，失去了对肌张力的兴奋作用，引起肌张力降低。

3. 脑干病变

脑干病变引起的肌张力增高以中脑最为明显，中脑病损时，表现为肌强直，属于去大脑强直，四肢的近端明显，突出表现在伸肌群。上肢伸直、腕屈曲并内收，下肢伸直、内旋内收，称为去大脑强直。

4. 锥体外系病变

锥体外系病变引起的肌张力增高称为肌僵直，以帕金森综合征为典型代表，被动运动关节时阻力增高，且呈一致性，类似弯曲软铅管的感觉，故称“铅管样强直”；在对静止性震颤的患者施加均匀的阻力时出现断续停顿，如同转动齿轮，称为“齿轮样强直”。

五、疼痛的评估

（一）疼痛评估的意义

疼痛已被国际疼痛研究协会确认为继呼吸、脉搏、体温、血压之后的第 5 大生命体征，会影响其他生命体征的改变，但其他指征的变化并不能直接用于准确地评估疼痛。因此，连续的、动态的疼痛评估显得尤为重要。

（二）疼痛的定义及分类

疼痛属于浅感觉，国际疼痛研究协会将疼痛定义为“一种与实际或潜在的组织损伤相关的不愉快的感觉和情绪情感体验，或与此相似的经历”。

疼痛按生理基础可分为伤害感受性疼痛、神经病理性疼痛和混合性疼痛，按时间可分为急性疼痛和慢性疼痛。伤害感受性疼痛由伤害性刺激引起，包括躯体痛和内脏痛，疼痛一般表现为锐痛、酸痛、跳痛等。神经病理性疼痛是由躯体感觉系统的损害或疾病导致的疼痛，表现为牵扯样痛、电击样痛、针刺样痛、撕裂样痛、烧灼样痛、重压性痛及麻木样痛等。急性疼痛为突然或逐渐发生，疼痛程度轻重不等，持续时间通常不超过 3 个月的疼痛；慢性疼痛是指持续或反复发作超过 3 个月的疼痛。

（三）神经外科常见疾病的疼痛特点

1. 原发性神经痛

如三叉神经痛、舌咽神经痛等。三叉神经痛是源于三叉神经的单分支或多分支的口面部神经病理性疼痛。这种疼痛由无害刺激引起，具有反复性、突发性和突止性的特点。患者通常会将这种痛感形容为电击样、射击样或刺伤样。部分患者会经历持续的疼痛。

2. 脊髓疾病

脊髓损伤、脊髓肿瘤等脊髓病变引起的慢性伤害感受性疼痛，早期多为神经根疼痛，表现为电灼样、针刺样、刀割样或牵拉样疼痛。高位颈段肿瘤时可出现颈枕部放射性疼痛；胸髓肿瘤时可出现腰背部或胸腹部放射痛；腰膨大段肿瘤时可出现下肢放射性疼痛。随着肿瘤的增大对脊髓的压迫加重，疼痛的感觉逐渐减退甚至消失，出现麻木症状。

3. 颅内肿瘤

颅内肿瘤表现的头痛是颅内压增高刺激、牵扯脑膜血管及神经所致的，多位于前额及颞部，颅后窝肿瘤可致枕颈部疼痛并向眼眶放射。疼痛性质常为持续性，并呈阵发性加剧，晨醒、排便、咳嗽时加重，呕吐后可缓解。

4. 颅内动脉瘤

中小型动脉瘤未破裂出血，临床可无任何症状。动脉瘤一旦破裂出血，表现为突然的剧烈头痛急性发作，患者形容为“头要炸开”。动脉瘤扩张、血栓形成或瘤壁内出血可导致亚急性单侧眶周痛。海绵窦－颈动脉瘤可引起面部疼痛。

5. 颅内动静脉畸形

患者一般有头痛史，为局部疼痛或全头痛，呈间断性或迁移性。可能与供血动脉、引流静脉及静脉窦扩张有关，或与少量出血、脑积水及颅内压增高有关。

6. 神经病理性疼痛

神经组织自身损伤或病变引起的疼痛，疼痛程度重，呈持续性，难以缓解，是患者生活质量下降的重要原因，如带状疱疹后遗神经痛、臂丛挫裂伤、幻肢痛、卒中后疼痛（丘脑痛）。

六、镇静—躁动的评估

（一）镇静镇痛的目的及意义

神经外科重症及术后患者疼痛、躁动和兴奋可引起患者血压增高、心率增快、焦虑情绪增加，这些都会增加颅内压增高、再出血、导管脱落和误伤等的风险。

镇静镇痛治疗的目的和意义如下。

（1）消除或减轻患者的疼痛及躯体不适感，减少不良刺激及交感神经系统的过度兴奋。

（2）帮助和改善患者睡眠，诱导遗忘，减少或消除患者在重症监护病房（intensive care unit，ICU）治疗期间对病痛的记忆。

（3）减轻或消除患者焦虑、躁动甚至谵妄，防止患者的无意识行为（如挣扎）干扰治疗，保护患者的生命安全。

（4）减轻器官应激负荷，保护器官储备功能，维持机体内环境稳定。

（5）降低患者的代谢速率，减少机体耗氧量，并减轻各器官的代谢负担。

对神经外科重症患者实施镇静镇痛，除能改善全身状态外，还能降低颅内高压，维持脑灌注压和脑血流，降低脑代谢，以及控制癫痫和作为低温治疗的辅助方法。

（二）镇静的定义

浅镇静是指通过用药达到的一种状态。患者情绪安静，对语言指令做出正常反应，认知功能和协调能力受影响，但呼吸和循环不受影响。中度镇静是一种由药物引起的意识轻度抑制状态。轻拍额部呼唤，患者有相应反应，自主通气足够，心血管功能通常保持正常，气道保持通畅。深度镇静是一种由药物引起的意识中度抑制状态。患者不容易唤醒，对反复疼痛刺激有相应反应，通气功能降低，可能需要人工维持气道，自主通气可能不足，但心血管功能稳定。

实施镇静治疗只能在手术室、妇科门诊及病房手术室、内镜检查室、ICU 等场所。ICU 医生只允许进行中度镇静治疗。为患者提供中深度镇静治疗的医护人员必须具备镇静治疗的技能，掌握监控和生命支持技术，会使用镇静拮抗剂。

七、吞咽功能的评估

（一）吞咽功能的定义及解剖生理

吞咽是指人体从外界经口摄入食物并经咽腔、食管传输到达胃的过程，分为口腔准备期、口腔推送期、咽期和食管期。

吞咽是重要的生理反射之一。感觉刺激通过三叉神经、舌咽神经和迷走神经传入，到达脑干延髓吞咽中枢和大脑皮质，冲动通过三叉神经、面神经、舌咽神经、迷走神经、副神经、舌下神经和 3 对颈神经节控制参与吞咽过程的主要肌群传出。

（二）神经外科常见的引起吞咽障碍的疾病

吞咽是一个复杂的过程，涉及多组肌群和多对脑神经的协调运动，其中任一环节病变均可导致吞咽障碍。下面介绍几种神经外科常见的可致吞咽障碍的疾病。

（1）卒中：研究显示，50% ～ 67% 的卒中患者有吞咽障碍。由于大脑皮质主管启动和调节自主吞咽活动，因此当受损区域在大脑皮质时，表现为吞咽启动不能或吞咽反射启动延迟。延髓吞咽中枢控制和协调吞咽的咽期和食管期，当受损区域在脑干时，表现为吞咽反射消失，不能完成吞咽动作。

（2）脑桥小脑角区肿瘤：脑桥小脑角区是脑桥、小脑和岩骨间一个狭窄的锥形区域，其内有多组脑神经走行，包括三叉神经、面神经、听神经、舌咽神经、迷走神经和副神经。当病变累及三叉神经、面神经、舌咽神经、迷走神经或副神经，或者手术过程中损伤这些神经时，患者可出现吞咽障碍。

（王美科　董辉平）

第二节　神经外科患者常见评估方法

一、意识的评估

（一）评估方法及注意事项

意识的评估以临床检查为主，下面介绍几种临床常用的评估量表。

1. 格拉斯哥昏迷量表（Glasgow Coma Scale，GCS）

是 1974 年英国格拉斯哥大学神经科学研究所 Graham Teasdale 和 Bryan Jennett 首先提出的一种判断颅脑损伤严重程度的分类法，1977 年又增加了一项刺痛躲避，形成现在国际上通用的 3 个维度、15 个分类的量表，见表 2–1。

表 2–1　格拉斯哥昏迷量表

睁眼反应	计分 / 分	言语反应	计分 / 分	运动反应	计分 / 分
自动睁眼	4	回答正确	5	按吩咐运动	6
呼唤睁眼	3	回答错误	4	刺痛能定位	5
刺痛睁眼	2	吐词不清	3	刺痛时回缩	4
不能睁眼	1	有音无语	2	刺痛时屈曲	3
		不能发音	1	刺痛时过伸	2
				无动作	1

GCS 评分的临床记录方式为 E_V_M_，字母之间用数字表示，E 代表睁眼反应（eye opening），V 代表言语反应（verbal response），M 代表运动反应（motor response），强调的是无论是否报告总分，报告每一项的分数更重要，例如 E4V5M6=GCS 评分 15 分。

GCS 评分时应注意：在判断睁眼反应时，疼痛刺激睁眼应采用周围性疼痛刺激，避免因给予中心性疼痛刺激（如压眶刺激）造成条件反射性闭眼，疼痛刺激要由轻到重，避免不必要的痛苦，可以反复刺激，但是不可以一次刺激持续时间太长，不宜超过 10s。当患者眼睑水肿或面部骨折，睁眼反应无法测量时，用 C（closed）代替评分，如 ECV5M6=11C；在判断言语反应时，言语障碍患者应用 D（dysphasia）代替评分，如 E4VDM6=10D；气管切开（tracheotomy）或气管插管（tracheal intubation）患者言语反应无法测量时，用 T 代替评分。在判断运动反应时，偏瘫患者应选择健侧肢体进行判断。疼痛定位评分应采取中心性疼痛刺激，如压眶刺激。

GCS 评分简便易行，临床医护人员可以快速判断患者意识状态，但是无法评估气管插管患者的言语功能，缺乏反映意识障碍患者昏迷严重程度的临床指标，如脑干反射、呼吸节律及是否需要机械通气，不能发现精细的神经系统体征改变。

2. 全面无反应性量表（Full Outline of Unresponsiveness Scale, FOUR）

2005 年美国罗切斯特梅奥医学中心 Eelco F. M. Wijdicks 等针对 GCS 评分的不足，提出全面无反应性量表，该量表主要有 4 个维度：眼部反应、运动反应、脑干反射和呼吸，见表 2–2。

表 2–2 全面无反应性量表

眼部反应	计分 / 分	运动反应	计分 / 分
睁眼或被动睁眼后，能随指令追踪或眨眼	4	能完成竖拇指、握拳、V 字手势指令	4
睁眼，但不能追踪	3	对疼痛有定位反应	3
闭眼，但较强的声音刺激时睁眼	2	疼痛时肢体有屈曲反应	2
闭眼，但疼痛刺激时睁眼	1	疼痛时肢体有过伸反应	1
闭眼，对刺激无反应	0	对疼痛无反应或肌阵挛状态	0
脑干反射	**计分 / 分**	**呼吸**	**计分 / 分**
瞳孔和角膜反射灵敏	4	未插管，规律呼吸模式	4
一个瞳孔散大并固定	3	未插管，潮式呼吸	3
瞳孔对光反射或角膜反射消失	2	未插管，呼吸节律不规律	2
瞳孔对光反射和角膜反射均消失	1	呼吸频率高于呼吸机设置	1
瞳孔对光反射和角膜反射及呛咳反射均消失	0	呼吸频率等于呼吸机设置，或无呼吸	0

欧洲神经病学会推荐使用 FOUR 评分评估 ICU 中意识障碍患者的意识水平，而不是 GCS 评分。与 GCS 评分相比，FOUR 评分中眼部反应的评估可减少对闭锁综合征和微意识状态的误诊；在运动反应中增加了肌阵挛状态，尤其是心肺复苏后预后不良的危险因素；用呼吸代替言语反应，解决了 GCS 评分不能评估言语障碍和气管插管患者的问题；同时，还增加了脑干反射的评估。FOUR 总分为 16 分，分数越低，表明死亡和残疾的可能性越大；0 分表明脑死亡，大于 12 分表明院内病死率接近 0。

（二）意识评估技巧

意识障碍程度可随病情加重由浅入深，也可随病情好转由深变浅。

评估方法：①询问病史。了解发病经过及症状特征。②语言刺激。低或高声呼唤其姓名，观察是否觉醒、程度、时间，评估定向力，如地点、上下等，询问时间，如昨天、今天等，观察其判断程度、口算能力、计算一些数字的准确性。③痛觉实验。如针刺皮肤、压迫眶上切迹处、挤压肢体等疼痛刺激，观察其反应。神经反射包括生理浅深反射和病理反射等。④其他。如检查瞳孔大小、对光反射及体征等。GCS 评分对 3 岁以下幼儿、听力丧失老人、不合作者、情绪不稳定者及语言不通者，可能打出低分，因此，要结合病史、体格检查和其他有用的检查综合考虑。

患者入住重症监护室后，护士不能坐等医嘱，应立即请家人提供病史，边问边检查，确定意识障碍程度，协助医生制定合理的救治方案。采取有效的护理措施。

语言刺激自主运动是判断患者是否进入昏迷状态的重要指标，轻声或高声讲话及呼唤，患者有反应或有自主运动，说明处于嗜睡或意识模糊状态；如对任何语言刺激无反应，无自主运动，则说明患者处于昏迷状态，这是评估意识状态的基本方法。

（三）意识障碍的处理与急救

对病情动态观察，做到定人定时严密观察，详细做好动态记录。定时测量体温、脉搏、呼吸、血压，根据病情每隔 30 ～ 60min 观察记录 1 次，至病情稳定。定期检查神经反射，如生理反射包括浅反射、深反射和病理反射。仔细观察意识、瞳孔大小、对光反射、有无脑疝、眶上压痛反应和大小便情况。

当患者发生意识障碍时，立即查看患者生命体征，进行神经系统检查并通知医生，及时处理异常生命体征并协助辅助检查，如电解质、CT 检查等；关注检查结果，及时通知医生并处理。在急救方面，首先要确保患者的呼吸道通畅，维持呼吸和循环功能稳定，积极寻找并处理引起意识障碍的原因。

（四）评估记录与反馈机制

意识评估结果的记录和反馈是确保评估质量的关键环节。当患者意识状态变化时，护士应详细记录评估结果及相应的处理措施，并及时向医生汇报。同时，应建立有效的反馈机制，对评估过程中发现的问题进行总结分析，不断提高意识评估的准确性和有效性。

（五）知识拓展

（1）当 2 名护士对同一患者的 GCS 评分不同时，可请第三人进行评估；同一时间段，GCS 评分出现不同时，应取高分。

（2）脑疝观察评估标准。①正常瞳孔：患者双侧瞳孔等大等圆，无头痛、呕吐，对光反射存在。②脑受压早期：患侧瞳孔轻度缩小，对光反射迟钝，对侧瞳孔正常，并且有呕吐、血压升高等。③脑疝形成：瞳孔中度扩大，对光反射迟钝或消失。对侧瞳孔正常，患者脉搏变慢、呼吸变慢且不规则。④脑疝发展：患侧瞳孔散大固定，对光反射消失；对侧瞳孔中度扩大，对光反射迟钝。⑤脑疝晚期：双侧瞳孔均散大固定，心跳、呼吸微弱或消失。

二、瞳孔的评估

（一）瞳孔的评估及注意事项

1. 瞳孔评估

通过对患者瞳孔的评估，了解患者中枢神经系统疾病、中毒性疾病及眼部疾病的情况，为治疗和护理提供可靠依据。

（1）瞳孔形态的评估：在自然光线下，观察双侧瞳孔是否等大等圆、是否对称。用瞳孔测量尺测量瞳孔直径，当双侧瞳孔直径相差≥ 1mm 时，称为瞳孔不等大。

（2）瞳孔对光反射：在检查瞳孔对光反射时，背景光线要柔和，使用相对较强、较集中的光源，嘱患者平视远方，将光源移向一侧瞳孔中央并迅速移开，接受光源照射的瞳孔感光后迅速缩小，为直接对光反射灵敏。用同样的方法观察另一侧瞳孔对光反射情况，未被光源直接照射的另一侧瞳孔也迅速缩小为间接对光反射灵敏。对于重型患者，应每隔 0.5h 观察一次瞳孔状态，并详细记录。

2. 注意事项

（1）评估病史：药物应用、手术、外伤等均能影响瞳孔大小和形态，故在评估时应详细询问患者用药史、眼科病史、中枢神经系统疾病史、大手术史等。

（2）评估光源：检查时确保室内光线柔和，避免环境对瞳孔对光反射的影响。检查间接对光反射时，应避免光源对另一侧瞳孔的影响。

（3）眼睑肿胀时的处理：建议禁止对颅脑损伤术后伴有眼睑肿胀明显的患者进行瞳孔观察，可待局部肿胀消退后，再进行瞳孔观察，可先在护理记录单上写“无法观察”。

（4）结果的判断：发现瞳孔不等大时，首先要判断是否为病理性异常，然后判断哪一侧为异常瞳孔，如小脑幕切迹疝早期患侧瞳孔因动眼神经受激惹而短暂缩小，此时患侧瞳孔小于健侧瞳孔，故不可将健侧瞳孔误认为瞳孔散大。如果患者意识清楚，瞳孔对光反射及调节反应均正常，则可能为生理性不等大；如瞳孔缩小侧出现上睑下垂，瞳孔对光反射及辐辏反射存在，则该侧 Horner 综合征的可能性大，应避免“瞳孔直径大即为瞳孔异常”的观念。

（二）瞳孔异常的处理与急救

（1）一侧瞳孔进行性散大，对光反射迟钝或消失，对侧肢体瘫痪伴意识障碍，提示瞳孔扩大侧血肿存在、脑疝形成。发现患者瞳孔及意识变化，及时通知医生，诊断为脑疝，20% 甘露醇 250ml 快速静脉给药，呋塞米 20mg 静脉注射，同时积极做好术前准备。

（2）双侧瞳孔散大，对光反射消失，眼球固定伴昏迷或去大脑皮质强直，见于颅脑损伤后颅内血肿或严重脑水肿等多种疾病引起的颅内压增高症及临终前表现。立即建立2条静脉通路，遵医嘱给予脱水剂等抢救药物。保持呼吸道通畅，及时清除口腔内异物，头偏向一侧，抬高床头15°～30°同时给予高浓度氧气吸入，必要时行气管插管辅助呼吸。做好术前准备。

（3）双侧瞳孔不等大，时大时小，左右交替，形状不规则，伴意识障碍和对光反射迟钝或消失，提示脑干病变。密切观察瞳孔及呼吸变化，保持呼吸道畅通，充分给氧，做好气管切开准备，保证每日入量，遵医嘱输液，进行脱水对症治疗，加强护理，预防各种并发症发生。

（4）一侧瞳孔散大，直接或间接对光反射迟钝或消失，若意识清楚，多提示动眼神经受损。伴有昏迷及对侧肢体瘫痪，提示中脑损害。主要观察意识变化，给予对症治疗。

（5）双瞳缩小，提示大脑皮质和脑干损伤，见于药物中毒（氯丙嗪、巴比妥类、抗癫痫药）及外伤引起的脑干受损、脑室或脑桥出血（伴有对光反射消失、意识障碍和去大脑强直）。做好用药前后的对比。必要时协助患者外出检查，若为脑室出血，立即术前准备，局麻加强化下行双侧脑室引流术，术后密切观察意识和瞳孔变化。加强对引流管的监测和护理。

（三）知识拓展

瞳孔直径大于4mm为扩大，大于6mm为散大，小于2mm为缩小。观察瞳孔时应注意患者身体条件和外界因素的影响。相对而言，成人瞳孔较大，儿童和老人较小，新生儿与婴儿很少超过3mm，儿童和青少年平均为3～5mm，成人通常约3mm，老年人平均为2mm甚至更小，通常不会小于1mm。近视者瞳孔较大，远视者瞳孔较小；兴奋时的瞳孔较大，嗜睡时的瞳孔较小；夜晚瞳孔较大，白天光线较强时较小。瞳孔受到交感神经和副交感神经的双重支配，交感神经受到刺激或副交感神经受到破坏时瞳孔扩大，反之缩小。

三、肌力的评估

（一）肌力的评估及注意事项

1. 评估方法

评估方法有徒手肌力评定（manual muscle test，MMT）和器械肌力评定，后者又可分为简单仪器评定（如便携式测力计）和大型仪器评定（如等速测力装置）等。

Robert Lovett于1916年创立的MMT因简便易行，在临床上被广泛使用。通常观察患者随意运动的速度、幅度和耐久度等一般情况后，嘱患者做某种运动并施以阻力，测试肌力大小；或让患者维持某种姿势，检查者用力使其改变，判断肌力强弱。肌力的评定标准见表2-3。

表 2-3 肌力评定标准

级别	分级标准	相当于正常肌力的百分比 /%
0	无可测知的肌肉收缩	0
1	有轻微收缩，但不能引起关节活动	10
2	在减重状态下能做关节全范围运动	25
3	能抵抗重力做关节全范围运动，但不能抵抗阻力	50
4	能抵抗重力及一定阻力做关节全范围运动	75
5	能抵抗重力及充分阻力做关节全范围运动	100

1983 年，美国医学研究委员会（Medical Research Council, MRC）在上述肌力分级基础上进一步细分，如被测的肌力比某级稍强时，可以在此级右上角加“+”，稍差时则在右上角加“–”，以补充分级法的不足，即 MRC 肌力分级法，评定标准详见表 2-4。若检查时有痉挛加“S”或“SS”（S-spasticity），如有挛缩加“C”或“CC”（C-contracture），以示该肢体有特殊情况。

表 2-4 MRC 肌力分级法评定标准

级别	分级标准
5	能抵抗最大阻力，完成全关节活动范围运动
5^-	能抵抗与 5 级相同的阻力，但活动范围在 50% ～ 100%
4^+	活动初、中期抵抗 4 级阻力，末期能抵抗 5 级阻力
4	能抵抗部分阻力，完成全关节活动范围运动
4^-	能抵抗与 4 级相同的阻力，但活动范围在 50% ～ 100%
3^+	与 3 级相似，运动末期能抵抗一定阻力
3	能抵抗重力，完成全关节活动范围运动，不能抗阻
3^-	能抵抗重力，活动范围在 50% ～ 100%
2^+	能抵抗重力，活动范围在 50% 以下
2	去除重力，能完成全关节活动范围运动
2^-	去除重力，活动范围在 50% ～ 100%
1	触诊有肌肉收缩，但不能引起关节活动
0	无肌肉收缩

2. 注意事项

（1）上运动神经元病变（如脑瘫、继发于脑血管意外的偏瘫等）引起的肌力变化，不宜采用徒手肌力评定。

（2）局部炎症、关节腔积液、关节不稳、急性扭伤、局部严重的疼痛、严重的骨质疏松、严重的心脏病或高血压等不宜采用徒手肌力评定。

（3）评定规范化：在评定过程中，应对患者姿势和躯干、肢体位置进行标准摆放，并对近端关节进行良好的固定，以防止代偿运动及其他干扰因素。评定者在检查中应注意操作的正确性，减少主观因素，保证评定的信度和效度，同时正确记录评定结果。

（4）避免疼痛：在评定过程中，患者不应出现疼痛感，尤其是在抗阻检查时，阻力应徐徐增加并密切观察患者有无不适和疼痛感，一旦发生，应立即终止继续增加阻力。

（二）肌力异常的处理与急救

当患者发生肌力减退时，排除药物因素（如镇静镇痛药物会使肌力减退），严密观察患者生命体征及意识、瞳孔状态，保持呼吸道通畅，及时清除口腔分泌物，及时汇报医生，必要时协助患者外出检查及手术，遵医嘱使用脱水剂等药物，准确及时记录。

（三）知识拓展

测力计法采用仪器、设备对患者的肌力进行测量，记录每次测量的数值结果，属于客观的量化测试方法，主要有握力和拉力测试。握力主要是借助握力计测定手部紧握仪器时产生的力量。拉力主要是借助拉力计测定上下肢体共6个关节的肌力（腕关节伸展、肘关节屈曲、肩关节外展、髋关节屈曲、膝关节伸展、踝关节背屈）。

四、肌张力的评估

（一）肌张力的评估及注意事项

1. 肌张力的评估

临床上体检时通常通过观察肌肉的形态、硬度、伸张性以及关节的活动度来判断肌张力的情况。肌张力的分级见表2-5。随着神经电生理的发展，肌电图在临床上的使用价值越来越高，其他测定肌张力的方法有超声弹性成像法、磁共振弹性成像法、快速肌张力测定法、等速肌张力评定法等。

表2-5　肌张力分级

分级	标准
软瘫	被动活动肢体无反应
低张力	被动活动肢体反应减弱
正常	被动活动肢体反应正常
轻、中度增加	被动活动肢体有阻力反应
高度增加	被动活动肢体有持续性阻力反应

若患者出现肌张力增高，为进一步评定痉挛程度，通常采用改良Ashworth量表

（modified Ashworth scale，MAS），详见表 2–6。

表 2–6　改良 Ashworth 量表

等级	肌张力	标准
0	肌张力不增加	被动活动患肢时在整个范围内均无阻力
1	肌张力稍增加	被动活动患肢时在终末有轻微的阻力
1+	肌张力稍增加	被动活动患肢时在前 1/2 关节活动范围内有轻微的卡住感觉，后 1/2 关节活动范围内有轻微的阻力
2	肌张力轻度增加	被动活动患肢时在大部分关节活动范围内均有阻力，但仍可活动
3	肌张力中度增加	被动活动患肢时在整个关节活动范围内均有阻力，活动比较困难
4	肌张力高度增加	患肢僵硬，阻力很大，被动活动十分困难

20 世纪 80 年代，加拿大学者 Levin 和 Hui–Chan 提出了特异性评估下肢痉挛的临床痉挛指数（clinic spasticity index, CSI）量表，包括 3 个方面：腱反射、肌张力及阵挛。目前主要用于脑损伤和脊髓损伤后下肢痉挛的评定，具有较好的信度和效度。临床痉挛指数量表详见表 2–7，总分为 16 分，0 ～ 9 分为轻度痉挛，10 ～ 12 分为中度痉挛，13 ～ 16 分为重度痉挛。

表 2–7　临床痉挛指数量表

类别	评分 / 分	标准
腱反射	0	无反射
	1	反射减弱
	2	反射正常
	3	反射活跃
	4	反射亢进
肌张力	0	无阻力（瘫软）
	2	阻力降低（低张力）
	4	正常阻力
	6	阻力轻到中度增加
	8	阻力重度增加
阵挛	1	无阵挛
	2	阵挛 1 ～ 2 次
	3	阵挛 2 次以上
	4	阵挛持续超过 30s
总分		

2. 注意事项

（1）保证环境安全，检查肌张力时需要患者充分放松，让患者"就像睡觉一样"放松肢体，如果不能充分放松，对患者讲明"让我来检查，你不要帮忙"，可有助于检查。

（2）注意患者的精神状态，鉴别患者伪装的肌张力异常增高，必要时可结合肌电图进行检查。

（3）询问并记录患者相关用药史。

（4）在评定过程中，评定者应保持固定的方式和持续的徒手接触，并以恒定的速度移动肢体。

（5）在评定过程中，评定者应熟悉正常反应的范围，以便有评估异常反应的恰当参考。

（6）在局部或单侧功能障碍时，注意不宜将非受累侧作为正常肢体进行比较。

（二）肌张力障碍的护理

1. 安全护理评估

评估患者跌倒风险及生活自理能力，提供必要的生活护理；床头放置跌倒高风险标识，提示患者为跌倒高风险患者，确保病房环境安全，加好床栏，预防患者坠床。

2. 用药护理

遵医嘱使用药物，观察用药效果及并发症，并及时准确记录。

3. 肢体活动障碍者，应继续进行肢体功能锻炼

指导每 2h 给患者翻身 1 次，并将肢体各关节保持功能位。采用正确的肢体功能锻炼模式，在床上对患者进行关节被动运动。关节被动运动顺序是由大关节到小关节，以主动训练为主，家属协助为辅。双手交叉握，利用健侧上肢的伸展带动患侧上肢伸展，进行肩关节锻炼。手部锻炼包括指关节、掌关节、腕关节的旋转、屈伸、抓捏及对掌训练。下肢训练可以采取双桥训练、单桥训练。每次锻炼时间为 20 ～ 30min，每日 2 次，运动量的增加应循序渐进。还可适当辅以针灸、按摩、理疗、高压氧治疗等，防止发生废用综合征。

（三）知识拓展

肌张力障碍是一种运动障碍性疾病，其临床特点为持续性或间断性肌肉收缩导致异常、重复的运动或姿势。肌张力障碍性运动呈模式化和扭曲性，可伴震颤，常因随意动作诱发或加重，伴泛化的肌肉激活。累及躯干和 2 个以上其他部位的类型被称为全身型肌张力障碍。这种类型的肌张力障碍严重影响患者的活动，口服药物、注射肉毒毒素的疗效往往并不理想，患者的生活能力和生命质量随疾病的进展下降明显。对于全身型肌张力障碍，脑深部电刺激术（deep brain stimulation，DBS）可能是最佳的治疗手段。

五、疼痛的评估

(一)疼痛的评估及注意事项

1. 疼痛评估量表

疼痛可以通过自评量表、行为测试和心理测量进行评估，其中自评量表评估法最为便利，且能让患者进行自我疼痛监控，被认为是疼痛评估的“金标准”。

目前疼痛评估量表众多，大致可分为单维度疼痛强度评估量表，如视觉模拟量表(visual analogue scale，VAS)、修订版 Wong-Baker 面部表情疼痛评估法(faces pain scale revision，FPS-R)、数字评定量表(numerical rating scale，NRS)等；多维度疼痛测量量表，在测量疼痛强度的同时，还会测试疼痛对心理、情绪、睡眠等的影响，如简明疼痛量表(brief pain inventory，BPI)、McGill 疼痛问卷(McGill pain questionnaire，MPQ)、健康调查量表 36(36-item short form health survey，SF-36)等；神经病理性疼痛筛查专用量表，如 ID 疼痛量表、DN4 神经病理性疼痛量表、神经病理性疼痛问卷(neuropathic pain questionnaire，NPQ)等。下面介绍神经外科临床常用的疼痛评估量表。

(1)数字评定量表(NRS)：用 0 ～ 10 代表不同程度的疼痛，其中 0 代表无痛；1 ～ 3 代表轻度疼痛，疼痛尚不影响睡眠；4 ～ 6 代表中度疼痛，患者睡眠受到影响，要求用镇痛药；7 ～ 10 代表重度疼痛，患者不能入睡或睡眠中痛醒，需要用镇痛药，见图 2-1。使用方法：询问患者疼痛程度，做出标记，或者让患者自己圈出一个最能代表自身疼痛程度的数字。NRS 疼痛分类明确，有助于患者进行评估，也可以用于电话回访，但是需要患者具有抽象的刻度理解能力和文字阅读理解能力，所以建议适用于 10 岁以上有一定文化程度的人群。

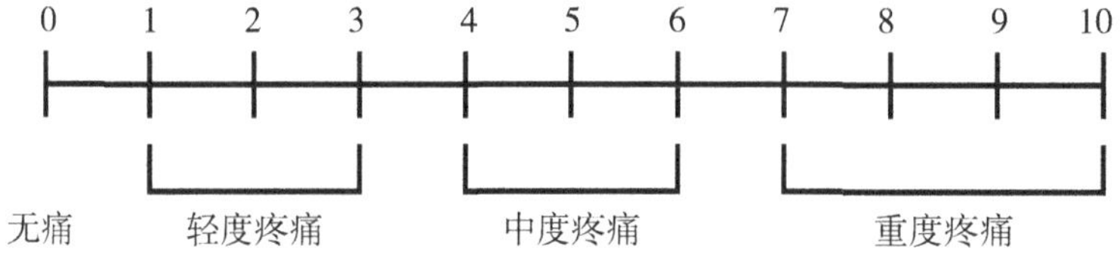

图 2-1 数字评定量表

(2)修订版 Wong-Baker 面部表情疼痛评估法(FPS-R)：要求患者对整体疼痛程度进行从 0 分(无痛)到 10 分(剧烈疼痛)的评分，同时 FPS-R 提供了 6 种面部表情的卡通图片(从微笑、悲伤至痛苦哭泣等)来形象表达分值区域所代表的疼痛程度，见图 2-2。评估时，患者指向与其疼痛程度相符的刻度或卡通面孔即可。FPS-R 更适用于儿童、老人、文化程度较低者，甚至可以用于表达困难、有意识障碍及认知功能障碍的患者。目前公认的 FPS-R 可以对 3 岁以上的患者进行疼痛评估。

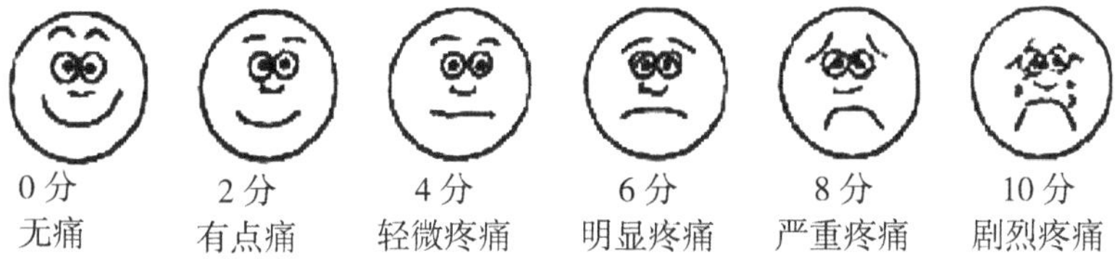
0 分
无痛
2 分
有点痛
4 分
轻微疼痛
6 分
明显疼痛
8 分
严重疼痛
10 分
剧烈疼痛

图 2-2　修订版 Wong-Baker 面部表情疼痛评估法

（3）重症监护疼痛观察工具（critical care pain observation tool，CPOT）：CPOT 量表包括 4 部分行为指标。①面部表情；②肢体活动；③肌张力；④气管插管患者机械通气的顺应性或拔管后患者的发声，详见表 2-8。每项指标评分为 0 ～ 2 分，总分为 8 分。总分越高，说明患者的疼痛程度越严重。建议肌张力最后评估，以免主动或被动的上臂活动导致混淆的行为反应。

表 2-8　重症监护疼痛观察工具（CPOT）

指标	描述	分值 / 分
面部表情	未观察到肌肉紧张	0
	表现出皱眉、眉毛降低、眼眶紧绷和提肌收缩	1
	以上所有的面部变化加上眼睑轻度闭合	2
肢体活动	不动（并不代表不存在疼痛）	0
	缓慢、谨慎地运动，触碰或抚摸疼痛部位，通过运动寻求关注	1
	拉拽管道，试图坐起来，运动肢体或猛烈摆动，不遵从指令，攻击工作人员，试图从床上爬起来	2
肌张力	对被动的运动不做抵抗	0
	对被动的运动做抵抗	1
	对被动的运动做剧烈抵抗，无法将其完成	2
机械通气的顺应性或者发声	与呼吸机没有抵抗，没有警报	0
	断断续续的警报，有咳嗽	1
	抵抗呼吸机，人机不同步，频繁警报	2
	正常腔调讲话或不发声	0
	叹息、呻吟	1
	喊叫、啜泣	2

2. 疼痛评估时机

（1）入院时首次评估（8h 内完成）。

（2）评估频次以上一次疼痛评分为准。无痛及轻度疼痛，每日评估 1 次；中度疼痛，每日评估 2 次；重度疼痛，每班评估 1 次。行镇痛处理后及时评估镇痛效果。

（3）术后使用镇痛泵者，每日至少评估1次。患者有疼痛时按照相应要求进行疼痛评估。出现剧烈疼痛应立即评估。

（4）用药后再评估时机：口服止痛药后60min；皮下及肌内注射后30min；静脉用药后15min。

（二）疼痛的护理

（1）疼痛的评估和记录：一旦初始护理评估时发现患者有疼痛，就应建立疼痛护理单，记录患者疼痛评估和处理的情况。要记录疼痛评估和再评估的时间、干预和处理疼痛的时间、疼痛缓解时间。疼痛程度在1～6分时护士应在1h内报告，7分以上立即报告。对没有进行药物治疗及物理治疗的患者，疼痛程度6分以下，至少每8h（也就是每班）再评估记录一次，护士可在交班前或接班后评估与记录。对7分以上疼痛患者，至少每1h再评估和记录一次。对使用药物治疗的患者，静脉或肌内给予止痛药物后30min内、口服止痛药或物理治疗60min内进行再评估并记录，如果疼痛未完全缓解至0分，则6分以下疼痛每8h、7分以上疼痛至少每1h需再评估及记录。对有疼痛主诉或使用镇痛泵的患者，护士根据麻醉师或医生设置的剂量使用药物后，应随时评估、记录。可教会患者或主要照顾者记录疼痛日记，使疼痛沟通更通畅。

（2）采取适当的止痛措施：止痛措施包括两方面，即药物治疗和非药物治疗。药物治疗主要包括阿片类镇痛药、非阿片类中枢性镇痛药、非甾体抗炎药（NSAIDs）及局麻药。非药物治疗主要包括心理治疗、物理治疗，如冷敷、热敷、简单按摩、改变体位、呼吸调整、分散注意力等。

（3）配合医生完成特殊止痛操作，如神经阻滞止痛等。

（4）观察止痛效果：在采取了止痛措施后，需要及时观察、评价止痛效果，并根据前一阶段的疗效制定下一步的治疗护理措施。

（5）处理止痛治疗的不良反应和并发症：护士需要掌握常见镇痛药物的优点和不良反应，如某些药物可能导致恶心、呕吐、瘙痒甚至呼吸抑制等。护士需要预见性地掌握这些不良反应并在发生后及时处理。

（6）心理护理：护士要运用各种沟通技巧，及时解答患者的各种疑问，以消除患者的疑虑和担心，帮助患者树立康复的信心。

（三）知识拓展

在神经外科手术后重症患者中，主要的镇痛方法是药物镇痛，常见的镇痛药物如下。

（1）阿片类镇痛药物主要有μ受体完全性激动剂，如吗啡、氢吗啡酮、羟考酮、芬太尼、舒芬太尼等。部分激动剂，如丁丙诺啡。阿片受体混合激动－拮抗剂，如喷他佐辛、地佐辛、布托啡诺、纳布啡等。阿片类镇痛药物易引起不良反应，如呼吸抑制、尿潴留、便秘、恶心呕吐、皮肤瘙痒等。

（2）辅助镇痛药物主要有非选择性 COX 抑制剂，氟比诺芬酯等；选择性 COX-2 抑制剂，帕瑞昔布钠等；抗癫痫药物，加巴喷丁、卡马西平等。常见不良反应为胃肠道反应、心血管反应、眩晕、嗜睡等。术后使用的额外镇痛药越少，非甾体抗炎药引起的消化道出血或阿片类药物引起的通气抑制等相关副作用越不容易发生。

六、镇静－躁动的评估

（一）镇静的评估及监测

实施镇静后，需对镇静药物副作用、镇静效果进行密切观察和监测，定时评估镇静程度，及时调整药物剂量，保证患者处于最舒适和安全的状态。目前临床常用的主观评估法有 Richmond 躁动－镇静评分（Richmond Agitation Sedation Scale，RASS 评分）（表 2-9）、Ramsay 镇静评分（表 2-10）、镇静－躁动评分（Sedation Agitation Scale，SAS 评分）（表 2-11），客观评估法有脑电双频指数、肌肉活动评分法等。RASS 评分对镇静目标具有良好的指导性，不仅能指导镇静药物剂量的调整，还有助于对谵妄进行筛查与评估，且相关性良好，推荐作为神经外科患者日常镇静的评估工具。

建议镇静深度的目标值如下：浅镇静时，镇静深度的目标值为 RASS 评分 -2 ～ 1 分；深镇静时，镇静深度的目标值为 RASS 评分 -4 ～ -3 分；合并应用神经－肌肉阻滞剂时，镇静深度的目标值应为 RASS 评分 -5 分。评估时机：在镇静治疗的初始阶段需每 30min 评估 1 次，达到镇静深度的目标值后每 2 ～ 4h 评估 1 次；调整用药剂量后，重新回到每 30min 评估 1 次。

表 2-9　Richmond 躁动－镇静评分（RASS 评分）

分级	描述	分值 / 分
有攻击性	非常有攻击性，暴力倾向，对医务人员构成危险	4
非常躁动	非常躁动，拔出各种导管	3
躁动、焦虑	身体激烈移动，无法配合呼吸机	2
焦虑不安	焦虑紧张，但身体活动不剧烈	1
清醒平静	清醒自然状态	0
昏昏欲睡	没有完全清醒，声音刺激后有眼神接触，可保持清醒超过 10s	-1
轻度镇静	声音刺激后能清醒，有眼神接触，少于 10s	-2
中度镇静	声音刺激后能睁眼，但无眼神接触	-3
深度镇静	声音刺激后无反应，但疼痛刺激后能睁眼或运动	-4
不可唤醒	对声音及疼痛刺激均无反应	-5

表 2-10 Ramsay 镇静评分

临床症状	状态	分值 / 分
焦虑、躁动或烦躁	清醒	1
安静、配合、有定向力	清醒	2
仅对命令有反应	清醒	3
处于睡眠状态，对眉间拍击和大声听觉刺激反应灵敏	睡眠	4
处于睡眠状态，对眉间拍击和大声听觉刺激反应迟钝	睡眠	5
对眉间拍击和大声听觉刺激无反应	睡眠	6

表 2-11 镇静—躁动评分（SAS 评分）

状态	定义	分值 / 分
危险躁动	试图拔出气管插管或其他导管，爬床栏，攻击医务人员，翻来覆去	7
十分躁动	需经常言语提醒，不能平静，肢体频繁伸出床外，需肢体约束	6
躁动	焦虑或轻微躁动，试图坐起，言语劝阻后可安静	5
安静配合	容易唤醒，听从命令	4
镇静	不易唤醒，言语刺激或轻摇可醒，但很快又重新入睡，听从简单命令	3
十分镇静	物理刺激可苏醒，不能交流及听从命令，可自主移动	2
不能唤醒	对恶性刺激反应轻微或无反应，不能交流	1

（二）谵妄

1. 谵妄的评估与诊断

谵妄是由多种原因引起的一过性的意识混乱状态并伴有认知障碍，是急性脑功能障碍的常见表现。相关危险因素包括个人因素，如年龄、痴呆、昏迷等；急性疾病状态，如急诊手术或创伤、感染、脓毒血症等；医源性因素，如 ICU 环境、苯二氮䓬类镇静药物的使用、机械通气、身体约束等。谵妄会导致患者病死率增高，机械通气和住院时间延长，医疗费用增加，继发长期认知障碍的风险增加。因此，早发现、早诊断、早治疗，减少谵妄持续时间对患者预后至关重要。

对于 RASS 评分≥ −2 分（深度镇静的患者 RASS 评分≤ −3 分时，无法与工作人员进行有效的交流和配合，无法完成评估），同时具有谵妄相关危险因素的患者，建议每日使用 ICU 意识模糊评估量表（confusion assessment method-ICU，CAM-ICU）（表 2-12）或重症监护谵妄筛查量表（intensive care delirium screening checklist，ICDSC）（表 2-13）进行谵妄评估以诊断筛查 ICU 谵妄。

表 2-12　ICU 意识模糊评估量表（CAM-ICU）

<table>
<tr><th>临床特征</th><th colspan="2">评价指标</th><th>阳性标准</th></tr>
<tr><td>1. 精神状态突然改变或波动</td><td colspan="2">与基础水平相比，患者的精神状态是否突然改变
患者的精神状态（如 RASS 评分、GCS 评分或以往的谵妄评估）在过去的 24h 内有无起伏波动</td><td>任一问题回答“是”，该特征为阳性</td></tr>
<tr><td>2. 注意力不集中</td><td colspan="2">数字测验：我读 10 个数字，你听到“1”时就握我的手。用正常语调读数：8、1、7、5、1、4、1、1、3、6。在读“1”时患者未握手为错误；在读“1”以外的数字时患者握手也为错误</td><td>注意力筛查试验，错误≥ 3 个，该特征为阳性</td></tr>
<tr><td>3. 意识水平变化</td><td colspan="2">完全清醒以外的任何意识状态</td><td>RASS 评分 ≠ 0 分，该特征为阳性</td></tr>
<tr><td rowspan="2">4. 思维无序</td><td>是非题 A 组问题：
（1）石头会漂在水面上吗？
（2）海里有鱼吗？
（3）1 斤比 2 斤重吗？
（4）你能用锤子砸钉子吗？</td><td>是非题 B 组问题：
（1）树叶会漂在水面上吗？
（2）海里有大象吗？
（3）2 斤比 1 斤重吗？
（4）你能用锤子砍木头吗？</td><td rowspan="2">是非题 A 组问题或是非题 B 组问题回答错误个数加上执行指令错误个数，总错误≥ 2 个，该特征为阳性</td></tr>
<tr><td colspan="2">执行指令：不能正确执行全部指令记为 1 个错误
对患者说：“举起这么多手指”（在患者面前举起 2 根手指）。然后说：“现在用另一只手做同样的事”（这次检查者不做示范）。如果患者只有一只手能动，第二个指令改为要求患者“再多增加一根手指”</td></tr>
</table>

注：临床特征 1+2+3 或 4 阳性，可诊断患者存在谵妄。

表 2-13　重症监护谵妄筛查量表（ICDSC）

项目及评判标准	分值 / 分
1. 意识水平变化（评为 A 或 B 时，停止评估）	
A. 无反应	0
B. 对加强的和重复的刺激有反应	0
C. 对轻度和中度刺激有反应	1
D. 正常清醒	0
E. 对正常刺激产生夸大反应	0
2. 注意力不集中	0 或 1
3. 定向力障碍	0 或 1
4. 幻觉妄想或精神障碍	0 或 1
5. 精神运动性兴奋或迟钝	0 或 1
6. 不恰当的言语或情绪	0 或 1
7. 睡眠觉醒周期紊乱	0 或 1
8. 症状波动	0 或 1

注：当 8 项总分≥ 4 分时，诊断谵妄的可能性达 99%。

2. 谵妄的预防

（1）积极治疗原发病，改善组织灌注和脑灌注。谵妄的发生机制尚不完全清楚，但是谵妄所表现的意识障碍和认知功能障碍一定与脑组织损伤相关，因此，预防和及时纠正各种可能导致脑组织灌注氧合损害的因素非常重要。

（2）减少医源性刺激，改善住院环境。如前所述，各种医源性刺激如身体约束、监护仪器报警声、频繁护理操作等均是谵妄发生的诱因。为患者提供集中治疗和护理操作，减少监护室声光刺激，改善患者睡眠质量等措施可以预防谵妄发生。

（3）尽量减少苯二氮䓬类镇静药物的使用，可使用右美托咪定预防谵妄。

（4）为患者提供人文关怀，在条件和病情允许的情况下，让家属陪伴患者。

（三）镇痛、镇静的原则

1. 制订个体化镇痛、镇静目标，早期镇痛，最小化镇静，促进舒适

大部分患者躁动的首要原因是疼痛和不适感，故重症患者应首先考虑镇痛治疗，镇痛治疗应作为镇静治疗的基础。此外，还需尽可能去除ICU中导致疼痛、焦虑和躁动的诱因，改善环境、降低噪声、集中进行护理及医疗干预、减少夜间刺激，促进患者的舒适和睡眠。2016年，eCASH理念——早期（early）、舒适化（comfort using）、使用镇痛（analgesia）、最小化镇静（minimal sedatives）、最大化人文关怀（maximal humane care）的提出让个体化镇痛、镇静有了具体的实施指导。

2. 实时评估镇痛、镇静效果并及时调整

镇静评估是镇静治疗的核心，没有评估镇静的程度，就无法合理使用镇静药物和判断镇静效果。而对患者定时进行疼痛评估，有助于及时进行镇痛治疗和判断镇痛效果，且可以减少镇痛药物的使用剂量，降低患者疼痛的发生率和疼痛程度，有助于缩短ICU住院时间和机械通气时间，有助于降低病死率。

3. 进行监测，减少镇痛、镇静带来的不良反应

由于镇静药物对意识有干扰，镇痛和镇静治疗对患者各器官功能存在影响，在实施镇痛、镇静时，需对患者意识状态、生命体征及器官功能进行严密的监测，以达到最好的个体化治疗效果，避免镇痛、镇静带来的副作用。

（四）镇静方案和镇静药物

1. 镇静方案

躁动是一种伴有不停动作的易激惹状态，或是一种伴随挣扎动作的极度焦虑状态。躁动可导致患者与呼吸机对抗，耗氧量增加，意外拔出身上的各种装置和导管，出现伤害自己或攻击别人的行为。大部分患者躁动的首要原因是疼痛和不适感，因此，推荐在镇痛的基础上进行镇静，并根据患者器官功能状态制订个体化镇静目标。对于器官功能相对稳定、恢复期的患者，应尽早实施浅镇静方案，即早期目标导向镇静（early goal-directed sedation, EGDS），以缩短机械通气时间和 ICU 住院时间。当患者处于：①机械通气人机严重不协调；②严重颅脑损伤伴有颅内压增高；③癫痫持续状态；④任何需要运用神经 - 肌肉阻滞剂的情况时，应该给予深镇静，并实施每日镇静中断（daily sedation interruption, DSD）。

2. 镇静药物

目前神经外科临床常用镇静药物有苯二氮䓬类（氯氮䓬、地西泮、咪达唑仑等）、丙泊酚和右美托咪定，其中，右美托咪定兼具镇痛和镇静效果，可预防谵妄发生，可以缩短机械通气时间和 ICU 住院时间。常用镇静药物的起效时间、用法用量以及不良反应见表 2-14。

表 2-14　常用镇静药物的起效时间、用法用量以及不良反应

镇静药物	首剂后起效时间	清除半衰期	首次剂量	维持剂量	不良反应	备注
咪达唑仑	2 ~ 5min	3 ~ 11h	0.01 ~ 0.05 mg/kg	0.02 ~ 0.10mg/（kg·h）	呼吸抑制、低血压、谵妄	对循环影响小；酒精、药物戒断反应的一线选择
地西泮	2 ~ 5min	20 ~ 120h	5 ~ 10mg	0.03 ~ 0.10 mg/kg	呼吸抑制、低血压	半衰期过长，不容易实现浅镇静策略，不推荐作为一线镇静药物
丙泊酚	1 ~ 2min	34 ~ 64min	5μg/（kg·min）	1 ~ 4mg/（kg·h）	低血压、呼吸抑制、高甘油三酯血症	高甘油三酯血症患者慎用；可以降低颅内压；谵妄发生率低
右美托咪定	5 ~ 10min	1.8 ~ 3.1h	1μg/kg	0.2 ~ 0.7μg/（kg·min）	心动过缓、低血压	可以预防、治疗谵妄；对循环影响小

（五）镇静和镇痛治疗的护理

1. 做好评估

神经外科重症患者的镇痛和镇静治疗更加强调适度，过度或者不足都可能给患者带来损害，因此，需要对其疼痛、意识状态和镇痛、镇静的效果进行准确的评估。

（1）疼痛评估：ICU 患者应常规进行疼痛评估，包括疼痛的部位、特点、程度、加重和减轻的因素等。对能自我表达的患者，可以用 NRS 评分进行疼痛评估，镇痛目标值为 NRS 评分＜ 4 分；对于不能表达但具有躯体运动功能、行为可以观察的患者，可以应用 CPOT 评分量表。疼痛评估的要点在于根据患者的具体情况选择适当的方法，定时评估并记录，根据评分的动态变化来评价镇痛的效果并指导镇痛方案。在 CPOT 评分 > 2 分时可实施镇痛治疗，镇痛目标值为 CPOT 评分 < 3 分。

（2）镇静评估：定时的评估和持续镇静程度的监测有助于调整镇静药物及剂量，以达到预期目标。目前神经外科重症较常用的镇静评估方法为 RASS 评分。ICU 患者理想的镇静水平是既能保证患者安静入睡，又能保证患者容易被唤醒，维持 RASS 评分在 -2 ～ 0 分。在患者接受镇静治疗的过程中，常规评估频率为每 1 ～ 2h 评估 1 次，也可根据患者实际情况提高评估频率，以判断继续进行镇静治疗的必要性，并维持合适的 RASS 评分水平。若 RASS 评分 < -3 分，提示镇静过度，此时需要遵医嘱适当减小注射泵给药速度；若 RASS 评分 > 2 分，为镇静不足，需遵医嘱适当增大注射泵给药速度。对于严重颅脑损伤伴有颅内压增高、癫痫持续状态、机械通气人机严重不协调等患者，应给予深度镇静（RASS 评分 -4 ～ -3 分）以保护器官功能，并实施每日镇静中断。每次调整给药速度后，需间隔 30min 评估 1 次镇静效果，若效果仍不满意则再次调整给药速度，直到达到目标。

（3）谵妄评估：谵妄发生率高，且缺乏客观检查手段和特异性表现。对于 RASS 评分 > -2 分且具有谵妄相关危险因素的 ICU 患者，应常规进行谵妄监测。目前推荐使用 ICU 意识模糊评估量表（CAM-ICU）或者重症监护谵妄筛查量表（ICDSC）来对谵妄进行诊断。应早期识别谵妄。对谵妄而言，预防重于治疗，包括避免过度镇静、协助患者早期活动、减少噪声、改善睡眠等。

2. 生命体征的监测

（1）呼吸：密切观察患者呼吸频率、节律、幅度、呼吸周期比和呼吸形式，监测血氧饱和度，必要时监测动脉血气分析。当血氧饱和度低于 90% 时，应保持气道通畅，给予面罩辅助通气或无创通气，若仍无缓解，必要时行呼吸机辅助呼吸。

（2）心率和血压：镇静期间应严密监测心率、血压的变化。根据患者血流动力学变化来调整给药速度。镇痛、镇静程度不足时，患者可出现高应激反应，表现为血压升高、心率增快，此时不应盲目给予药物降压或控制心率，应结合患者病情如是否存在颅内压增高、高热、气道不畅等因素，排除诱发因素后，在充分镇静下进行针对性处理。

3. 基础护理

（1）每日对患者进行口腔护理、床上擦浴，协助进行主动和被动运动，促进患者舒适。

（2）落实人文关怀护理，若患者意识清楚，可帮助其佩戴耳机听自己喜爱的音乐，以缓解焦虑、恐惧等不良情绪；若患者无法进行言语表达，可制作标识卡片辅助其表达自身想法及意愿。夜间将病房主要灯光调暗，拉上窗帘，防止患者生物钟紊乱；调低电话铃声及各种医疗设备声音，护理操作尽可能集中于同一时间段，防止对患者睡眠造成影响。

4. 并发症的预防和护理

（1）预防坠积性肺炎：持续镇静可减弱患者自主咳嗽、排痰等气道廓清能力，增加肺部感染的机会，可抬高床头 30°，协助患者定时翻身、叩背，促进气道分泌物排出。必要时可使用气管镜协助排痰。在患者意识清醒期间，鼓励其进行肢体活动与主动咳嗽。

（2）皮肤护理：每 2h 翻身一次，观察受压部位皮肤，必要时使用气垫床、减压贴等辅助工具预防压力性损伤。做好皮肤清洁卫生，及时更换衣物。

（3）预防下肢深静脉血栓形成：长时间镇静状态使患者关节和肌肉活动减少，增加了下肢深静脉血栓形成的风险。应定时进行血栓风险评估，协助其进行踝泵运动或者给予物理治疗，必要时给予药物治疗来预防下肢深静脉血栓形成。

（4）预防 ICU 获得性肌无力：积极治疗疾病，尽量减少或避免使用引起肌无力的药物，早期康复训练，给予充足的营养支持等均有助于 ICU 获得性肌无力的预防及恢复。

5. 做好监测和记录

迄今为止，几乎所有的镇痛药物、镇静药物都对循环系统、呼吸中枢有抑制作用，对其他各个器官也存在影响，如阿片类镇痛药可引起恶心、呕吐，并可抑制肠道蠕动导致便秘；非甾体抗炎药可导致胃肠黏膜损伤，出现腹胀、消化不良甚至消化道出血，还可能影响血小板聚集功能而导致出血时间延长。因此，在镇痛和镇静治疗的过程中，需要加强对患者的监护，观察生命体征变化并记录。只有在监护条件下，才能实施镇痛和镇静治疗。

（六）知识拓展

长时间镇静治疗可影响神经功能的观察和评估，可能加重已有的意识障碍，导致颅内病情恶化的误判。而应用镇静药物后的观察和评估，现在基本上是主观判定，尚没有理想的、十分准确的评价指标和系统。临床上 GCS 评分简单实用，结合瞳孔观察（大小是否对称、对光反射灵敏程度）、颅内压监测、呕吐情况等，常可快速准确判定实际的颅内情况。如果高度怀疑病情恶化或难以判断，果断的 CT 复查是有力的保障。应用镇静药物后，意识障碍程度加重，GCS 评分一般减少，所以我们在镇静药物起效后立即进行 GCS 评分，以此作为基础 GCS，在此基础上出现 GCS 评分减少，一般具有临床意义。应用镇静药物后，瞳孔观察十分重要，我们观察到，常规剂量镇静药物不易影响瞳孔对光反射灵敏程度，更不会导致瞳孔大小不等。生命体征的观察也十分重要，部分患者中可观察到典型的 Cushing 反应，说明颅内压高，应及时处理。

七、吞咽功能的评估

(一)吞咽功能的筛查与评估

吞咽障碍的患者不仅因进食困难导致营养不良，而且易发生误吸、肺炎，严重者甚至窒息死亡。因此，吞咽功能的筛查以及吞咽安全性的评估至关重要。应对疑似吞咽障碍患者如卒中患者、气管切开患者、老年虚弱患者、脑桥小脑区肿瘤患者等人群在入院 24h 内进行吞咽功能的筛查，全身麻醉术后首次进食患者也应进行筛查，以确定患者是否存在吞咽功能异常。如果发现患者可能存在吞咽障碍，需进一步进行床旁评估或仪器评估。吞咽功能筛查工具有很多，如 3 盎司饮水试验、多伦多床旁吞咽筛查试验、Burke 吞咽障碍筛查试验、洼田饮水试验等。其中，洼田饮水试验操作简单，分级明确，在临床上广泛用于意识清楚患者的吞咽功能筛查，见表 2-15。

表 2-15　洼田饮水试验

检查方法	分级	描述	结果评定
患者端坐，喝下 30ml 温开水，观察所需时间和呛咳情况	1 级(优)	能顺利地 1 次将水咽下	5s 以内完成，评为正常 5s 以上完成，评为可疑
	2 级(良)	分 2 次以上咽下，能不呛咳地咽下	可疑
	3 级(中)	能 1 次咽下，但有呛咳	异常
	4 级(可)	分 2 次以上咽下，但有呛咳	异常
	5 级(差)	频繁呛咳，不能全部咽下	异常

吞咽功能的评估应在筛查结果异常之后 24h 内尽快进行，常见床旁评估工具有容积 - 黏度吞咽测试(volume-viscosity swallow test，V-VST)、Gugging 吞咽筛查、标准吞咽功能评估量表(standardized swallowing assessment，SSA)等。其中，SSA 对卒中患者具有较好的敏感性和特异性，推荐用于卒中患者的吞咽功能评估，见表 2-16。

表 2-16　标准吞咽功能评估量表(SSA)

项目	评分
1. 意识水平(清醒 =1 分，嗜睡但能唤醒 =2 分，有反应但无睁眼和言语 =3 分，对疼痛有反应 =4 分) 2. 头与躯干的控制(正常坐稳 =1 分，不能坐稳 =2 分，只能控制头部 =3 分，头部也不能控制 =4 分) 3. 呼吸模式(正常 =1 分，异常 =2 分) 4. 唇的闭合(正常 =1 分，异常 =2 分) 5. 软腭运动(对称 =1 分，不对称 =2 分，减弱或缺乏 =3 分) 6. 喉功能(正常 =1 分，减弱 =2 分，缺乏 =3 分) 7. 咽反射(存在 =1 分，缺乏 =2 分) 8. 自主咳嗽(正常 =1 分，减弱 =2 分，缺乏 =3 分)	第一步 8 ～ 23 分，异常为吞咽风险 4 级

续表

项目	评分
第 1 阶段：吞咽 1 汤匙水（5ml） 水流出（无或 1 次 =1 分，大于 1 次 =2 分） 有效喉运动（有 =1 分，无 =2 分） 重复吞咽（无或 1 次 =1 分，大于 1 次 =2 分） 吞咽时呛咳、气促（无或 1 次 =1 分，1 次以上 =2 分） 吞咽后喉的功能（正常 =1 分，减弱或声音嘶哑 =2 分，发音不能 =3 分）	第二步 5 ～ 11 分，异常为吞咽风险 3 级
第 2 阶段：如果第 1 阶段正常，那么吞咽 60ml 烧杯中的水能否完成（能 =1 分，不能 =2 分），饮完需要的时间为几秒 吞咽时或完毕后咳嗽（无 =1 分，有 =2 分） 吞咽时或完毕后哽咽（无 =1 分，有 =2 分） 吞咽后喉的功能（正常 =1 分，减弱或声音嘶哑 =2 分，发音不能 =3 分） 误吸是否存在（无 =1 分，可能 =2 分，有 =3 分）	第三步 5 ～ 12 分，异常为吞咽风险 2 级

注：如果第一步异常，则总分（31 ～ 46 分）= 第一步分数 + 最大第二步分数 + 最大第三步分数，吞咽风险为 4 级；如果第二步异常，则总分（25 ～ 31）分 = 第一步分数 + 第二步分数 + 最大第三步分数，吞咽风险为 3 级；如果第三步异常，则总分（18 ～ 25）分 = 第一步分数 + 第二步分数 + 第三步分数，吞咽风险为 2 级；如果总分＜ 18 分，说明患者通过 SSA 评估，吞咽风险为 1 级。

临床床旁评估具有一定的主观性和局限性，必要时采用仪器评估。常用的仪器评估包括电视透视吞咽功能检查（video fluoroscopic swallowing study, VFSS）和吞咽纤维内镜检查（fiberoptic endoscopic evaluation of swallowing, FEES）。VFSS 和 FEES 是吞咽功能评估的“金标准”，能更直观、准确地评估口腔准备期、口腔推送期、咽期和食管期的吞咽情况，了解吞咽气道保护功能完整情况，对诊断和干预措施选择具有重要参考价值。

（二）吞咽功能障碍的护理

1. 存在吞咽障碍、洼田饮水试验 3 级以上的患者

应遵医嘱给予留置胃管，鼻饲饮食。根据容积 - 黏度吞咽测试（V-VST）的结果，调整食物的种类和进食的一口量，逐步训练吞咽功能，并根据吞咽功能恢复的程度，逐渐恢复到正常饮食。

2. 摄食训练

进食环境：环境安静整洁，患者精力集中，注视食物，想着吞咽。

进食体位：坐位时，身体坐直，稍前倾约 20°，颈部稍向前弯曲；半卧位时，30° ～ 60° 卧位，头部前屈。进食后保持体位 30min 以上。

食物的性状：宜选稠厚、稍黏的食团。可先用香蕉，既方便取得，又不易引起误咽。

一次食物的量：正常人的一口量为 20ml，一般以 3 ～ 5ml 开始，酌情增加。过多易引起误吸，过少难以诱发吞咽反射。

协助进食：用小勺将食物放在患者舌根后侧，鼓励患者吞咽，可采用点头样吞咽，同时给患者充分时间，训练进食。

咳嗽时，停止喂食，至少休息半小时再食。若发生呛咳、哽咽，立即将食物排出：以手挖出、拍背或用吸痰管吸出。

口腔护理：每次进食后漱口，确保口腔及颊部无食物残留，以免引起窒息、误吸等。

3. 吞咽功能锻炼

发声练习：训练患者张口发“啊”、闭嘴发“呜”的声音，并指导患者做缩唇吹口哨的动作，诱导发音。

舌的运动。①被动训练：用纱布或手绢包住患者舌头，向前后、左右、上下各个方向进行牵拉运动。②主动运动：指导患者用舌尖舔上下唇及左右嘴角。③抵抗运动：指导患者手持压舌板或勺子、小镜子，嘱患者伸舌用力抵住压舌板或勺子、小镜子，两者相互用力做抵抗运动。

空吞咽练习：指导患者向前伸舌，之后尽量后缩舌根或尽量鼓腮后吞咽。

咽部冷刺激：用冰冻的棉棒蘸少许水，轻轻刺激软腭、舌根及咽后壁。

（王美科　董辉平）

参考文献

[1] 乐革芬，范艳竹，任学芳，等.神经外科亚专科护理学[M].武汉：华中科技大学出版社，2023.

[2] 李景华,李彩云.急性脑外伤患者意识障碍的评估及护理[J].中国社区医师,2013,15(21):92-93.

[3] 王晓艳，邓瑛瑛，夏纯，等.神经外科护理细节问答全书[M].北京：化学工业出版社，2016.

[4] 孙艳丽,于海港.神经外科患者瞳孔改变的观察与护理[J].中国药物经济学,2014,9(S2):351-352.

[5] 蔺春玲.60例神经外科病人瞳孔改变的观察及护理[J].天津护理,2010,18(03):144.

[6] 潘世琴,王丽,王玉宇.危重症患者肌力评定方法的研究进展[J].中国康复理论与实践,2019,09:1052-1056.

[7] 付极,窦万臣,万新华,等.脑深部电刺激系统治疗全身型肌张力障碍[J].中华神经外科杂志,2017,33(11):1128-1132.

[8] 马青静，饶焱，朱稀雯，等．神经外科手术后重症患者的镇痛管理研究进展 [J]. 重庆医学，2024,53（1）:145-148.
[9] 于力萍．神经外科患者应用镇静药物 127 例临床护理 [J]. 齐鲁护理杂志，2012,18（29）:139-140.
[10] 何敏，王芳，李曦光，等．1 例面肌痉挛行微血管减压术后并发吞咽功能障碍患者的护理 [J]. 当代护士（下旬刊）,2021,28（2）:158-160.
[11] 姜楠，李光宇，刘琰，等．吞咽体操联合冰刺激改善重度颅脑损伤患者吞咽功能的效果 [J]. 中国医科大学学报，2020,49（8）:763-765.

第二章 神经外科患者的护理病历书写

护理病历是护理人员在医疗护理活动过程中形成的文字、符号、图表等资料的总称，是护士记录患者的病情变化、治疗情况和所采取的护理措施，是护士运用护理程序为患者解决实际问题的具体体现及凭证。它是护理工作的全面记录，是正确诊断、抉择治疗和护理的科学依据，体现着医院医疗护理质量、管理水平和护士业务素质，也是临床、教学、科研的重要资料。

根据《医疗事故处理条例》第十条规定，患者有权复印或复制其体温单、医嘱单、护理记录等病历资料。

随着现代医学科学技术的不断发展和医学模式的转变，护理工作的范围在逐步扩大，它已从简单的生活护理，扩展到治疗、康复、保健、咨询等诸多方面。

第一节 神经外科护理病历的原则

一、护理文书书写的基本规则

（1）符合国务院颁布的《医疗事故处理条例》及卫健委下发的有关法律法规要求的原则。

（2）符合医疗护理常规、制度、职责和规范的原则。

（3）符合维护护患双方合法权益、防范医疗护理纠纷的原则。

（4）符合患者早诊断、早治疗、早康复的原则。

（5）符合客观、真实、准确、及时、完整地记录患者病情变化的原则。

（6）符合有利于提高护理质量的原则。

（7）符合为医疗、教学、科研提供可靠客观资料的原则。

（8）符合集科学性、规范性、技术性、实用性和可操作性于一体，体现现代护理专业特点和学科发展水平的原则。

(9)符合有利于科学、规范护理管理，预防护理差错事故及纠纷的原则。

(10)符合方便、快捷，提高工作效率的原则。

二、护理文书书写的基本要求

(1)护理文书是病历资料的组成部分，书写应当客观、真实、准确、及时、完整、规范，签全名，盖章无效。内容应与其他病历资料有机结合，避免重复和矛盾。

(2)内容简明扼要，重点突出，表述准确，不主观臆断；文字工整，字迹清晰，表述准确，语句通顺，标点符号正确，书写者签全名。

(3)每种表格的楣栏内容应包括科室、床号、姓名、住院病历号。

(4)护理文书应按规定内容书写。实习生或试用期护理人员书写的护理文件，须经医疗机构已执业注册的护理人员(带教老师)审阅、修改，签全名并注明日期；进修护士由接受进修的医疗机构核定其执业资格后方可书写。

(5)护理文书书写应使用中文、通用的外文缩写和医学术语，无正式中文译名的症状、体征、疾病名称等可以使用外文。使用规定的点、线、圈。

(6)因抢救危重症患者未能及时书写记录时，当班护士应在抢救后6h内及时据实补记，并加以注明。

(7)日期用公历，时间用北京时间24h制记录。文书中使用的计量单位一律采用中华人民共和国法定计量单位。

(8)为保持医疗及护理记录的一致性，负责护士应与主管医生多沟通和交流，避免引起误会和纠纷。

(李炳　王美科)

第二节　神经外科护理记录的内容

神经外科护理病历主要包括体温记录单、入院护理评估单、一般护理记录单、病重(病危)患者护理记录单、特殊护理操作知情同意书等，是病历的重要组成部分。在使用电子系统的医院，护士应根据要求完整准确录入护理信息系统。

一、体温记录单

体温记录单为表格式，7d为一页，用于绘制患者体温、脉搏、呼吸的曲线，记录患者的生命体征及有关情况，分为楣栏、一般项目栏、生命体征绘制栏、特殊项目栏。

(1)楣栏项目：包括姓名、科别、床号、入院日期、住院病历号(或病案号)，均使用正楷字体书写。

（2）一般项目栏：包括日期及住院、手术、分娩后天数等。

（3）体温、脉搏、呼吸描记栏：包括体温、脉搏及呼吸描记。

（4）特殊项目栏：包括血压、入量、出量、大便、体重、药物过敏等需观察和记录的内容。

二、入院护理评估单

入院护理评估单记录新入院患者在生理、心理、社会等方面的基本情况，为确定护理诊断、拟定护理计划、制定护理措施等奠定基础。

（1）一般资料：包括一般项目、入院方式、入院诊断、既往史、家族史、传染病史、用药史等。

（2）护理体检：包括生命体征、意识状态、活动、语言、体位、听力、视力、营养等。

（3）生活状况：包括饮食、睡眠、排泄、烟酒嗜好、药物依赖、自理能力等。

（4）心理社会评估：包括情绪、主观态度、宗教信仰等。

（5）教育需求评估：包括学习能力、学习愿望、学习经历等。

（6）阳性资料描述：影像学检查阳性结果、生化检查阳性结果。

（7）专科体征。

（8）评估日期及评估者签名。

三、一般患者护理记录单

（一）一般患者护理记录单

（1）楣栏内容：科别、姓名、床号、住院病历号（或病案号）、护理级别、记录日期和时间。

（2）项目内容：日期、时间、生命体征、基础护理、病情观察、护理措施及效果、护士签名等。

（二）一般患者护理记录单书写要求

（1）准确记录日期和时间。

（2）体温、脉搏、呼吸、血压等，均按护理级别要求进行记录。

（3）病情观察及措施：简要记录护士观察患者病情的动态变化情况，以及根据医嘱或者患者病情变化采取的措施。因抢救急危重患者未能及时书写护理记录的，护士可在抢救结束后6h内据实补记。

四、病重（病危）患者护理记录单

（一）病重（病危）患者护理记录单内容

（1）楣栏内容：科别、姓名、床号、住院病历号（或病案号）、诊断信息等。

（2）项目内容：日期、时间、生命体征、出入液量、基础护理、病情观察、护理措施及效果、护士签名等。

（二）书写要求

（1）护理记录应当客观、真实、准确、及时、完整，使用规范医学术语，避免使用自编缩略语。

（2）病情观察、护理措施及效果记录要求重点记录患者病情的客观动态变化、护理措施及实施效果，如主诉、生命体征变化、皮肤、饮食、排泄、用药反应等异常情况。

（3）患者接受特殊检查、治疗、用药、手术前后有相应内容记录。

（4）记录应体现专科护理特点如外科手术患者的麻醉方式、手术名称、术中简况、患者返回病室时间、手术病情、伤口情况、引流情况等。

（5）患者病情、生命体征、出入液量、用药、治疗效果、病情变化与护理措施及护理评价，应记录完整、及时、准确，并签全名。

（6）危重患者的抢救记录应与医生一致，记录及时、准确、客观、真实。

（7）实习护士、试用期护士、进修护士等非本机构注册护理人员不具备记录资格。

五、特殊护理操作知情同意书

特殊护理操作知情同意书是护理人员在为患者实施特殊、有创的护理操作前，以书面告知的形式向患者或家属说明操作的名称、目的、必要性、主要的操作程序步骤、操作中可能出现的风险、操作后的注意事项等内容，并由患者或家属签名认可后方可进行护理操作。

（1）特殊护理操作知情同意书一般项目：姓名、性别、年龄、科室、床号、ID 号、住院病历号（或病案号），应填写完整，不得有漏项。

（2）正文为知情同意内容，包括护理操作名称、目的、操作中可能出现的不适、创伤性、应承担的风险及操作后的注意事项。

（3）签字内容包括护患双方签名，日期必须具体到年月日时分。护方由告知护士签名；患方应由患者本人签名，如患者不具备完全民事行为能力，应由其法定代理人签名。如患者因病无法签字，应由其近亲属签名。

近亲属（及顺序）是指配偶、父母、子女、兄弟姐妹，祖父母、外祖父母，孙子女、外孙子女。近亲属知情同意时必须是完全民事行为能力人。为抢救患者，在其法定代理人或被授权人或近亲属或关系人无法及时到场签字的情况下，可由医疗机构负责人或者授权的负责人签字。常见有以下几种情形：①患者病情危重，意识丧失，急需抢救，无法与其代理人或近亲属、关系人联系；②患者病情危重，意识清醒，可与其代理人或近亲属、关系人联系，但不能及时赶到医院签字；③意识丧失，虽无生命危险，但病情不能拖延，无法与其代理人或近亲属、关系人联系。如与亲属意见不一致，应首先尊重患者本人的意见。如因实施保护性医疗措施不宜向患者说明情况，应由患者近亲属或者法定代理人或关系人签名并应及时说明。

（李炳　王美科）

第三节　神经外科护理记录的注意事项

护理文书是护理质量的重要组成部分，是为患者提供护理服务的真实记录，也是处理医疗纠纷、医疗保障等不可缺少的重要原始依据，具有法律证据意义。由于护理文书具有严肃性、真实性和科学性，因此在一定程度上护理文书的书写规范是履行法律义务而不是简单地完成任务。

一、加强学习，提高重要性的认识

护理部或护士长应加强法律知识教育，引导临床护理人员学法、懂法、知法，依法行护，提高对护理文书书写重要性的认识。提高护理人员整体素质，保证护理记录质量，减少医疗纠纷的发生。克服护理文书书写缺陷，防止护理记录不规范、重做轻记等现象。

二、落实规范，明确责任

严格按要求书写，规定最低记录频次等。要求所有护理记录必须由执业注册护士完成，做什么、记什么，谁执行、谁签名、谁负责。禁止伪造记录、代签名。如发现错字，应当用双横线画在错字上，在画线的错字或错句上方签全名，并应保持原记录清晰可辨，不得采用刮、粘、涂等方法掩盖或去除原来的字迹。如因抢救危重患者未能及时书写记录，当班护士应在抢救后 6h 内据实补记，并加以注明。

三、加强沟通，准确记录

医疗护理文书的不符主要是医护双方在收集患者资料过程中信息来源的误差而产生

的。为了保持医疗护理记录的一致性，负责护士与主管医生应多沟通和交流。在书写护理记录时应尽可能使用客观、准确、可以量化的词句和数字，避免模棱两可的语言，保证护理记录的准确性。

（王美科 李炳）

参 考 文 献

[1] 王峰 . 医学应用写作 [M]. 北京：人民卫生出版社，2012.

[2] 刘义兰，赵光红 . 护理法律与病人安全 [M]. 北京：人民卫生出版社，2009.

[3] 张亚仙，杨红艳 . 新入职护士规培教程 . 第一册，总论 [M]. 北京：人民卫生出版社，2018.

[4] 李小华，李华才 . 电子病历技术与应用 [M]. 北京：人民卫生出版社，2017.

第二篇　专科知识培养

第四章
颅脑损伤患者的护理

第一节　头皮损伤的护理

一、头皮损伤基础知识

头皮损伤均由直接外力造成，包括头皮血肿、头皮裂伤和头皮撕脱伤。损伤类型与致伤物种类密切相关。钝器常造成头皮挫伤、不规则裂伤或血肿；锐器大多造成整齐的裂伤；发辫卷入机器则可引起撕脱伤。单纯头皮损伤一般不会引起严重后果，但头皮血供丰富，伤后极易失血，部分伤员尤其是小儿可因此而休克；此外，虽然头皮抗感染和愈合能力较强，但如果处理不当引起感染，则有向深部蔓延引起颅骨骨髓炎和颅内感染的可能。

（一）头皮解剖概述

头皮是覆盖颅骨穹隆部颅脑最表浅的软组织，分为5层：皮肤层、皮下组织层、帽状腱膜层、腱膜下层和颅骨外膜层。皮肤层含大量汗腺、皮脂腺和毛囊，毛发浓密、血运丰富。皮下组织层结构致密，内有大量纤维隔连接皮肤层与帽状腱膜层，其中含大量脂肪可缓冲外力冲击，有一定保护作用。帽状腱膜层前连额肌后连枕肌，是皮肤解剖的重要结构。腱膜下层是疏松结缔组织，连接帽状腱膜层与颅骨外膜层，故移动性大，有缓冲外界暴力的作用。头皮损伤后如果伤口容易分开说明已伤至腱膜下层。

（二）头皮损伤分类

（1）头皮裂伤：头皮单纯裂伤、头皮复杂裂伤、头皮撕裂伤。

（2）头皮血肿：皮下血肿、帽状腱膜下血肿、骨膜下血肿。

（3）头皮撕脱伤。

（三）临床表现

（1）头皮裂伤：此类损伤往往需进行全面的神经系统检查和 CT 扫描以明确是否有颅脑损伤或颅骨骨折（表 4–1）。

表 4–1　头皮裂伤的分类与临床表现

分类	致伤因素	伤口形态	合并损伤
头皮单纯裂伤	大多数仅限于头皮，常由锐器所伤	伤口深浅随致伤因素而异，创缘整齐，无缺损，裂口较平直	颅骨常完整无损，不伴有脑损伤
头皮复杂裂伤	常为钝器所伤或头部碰撞所致	伤口形态可反映致伤物形状，创缘有挫伤痕迹，裂口多不规则	往往伴有颅骨骨折或脑损伤，甚至引起粉碎性凹陷性骨折或孔洞型骨折，穿入颅内而引发感染
头皮撕裂伤	由斜向或切线方向的冲击力所致	撕裂的头皮呈舌状或瓣状	如失血较多，可导致休克。一般不伴有颅骨骨折和脑损伤

（2）头皮血肿：常发生于皮下、帽状腱膜下或骨膜下。不同部位的血肿以及范围大小有助于对颅脑损伤进行初步的评估（表 4–2）。

表 4–2　头皮血肿的分类与临床表现

分类	部位	质地及范围
皮下血肿	位于皮肤层和帽状腱膜层之间的血肿	压痛明显，体积小
帽状腱膜下血肿	由于受斜向暴力作用，头皮产生滑动，引发出血	血肿弥散，可波及全头颅，疼痛轻
骨膜下血肿	多由于骨膜剥离或板障出血	质地较硬，范围限于骨缝

（3）头皮撕脱伤：自帽状腱膜下大片甚至整个头皮撕脱，是头皮损伤中最严重的一种，可导致失血性休克或疼痛性休克，大多为头发卷入机器中所致。颅骨可因暴露导致缺血，引起感染或坏死。

（四）辅助检查

头颅 X 线检查可判断有无颅骨骨折。

（五）治疗

（1）皮下血肿一般不需要处理，数日后可自行吸收。

（2）帽状腱膜下血肿较小者可加压包扎，待其自行吸收；若血肿较大，则应在严格皮肤准备和消毒下穿刺抽吸，然后再加压包扎。经反复穿刺和加压包扎，血肿仍不能缩小者，需注意是否有凝血功能障碍或其他原因。对已有感染的血肿，需切开引流。

（3）骨膜下血肿处理原则与帽状腱膜下血肿相仿，但对伴有颅骨骨折者不宜强力加压包扎，以防血液经骨折缝流入颅内，引起硬脑膜外血肿。

（4）局部压迫止血，争取 24h 内清创缝合。即使受伤已超过 24h，只要无明显感染征象，仍可彻底清创一期缝合。常规应用抗生素和破伤风抗毒素。

（5）对于头皮不完全撕脱者，争取在伤后 6 ～ 8h 内清创后缝回原处；如头皮已完全撕脱，清创后行头皮血管吻合术，将撕脱的头皮切成皮片植回；如撕脱的头皮已不能利用，需在裸露颅骨上进行多处钻孔至板障层，待钻孔处长出肉芽后植皮。急救过程中，用无菌敷料或干净布包裹撕脱头皮，避免污染，隔水放置于有冰块的容器内，随患者一起送至医院，争取清创后再植。

二、头皮损伤围手术期护理措施

（一）头皮血肿

（1）减轻疼痛：早期冷敷以减少出血和疼痛，24 ～ 48h 后改用热敷，以促进血肿吸收。

（2）并发症的护理：血肿加压包扎，嘱患者勿揉搓，以免出血增加。注意观察患者意识状态、生命体征、瞳孔以及有无颅内压增高等表现，警惕是否合并颅骨骨折及脑损伤。

（3）健康教育：损伤较轻者，勿剧烈活动。血肿较大或存在联合伤、病情较重者，应卧床休息。遵医嘱继续服用抗生素、止血药、镇痛药物。如原有症状加重、头痛剧烈、频繁呕吐，及时就诊。

（二）头皮裂伤

（1）伤口护理：注意创面有无渗血和感染，保持敷料清洁干燥。

（2）病情观察：注意观察有无合并颅骨骨折和脑损伤。

（3）预防感染：严格无菌操作，观察有无全身和局部感染的表现，遵医嘱服用抗生素。

（三）头皮撕脱伤

1. 术前护理

（1）抗休克护理：头皮撕脱患者因出血和疼痛容易休克，及时有效的抗休克治疗十分关键。此外，护理人员应保持患者呼吸道通畅，给予鼻导管吸氧；完善抽血、配血和配型、输血准备；及时进行简单的清创，静脉应用止血药物，同时密切观察患者的生命体征。

（2）心理护理：患者突然遭受严重创伤，心理处于应激状态，术前要耐心安慰患者及家属，进行有效的沟通与心理疏导，增强患者及家属的治疗信心，使患者积极配合治疗。

（3）离体头皮护理：离体头皮应及时用生理盐水进行持续冲洗，同时由经验丰富的医生剃净残留在离体头皮上的头发，之后将撕脱的头皮放入无菌容器内，用生理盐水浸泡。

2. 术后护理

（1）病情观察：密切观察患者生命体征，保持呼吸道通畅，持续床边心电监护。观察并记录创面渗血、渗液情况。保持植皮区外层敷料清洁干燥，观察创面敷料有无异味，一旦发生渗液、浸湿则及时更换。密切监测患者体温变化，以及头皮颜色、皮温、弹性，观察有无红肿、分泌物等感染征象。

（2）病房环境：病房内安静、舒适、整洁，注意通风，保持空气新鲜。室温维持在25℃，湿度为50%～60%，限制探视人员出入，避免交叉感染，防止温度过低引起回植头皮血管痉挛。

（3）体位及饮食：患者日间取半卧位，枕部垫棉圈，以减少枕后压力。夜间时，嘱患者取侧卧位，避免头皮受压。嘱患者进食高热量、富含蛋白质及易消化的食物，术后初期应以流质、半流质饮食为主，避免咀嚼过度而牵拉回植头皮，影响创面的愈合。

（4）疼痛护理：头皮撕脱伤患者承受身体和心理的痛苦，减轻患者的疼痛十分重要。护士需要经常关心、询问患者，协助患者取舒适卧位，了解患者的疼痛程度和需求，及时给予帮助、解决，引导患者思想放松，保持情绪稳定，增加患者对疼痛的耐受力，减轻患者疼痛。病房内保持整洁安静，保证患者舒适睡眠，确保患者顺利度过疼痛期。

三、健康指导

（1）损伤较轻者，勿剧烈活动。血肿较大或存在联合伤、病情较重者，应卧床休息。遵医嘱继续服用抗生素、止血药、镇痛药物。如原有症状加重、头痛剧烈、频繁呕吐，及时就诊。

（2）创面愈合后，应及时对患者进行健康指导。告知患者注意保持头皮清洁、干净。外出时可佩戴帽子、假发以保持形象，但在室内时应尽量避免佩戴，保持头皮干燥，避免形成头皮湿疹。指导患者进行适当的康复训练，预防移植头皮的挛缩，促进局部血液的循环以利于头发的生长。指导患者用大、小鱼际或掌根及五指的指腹进行交替移动式按摩，3次/d，20min/次。因回植头皮感觉功能较差，患者洗头时动作应轻柔，避免抓伤，水温适宜（约39℃）。选用中性洗发水，防止头皮刺激。可将硅酮类抗瘢痕药物涂抹颜面部创口愈合处，预防瘢痕增生。

四、知识拓展

（一）颅脑损伤患者的院前急救

原则：先救命，后治病。救护人员到达现场后，应快速了解患者病情，系统而简要地检查全身情况，立即处理危及生命的病症，迅速脱离现场，并转运至医院进一步诊疗。

院前急救的首要目标可概括为ABC，即气道（airway，A）、呼吸（breath，B）、循环（circulation，C），对严重颅脑损伤患者建立安全的呼吸通道、防止缺氧和窒息一直是院前急救的一个基本原则。院前急救的另一个主要目标是防止颅脑损伤后低氧血症和低血压的发生，因为这些病理变化都是继发性脑损伤的危险因素。

（二）现场急救处理

现场分诊完成后，首先处理最严重的可生存患者。

（1）初级评估：可遵循ABC模式或ABCDE模式，后者在ABC模式的基础上增加了残疾（disability，D）和暴露（exposure，E）的评估。

（2）保持呼吸道通畅：急性颅脑损伤特别是重型损伤者可因口腔、呼吸道积存大量食物残渣、分泌物和血块，导致呼吸道阻塞或发生误吸而引起窒息。解除呼吸道阻塞应视为现场急救最为重要的第一步。

（3）控制出血：基本措施是先直接按压伤口再加压包扎，抬高出血部位和按压出血点作为辅助手段。

（4）评估患者的神经功能状态：一种简单的评估方案是AVPU，即警觉（alert，A）、对语音有反应（responds to voice，V）、对疼痛有反应（responds to pain，P）、无反应（unresponsive，U）。

（5）固定脊柱及肢体：放置脊柱固定装置，如颈托、长背板、泡沫垫和毛巾卷等，并始终维持脊柱固定。使用夹板固定骨折的四肢。对于不稳定性骨盆损伤，可用骨盆固定器或布单固定骨盆。

（6）二次评估：初级评估和稳定患者后，对患者整个身体进行一次快速而彻底的检查，以发现和酌情处理初级评估期间遗留的损伤。注意避免遗漏背部、腋窝、臀区及脂肪褶皱的评估。

（7）镇痛：对于明显疼痛的患者，按医嘱正确使用短效阿片类药物。

（詹昱新　李丹凤）

第二节　颅骨损伤的护理

一、颅骨损伤基础知识

颅骨骨折指颅骨受暴力作用致颅骨结构的改变。其严重性并不在于骨折本身，而在于可能同时存在颅内血肿和脑、神经、血管的损伤而危及生命。

（一）颅骨损伤分类及病因

1. 分类

颅骨骨折按骨折部位分为颅盖骨折与颅底骨折；按骨折形态分为线形骨折、凹陷骨折，粉碎骨折多呈凹陷性，一般列入凹陷骨折；依骨折部位是否与外界相通分为闭合性骨折和开放性骨折。

2. 病因

颅骨骨折的发生是暴力作用于头部产生反作用力的结果。

颅骨骨折的性质和范围主要取决于致伤物的大小和速度：致伤物体积大、速度慢，引起颅骨整体变形较严重，多在较为薄弱的颞骨鳞部或颅底引发线形骨折，局部骨折线往往沿外力作用的方向和颅骨脆弱部分延伸；致伤物体积大、速度快，易造成凹陷骨折；致伤物体积小、速度快，则可导致圆锥样凹陷骨折或穿入性骨折。外力作用于头部的方向与骨折的性质和部位也有很大关系：垂直打击于颅盖部的外力常引起着力点处的凹陷或粉碎骨折；斜向外力打击于颅盖部，常引起线形骨折。

（二）临床表现与诊断方法

1. 颅盖骨折

颅盖骨折分为线形骨折和凹陷骨折 2 种。

（1）临床表现：线形骨折局部压痛、肿胀，患者可能伴有局部骨膜下血肿；凹陷骨折好发于额、顶部，多为全层凹陷，范围较大者，多可触及下陷区。若骨折片陷入颅内，使局部脑组织受压或产生挫裂伤，临床上可出现相应的病灶症状和局限性癫痫。如并发颅内血肿，可产生颅内压增高症状。凹陷骨折刺破静脉窦可引起致命的大出血。

（2）辅助检查：颅盖骨折依靠头颅正侧位 X 线检查确诊。

（3）处理原则：颅盖线性骨折本身不需要处理。但如骨折线通过脑膜血管沟或静脉窦，应警惕发生硬脑膜外血肿的可能。对凹陷骨折是否需要手术，目前一般认为：①凹陷深度＞ 1cm；②位于重要功能区；③骨折片刺入脑内；④骨折引起瘫痪、失语等功能障碍或局限性癫痫，应手术治疗，将陷入的骨折片撬起复位，或摘除碎骨片后做颅骨成形。非功能区的轻度凹陷，或无脑受压症状的静脉窦处凹陷骨折，不应手术。

2. 颅底骨折

（1）临床表现：依骨折的部位可分为颅前窝骨折、颅中窝骨折和颅后窝骨折，主要临床表现为皮下或黏膜下瘀斑、脑脊液外漏和脑神经损伤 3 个方面（表 4–3）。

表 4–3　颅底骨折的临床表现

骨折部位	瘀斑部位	脑脊液漏	可能累及的脑神经
颅前窝	眶周、球结膜下（熊猫眼征）	鼻漏	嗅神经、视神经
颅中窝	乳突区（Battle 征）	鼻漏和耳漏	面神经、听神经
颅后窝	乳突部、咽后壁	无	第Ⅸ～Ⅻ对脑神经

（2）辅助检查：颅底骨折做 X 线检查的价值不大。CT 检查有助于了解有无合并脑损伤。

（3）处理原则：颅底骨折本身无须特殊处理，重点是预防颅内感染，脑脊液漏一般在 2 周内愈合。脑脊液漏 4 周未自行愈合者，需做硬脑膜修补术。出现脑脊液漏时即属开放性损伤，应使用破伤风抗毒素及抗生素预防感染。

二、颅骨损伤围手术期护理

（一）术前护理

1. 术前护理评估

（1）评估患者受伤史：了解受伤经过、时间及受伤部位。了解患者有无意识障碍及持续时间。

（2）评估患者身体状况：评估患者生命体征、意识状态、瞳孔，有无脑脊液漏，有无脑神经受损症状，如面神经麻痹、嗅觉丧失、恶心、呕吐、眩晕、眼球震颤、耳鸣或听力损失。

2. 术前护理措施

（1）病情观察：警惕发生颅内出血等病情变化，关注患者生命体征、GCS 评分、瞳孔及肢体肌力等情况。观察患者有无头痛、呕吐、眩晕等症状。关注患者血压变化，如血压低应警惕低颅压性头痛，如发现异常，及时通知医生。

（2）脑脊液漏护理：患者需绝对卧床，每日使用生理盐水棉签清洁鼻前庭或外耳道 2 次，正确记录脑脊液颜色、性质和量。告知患者，多数脑脊液漏在伤后 1 周可自愈。脑脊液漏护理要点见表 4–4。

表 4-4　脑脊液漏护理要点

要点	护理措施
一抗	预防感染，合理使用抗菌药物
二要	要取头高位，床头抬高 30° 要保持口、鼻腔及外耳道清洁
三避免	避免用力咳嗽、擤鼻涕、打喷嚏 避免鼻腔插管 避免用力排便
四禁	禁堵管、禁冲洗、禁滴药、禁腰椎穿刺

（3）对于颅底骨折的患者，伤后 2 ～ 3d 观察有无神经受压或挫伤所致的脑神经麻痹。对于眼睑不能闭合的患者，应保持眼部湿润，遵医嘱给予滴眼液或软膏。

（二）术后护理

1. 术后护理评估

（1）评估患者伤口情况：伤口敷料是否固定妥当，有无渗血、渗液，局部有无肿胀及伤口疼痛情况。对于留置血肿腔引流或脑室外引流者，观察导管固定情况及引流液的颜色、性质和量。

（2）评估患者脑脊液漏情况：有无脑脊液鼻漏或耳漏症状，症状是否较术前减轻。

（3）监测患者生命体征、意识状态、瞳孔、四肢活动度的变化，观察有无头痛、眩晕等不适，有无癫痫发作。

2. 术后护理措施

（1）疼痛护理：评估患者疼痛的原因及诱因、部位、性质、程度等，遵医嘱使用脱水剂，如甘露醇或镇痛药，禁止使用吗啡类镇痛药。

（2）基础护理：加强体温监测，做好口腔、皮肤等基础护理。

（3）专科护理：术后 1 ～ 2d 是颅内血肿的高发期，关注患者是否出现意识改变、烦躁、头痛、呕吐、血压增高等表现，如发现异常，及时通知医生。术后 1 周是脑水肿的高峰期，遵医嘱正确使用脱水剂，控制输液量。

（4）癫痫发作：按癫痫护理。

（三）并发症的护理

（1）骨膜下血肿：线形骨折常伴有骨膜下血肿，注意观察出血量和血肿范围，遵医嘱给予止血药、镇痛药。

（2）癫痫：凹陷骨折患者可因脑组织受损而出现癫痫。为避免癫痫进一步加重颅脑损伤，应及时遵医嘱使用抗癫痫药物，注意观察病情和药物作用。

（3）颅内压增高和脑疝：应严密观察患者病情，及时发现颅内压增高及脑疝的早期迹象。一旦出现相应表现，立即给予脱水、降颅内压等治疗，预防脑疝发生。

三、健康指导

（1）伤口指导：避免伤口污染，不可抓挠伤口，伤口拆线愈合后方可洗头。脑脊液漏愈合初期避免用力排便、咳嗽。

（2）安全指导：3个月内避免重体力劳动，适当进行体育锻炼。骑自行车、摩托车或者进行某些运动时须戴头盔，开车或乘车时请系好安全带。

（3）营养指导：摄入高蛋白、高维生素、易消化食物，避免刺激性食物，忌烟酒。

（4）3岁以下婴幼儿急性头部损伤1年内观察有无逐渐增大的局部肿胀或可触及的颅骨缺损，也有数年后出现迟发性神经系统症状如头痛、抽搐或神经功能障碍的，须警惕颅骨生长性骨折的可能。

（5）颅骨缺损患者一般于伤后3个月行颅骨修补术，若为伤后感染的成年患者须超过6个月，儿童须超过12岁。

（6）颅骨缺损者应避免局部碰撞，以免损伤脑组织，嘱咐患者在伤后半年左右做颅骨成形术。

四、知识拓展

1. 脑脊液漏的护理重点是预防逆行性颅内感染

（1）鉴别脑脊液：患者鼻腔、耳道流出淡红色液体，可怀疑为脑脊液漏。但需要鉴别血性脑脊液与血性渗液。可将红色液体滴在白色滤纸上，在血迹外有较宽的月晕样淡红色浸渍圈，则为脑脊液；可根据脑脊液中含糖而鼻腔分泌物中不含糖的原理，用尿糖试纸或葡萄糖定量检测来鉴别血性脑脊液与鼻腔分泌物。有时颅底骨折伤及颞骨岩部，且骨膜及脑膜均已破裂但鼓膜尚完整，脑脊液可经耳咽管流至咽部进而被患者咽下，故应观察并询问患者是否经常有腥味液体流至咽部，以便发现脑脊液漏。

（2）体位：取半卧位，头偏向患侧，目的是借助重力作用使脑组织移向颅底，使脑膜逐渐形成粘连而封闭脑膜破口，待脑脊液漏停止3～5d后可改平卧位。如果脑脊液外漏多，取平卧位，头稍抬高，以防颅内压过低。

（3）局部清洁消毒：清洁、消毒鼻前庭或外耳道，每日2次，避免棉球过湿导致液体逆流至颅内；在外耳道口或鼻前庭疏松放置干棉球，如棉球渗湿，及时更换，并记录24h浸湿的棉球数，以此估计漏出液量。

（4）预防脑脊液逆流：禁忌堵塞、冲洗、滴药入鼻腔和耳道。脑脊液鼻漏者，严禁经鼻腔置管（胃管、吸痰管、鼻导管），禁忌行腰椎穿刺。避免用力咳嗽、打喷嚏和擤鼻涕；避免挖耳、抠鼻；避免屏气排便，以免鼻窦或乳突气房内的空气被压入颅内，引起气颅或颅内感染。

（5）用药护理：遵医嘱应用抗生素及破伤风抗毒素或破伤风类毒素。

2. 颅内低压综合征的护理

（1）原因：颅内低压综合征为脑脊液外漏过多导致。

（2）表现：患者出现直立性头痛，多位于额、枕部。头痛与体位有明显关系，坐起或站立时，头痛剧烈，平卧位则很快消失或减轻，常合并恶心、呕吐、头昏或眩晕、厌食、短暂的晕厥等。

（3）护理：一旦发生，应嘱其卧床休息，取头低足高位，遵医嘱多饮水或静脉滴注生理盐水以大量补充水分。

（詹昱新　李丹凤）

第三节　脑震荡的护理

一、脑震荡病理学基础知识

（一）病因

因头部受到外力打击等所致轻度脑损伤；伤后即刻发生短暂的意识障碍和近事遗忘；无须特殊治疗，大多卧床可恢复；大多在 2 周内恢复正常，预后良好。

外力直接作用于头、面或颈部，或者外力作用于身体其他部位后传导至头颈部，导致脑组织在加速、减速、旋转等作用机制下的损伤，根据颅内解剖结构特点，会造成大脑不同部位的损伤，如额颞枕极、额颞叶底面等皮质区域损伤，或前脑基底核团、额叶内侧、扣带回、胼胝体上面、中脑外侧、脑桥腹侧等中线区域损伤，其主要病理变化是轴索旋转和拉伸变形，轴索损伤的范围决定了意识丧失和伤后遗忘时间的长短。神经递质释放紊乱、神经元内炎性介质释放和代谢性病理改变，还可以导致自主神经系统、脑血流和心率的控制中心功能紊乱。轻微的弥漫性轴索损伤、小胶质细胞聚集及局部血液循环淤滞等病理变化未引起局部神经结构受损，这些可逆性病理变化在伤后数月均可复原。

（二）临床表现

伤后立即出现短暂的意识丧失，持续数分钟至十余分钟，一般不超过半小时。有的仅表现为瞬间意识混乱或恍惚，并无昏迷。同时伴有面色苍白、瞳孔改变、出冷汗、血压下降、脉弱、呼吸浅慢等自主神经和脑干功能紊乱的表现。意识恢复后，对受伤当时和伤前近期的情况不能回忆，而对往事记忆清楚，称为逆行性遗忘。患者多有头痛、头晕、疲乏无力、失眠、耳鸣、心悸、畏光、情绪不稳、记忆力减退等症状，一般持续数日、数周，少数持续时间较长。

（三）诊断方法

脑震荡现场诊断是最佳时机，关注受伤的过程及伤后即刻的反应和状态。准确的早期诊断是做出运动员继续比赛或退出比赛决定的重要组成部分，需要注意的是有些运动员可能为了继续比赛而忽视、低估，甚至拒绝汇报症状。反复的脑震荡可能会导致更长时间的持续性症状，甚至是永久性的脑损伤，如慢性创伤性脑病。在众多诊断工具中，运动性脑震荡评估工具（Sport Concussion Assessment Tool，SCAT）在国际上被广泛使用，其最新版本 SCAT-5 于 2016 年 10 月在柏林举行的脑震荡运动团体共识会议上通过。它包括评估不同阶段的症状、意识水平、认知能力、脑神经功能、平衡能力，并且包括识别潜在的严重脑损伤的指标。如果医务人员非常了解运动员，并且熟悉其正常行为，可能很容易识别异常的功能水平。改良版平衡测试量表（modified Balance Error Scoring System,m-BESS）通过单双腿不同站姿测试身体平衡能力。脑震荡后视觉异常是常见的症状，King-Devick 是常用的眼球运动测评工具。第 5 版脑震荡诊断工具（Concussion Recognition Tool 5,CRT5）是一个简易版运动性相关脑震荡诊断工具，使用起来方便快速，可供未接受过医学培训的人使用。

（四）辅助检查

神经系统检查多无阳性体征；脑脊液检查示颅内压和脑脊液均在正常范围；CT 检查颅内亦无异常发现。

（五）处理原则

脑震荡一般无须特殊治疗。卧床休息 5 ～ 7d，适当使用镇静药、镇痛药，多数患者在 2 周内恢复正常，预后良好。

二、护理措施

（1）镇静镇痛：遵医嘱对疼痛明显者给予镇静药、镇痛药。

（2）心理护理：患者因缺乏疾病知识，特别是对预后情况未知，常伴有焦虑情绪。护士应及时解答患者疑问，介绍相关知识，加强心理疏导，帮助其正确认识疾病，树立信心。

（3）病情观察：少数患者可合并严重颅脑损伤（如颅内血肿），故应密切观察其意识状态、生命体征和神经系统体征。

三、健康教育

（1）嘱患者保证充足的睡眠，适当进行体能锻炼（气功、太极拳等），避免过度用脑和劳累。

（2）解除思想上对所谓的“后遗症”的紧张和忧虑，保持心情愉快。

（3）加强营养，多食健脑食品（如栗子、核桃等）。

（4）告知患者一般需卧床 1 ～ 2 周，恢复期常有头昏、头痛、恶心、呕吐、耳鸣、失眠等症状，一般多在数周至数月逐渐消失恢复。

四、知识拓展

关于脑震荡的发生机制，至今尚有争议。一般认为脑震荡引起的意识障碍主要是脑干网状结构受损的结果。这种损害与颅脑损伤时脑脊液的冲击（脑脊液经脑室系统骤然移动）、外力打击瞬间产生的颅内压力变化、脑血管功能紊乱、脑干的机械性牵拉或扭曲等因素有一定关系。

传统观念认为，脑震荡仅是中枢神经系统暂时的功能障碍，并无可见的器质性损害。但近年来的研究发现，受力部位的神经元线粒体、轴突肿胀，间质水肿；脑脊液中乙酰胆碱和钾离子浓度升高，影响轴突传导或脑组织代谢的酶系统紊乱。临床资料也证实，有半数脑震荡患者的脑干听觉诱发电位检查提示有器质性损害。有学者指出，脑震荡可能是一种最轻的弥漫性轴索损伤。

（詹昱新　李丹凤）

第四节　脑挫裂伤的护理

一、脑挫裂伤基础知识

（一）脑挫裂伤的疾病概述

脑挫裂伤包括脑挫伤和脑裂伤。脑挫伤是指软脑膜完整，脑组织遭受破坏的程度较轻。脑裂伤是指软脑膜和脑组织同时破裂，伴外伤性蛛网膜下腔出血。因二者常同时存在且临床表现、影像学检查又不容易将二者区分开，故一并诊断为脑挫裂伤。

（二）脑挫裂伤分类及病理特点

1. 分类

（1）脑挫伤：指的是脑实质受到损伤，软脑膜保持完整。主要病理改变包括局部脑组织的淤血、水肿、点片状出血，以及可能的神经元损伤和胶质细胞反应。

（2）脑裂伤：除了脑实质损伤外，还包括软脑膜的撕裂。损伤更为严重，可导致脑组织破损、出血，局部血肿形成，严重时伴有脑组织坏死、液化，以及后期的胶质增生和脑萎缩。

2. 病理特点

初期可见脑组织出血、水肿、局部神经元损伤和血管损伤。随着时间推移，损伤区域可能出现坏死、液化，形成囊变，周围胶质细胞增生，可能导致瘢痕形成、蛛网膜粘连及邻近脑组织萎缩。

（三）脑挫裂伤的临床表现与诊断

1. 临床表现

临床表现因损伤部位、严重程度及致伤因素的不同而不同。

（1）意识障碍：最常见的症状，时间可从30min至数日乃至数月，部分患者伤后可持续昏迷或为植物人状态，直至死亡。

（2）头痛：主要为胀痛或跳痛，咳嗽时加重。由脑挫裂伤造成的蛛网膜下腔出血、脑水肿引起。

（3）呕吐：颅内压的改变及蛛网膜下腔出血的刺激等，可引发患者恶心、呕吐。呕吐多为喷射性，大多伤后立即出现。

（4）脑膜刺激征：脑挫裂伤可造成蛛网膜下腔出血，引起脑膜刺激征，导致颈项强直。症状可随脑脊液中含血量的减少而减轻。

（5）癫痫：一般发生于伤后数小时或数日，以大发作和局限性发作为主。早期发作多见于儿童，晚期发作或局限性癫痫需警惕颅内血肿的可能。

（6）局灶性神经系统体征：若脑部功能区损伤，常于伤后即刻出现相应肢体的单瘫、偏瘫、偏身感觉障碍、偏盲或失语等。

（7）血性脑脊液；伤后早期腰椎穿刺即可发现肉眼或显微镜下血性脑脊液。

2. 诊断

根据头部外伤、伤后昏迷时间较长的病史及辅助检查即可做出诊断。

（1）影像学检查：首选头颅CT检查，可了解脑挫裂伤部位、脑水肿程度，有无脑室受压及中线结构移位等。MRI检查有助于明确诊断。

（2）腰椎穿刺检查：脑脊液中含有大量红细胞。颅内压明显增高者，禁忌做腰椎穿刺。

（四）治疗

（1）非手术治疗为主：卧床休息2～3周，伤后3～5d密切观察患者生命体征、意识、瞳孔的变化，以便及早发现颅内血肿。头痛严重者可使用镇痛药。

（2）防治脑水肿：这是治疗脑挫裂伤的关键。可选用20%甘露醇、甘油果糖等药物进行脱水治疗。监测颅内压，维持脑灌注压在70mmHg左右。

（3）手术治疗：若出现颅内继发性血肿、难以遏制的颅内高压，需进行手术治疗，清除挫伤脑组织并行去骨瓣减压术，应尽可能保护功能区脑组织。

二、脑挫裂伤的护理

（一）非手术治疗护理措施

1. 严密观察病情变化

（1）意识：观察患者意识障碍程度及变化。意识障碍是颅脑损伤患者常见的病情变化，可辨别颅脑损伤的轻重（表 4–5）。

表 4–5　颅脑损伤分级（SNC 2000）

级别	临床表现
轻度	GCS 评分大于 15 分，定向力正常，无局灶性神经功能障碍
中度	GCS 评分为 14 ～ 15 分，意识障碍＜ 5min，无局灶性神经功能障碍
重度	GCS 评分为 9 ～ 13 分，意识障碍≥ 5min，有局灶性神经功能障碍
严重	GCS 评分为 3 ～ 8 分

注：斯堪的纳维亚颅脑损伤协会（Scandinavian Neurotrauma Committee,SNC）。

（2）瞳孔：若一侧瞳孔进行性散大、对侧肢体瘫痪、意识障碍，提示脑受压或脑疝。若双侧瞳孔大小形状多变、瞳孔对光反射消失，伴眼球分离或异位，提示中脑损伤。若眼球震颤，常提示小脑或脑干损伤。观察瞳孔有无间接对光反射可以鉴别视神经损伤与动眼神经损伤。

（3）体温：伤后早期可出现中等程度发热，若损伤间脑或脑干可出现体温不升高或中枢性高热，若出现体温升高数日，提示有感染性并发症。常用的测量核心体温的方式有直肠测量及膀胱测温等。控温治疗期间，推荐每小时观察、记录 2 个测量点的温度，以提高监测的精确度。

（4）呼吸：呼吸的监测包括呼吸的频率、节律和幅度，脉搏血氧饱和度（saturation of pulse oximetry ,SpO_2），呼气末二氧化碳分压等。

（5）循环及血压：低血压是神经外科重症患者预后不良的独立危险因素。为确保脑灌注压在 60 ～ 70mmHg，平均动脉压一般维持在 80mmHg 以上。高血压往往是对颅内低灌注的生理性反射。继发于颅脑损伤的高血压也时常发生，收缩压＞ 160mmHg 或平均动脉压＞ 110mmHg，可引起血管源性脑水肿，并使颅内压增高，需通知医生，遵医嘱使用降压药。

（6）血糖：对于神经重症患者，推荐监测空腹血糖及三餐后血糖，控制血糖在 7. 8 ～ 10mmol/L, 既能避免显著高血糖，还能尽量降低医源性低血糖及其他血糖目标较低时相关损害的风险。

2. 颅内压增高的动态观察

（1）护理评估

①患者有无颅内压增高表现。若颅内压增高，可出现血压上升、脉搏缓慢有力、呼吸深慢。若伤后一段时间出现一侧肢体进行性运动障碍，同时伴意识、瞳孔变化，需警惕脑疝发生。②安全评估：压疮、跌倒或坠床评估。

（2）护理措施

①绝对卧床休息，床头抬高 30°～ 45°，保持头颈部呈正中位，以降低颅内压（intracranial pressure，ICP），改善脑灌注压。颈托或气切固定带勿过紧，减少对颈静脉的压迫。②严密观察患者生命体征、意识状态、瞳孔及头痛、呕吐情况。对于脑室外引流患者，注意各连接的紧密性，保持引流通畅，观察引流液的颜色、性质、量。③保持呼吸道通畅，吸入氧气以改善脑缺氧。对于人工气道及机械通气患者，做好相应护理，及时处理各类报警。④控制液体摄入量，一般情况下，成人晶体液输入量为 1 ～ 1.5L/d，以免加重脑水肿，保证体液平衡及尿量。⑤避免引发颅内压增高的因素，如剧痛、便秘、癫痫发作及情绪波动等。护理操作分散进行，动作轻柔。⑥镇静镇痛治疗者，遵医嘱使用镇静药、镇痛药，定时评估镇静及疼痛分值。⑦遵医嘱使用脱水降压药。如长时间使用甘露醇，应观察尿量及评估肾功能，以免发生急性肾衰竭。

3. 渗透治疗的护理

神经功能恶化（GCS 运动项评分下降 2 分，或瞳孔对光反射消失、不对称，或头颅 CT 检查显示恶化）和颅内压＞ 25mmHg 是颅内压升高而启动渗透治疗的触发指标。甘露醇、甘油果糖及高渗盐水是目前临床上常用的脱水剂。20% 甘露醇使用期间，注意保证输液速度，每分钟 10 ～ 15ml，监测血压及尿量，警惕水、电解质紊乱和肾功能损害等不良反应。

4. 高热护理

应用药物和物理降温的综合措施，实施常温或亚低温治疗，可以降低脑组织代谢，减少耗氧量，有效改善预后，降低颅脑二次损伤率及感染率。降温过程中要注意遵医嘱使用冬眠合剂，监测体温，保护皮肤，预防及控制寒战。

5. 营养支持

在颅脑损伤急性期，营养支持是仅次于人体主要功能（呼吸功能和循环功能）及颅内压的优先处理项目。可以经口进食者，应增加普食。肠内营养一般在伤后 24 ～ 48h 开始。进行肠内营养时，遵循浓度由低到高、容量由少到多、速度由慢到快的原则。

（二）手术治疗护理措施

1. 护理评估

（1）评估患者身体健康状况：了解患者既往健康状况、受伤史、营养状况，有无头痛、呕吐等颅内压增高和脑疝症状，有无脑脊液漏。

（2）评估患者意识状态，了解目前生命体征状况。

（3）评估患者伤口情况，有无外渗及导管情况。

2. 护理措施

（1）体位：床头抬高 30°，保持颈部中立位，保障脑静脉回流，行去骨瓣减压术患者避免骨窗受压。

（2）颅内压监测的护理：监测期间，保持头部正中位，避免前屈、过伸、侧转。当颅内压＞ 20mmHg 并持续 15min 以上时及时通知医生。注意防止测压管处感染、出血、脱管、错位等并发症。

（3）脑脊液外引流：脑室置管引流脑脊液可较大幅度地降低颅内压。持续引流时注意引流管的高度、位置，保持引流通畅及穿刺处敷料干燥。在院内转运过程中，不常规夹闭引流管。夹闭与否应根据患者个体情况由医生决定。如需夹闭，需在引流管近端端口和远端采集系统端口进行双重阻断。

（4）并发症观察与护理。①外伤性癫痫：大脑皮质运动区受损可导致癫痫。早期发作可能是由颅内血肿、脑挫裂伤、蛛网膜下腔出血等引起的。晚期发作可能是由感染、异物等引起的。有癫痫史的患者，周围环境安全，发作时注意防护，不可用力按压肢体，保持呼吸道通畅。遵医嘱使用抗癫痫药，如丙戊酸钠等。②蛛网膜下腔出血：患者卧床，床头抬高 30°。观察患者生命体征、意识状态、瞳孔的变化。③消化道出血：大量使用皮质激素或下丘脑、脑干损伤均可诱发应激性溃疡。观察患者大便颜色，如颜色发黑，提示上消化道出血的可能；若患者呕吐咖啡渣样或暗红色、鲜红色胃液，提示上消化道出血。出血急性期暂禁饮食，可遵医嘱补充血容量，使用止血药和抑制胃酸分泌的药物。④昏迷患者易发生的并发症：昏迷患者因全身抵抗力下降，生理反应减弱或消失，易引发多种并发症，具体如下。a. 呼吸道感染：定时翻身叩背，保持呼吸道通畅，防止误吸引发窒息和感染。b. 泌尿系感染：与长期留置导尿管相关，加强每日会阴部护理，导尿管每月更换，保持引流通畅，固定妥当。c. 压疮：定时翻身，注意保护骨隆突部位，保持皮肤清洁润泽。d. 废用综合征：意识或肢体功能障碍的脑损伤患者，可能发生肌肉萎缩和关节挛缩，每日进行 2 ～ 3 次被动关节活动及肌肉按摩，可防止肢体畸形，同时保持肢体功能位，可防止足下垂。e. 暴露性角膜炎：眼睑闭合不全者可涂眼药膏保护角膜。

三、健康指导

(1)鼓励轻型患者恢复活动，尽早生活自理。指导瘫痪患者进行肢体功能锻炼。

(2)脑挫裂伤可有不同程度的后遗症，有些症状可随时间消失。对有头晕、耳鸣、记忆力减退等自觉症状的患者，应及时与家属沟通，鼓励患者参加社交活动，树立康复信心。

(3)颅骨缺损患者外出戴安全帽，保护缺损部位，术后 3 ～ 6 个月行颅骨修补术。

(4)有癫痫史的患者不可进行攀高、游泳等刺激性户外活动，遵医嘱定时服用抗癫痫药，并指导家属癫痫发作时的处理方法。

(5)存在言语障碍者，有计划地进行言语功能锻炼，并指导非言语性沟通方法。

(6)如头晕、呕吐、抽搐加重或手术切口感染、积液等应及时就诊。

(7)3 个月后门诊影像学复查。

四、知识拓展

(一)重型颅脑损伤应急预案

1. 前急救

(1)呼吸道护理。到达现场后，对患者的病情进行初步评估，根据评估结果采取针对性急救措施，固定好患者的颈椎，确保气道开放，及时清除呼吸道中的分泌物，使患者呼吸道保持通畅。

(2)迅速给予有效的止血措施，同时观察患者是否存在脑疝等其他并发症。

(3)循环系统护理。迅速建立静脉通道，位置选择患者近心端，确定穿刺点时注意避开患者受伤的肢体，然后根据医嘱完成静脉药物输注和补充生理盐水等，并认真记录好患者输液的总量，迅速完成采血和配血工作，为入院手术做好准备。

(4)生命体征监测。持续对患者各项生命体征进行监测。

(5)院前转运。在转运途中，护理人员应当及时告知急诊科患者病情，让急诊科医务人员做好急诊准备，并在转运过程中加强患者生命体征监测。

2. 院内救护

院内急诊科人员在接到患者后，再次对其病情展开评估，同时配合值班医生共同完成患者的检查与治疗，确保患者供氧充足，及时将其呼吸道分泌物清除，维持呼吸道通畅，必要时配合医生进行气管插管以及切开操作等。针对具备溶栓或者手术治疗指征的患者，迅速开放绿色通道，完成手术检查以及术前准备。做好患者紧急出血的控制工作，协助医生完成出血部位的包扎与固定。做好家属的安抚工作，认真填写好护理评估单与护理记录单，在患者转科之前，将记录好的急救护理评估单、抢救护理记录单、药品、药历等转交给科室护士，当面进行交接与签字。

（二）重型颅脑损伤处理流程（图 4–1）

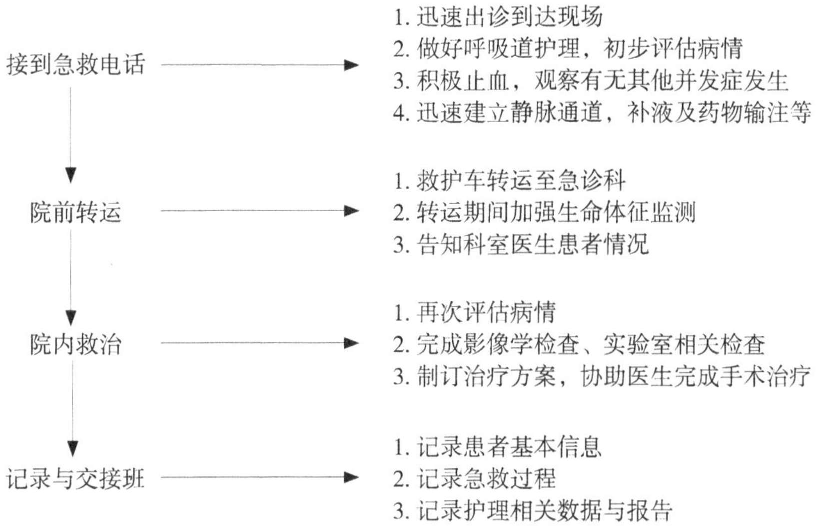

图 4–1　重型颅脑损伤处理流程

（三）特殊药物使用原则

（1）重型颅脑损伤患者常伴有脑水肿，导致颅内压升高，因此脱水治疗是关键措施之一。通过给予甘露醇、甘油果糖等脱水药物，可以有效降低颅内压，缓解脑水肿，减轻患者的痛苦。

（2）重型颅脑损伤患者由于免疫力下降，容易并发感染。对于症状较重的患者，应给予抗生素预防感染，特别是肺部和泌尿道感染。此外，应定期为患者清洁伤口、更换敷料，以减少感染风险。

（3）对于不能进食的重型颅脑损伤患者，应注意补充液体和电解质，以维持患者的基本生理功能。根据患者的具体情况，可以通过静脉输液、鼻饲等方式进行补充。

（4）重型颅脑损伤患者可能需要输血、补充人血白蛋白等支持疗法。输血可以补充血容量，提高血红蛋白水平，改善患者的贫血状况；而补充人血白蛋白则可以提高血浆胶体渗透压，减少组织水肿。

（5）给予神经营养性药物可以促进神经细胞的修复和再生，改善患者的神经功能。在选择神经营养性药物时，应根据患者的具体情况和药物的作用机制进行选择，如使用脑苷肌肽、神经生长因子等药物。

（6）在使用特殊药物时，应严格控制药物剂量和给药方式。

（詹昱新　李冰）

第五节　创伤性颅内血肿的护理

一、创伤性颅内血肿基础知识

（一）创伤性颅内血肿的疾病概述

创伤性颅内血肿是指创伤导致颅内出血，血液在颅腔的某部位积聚，达到一定体积后因局部占位效应，造成颅内压增高、脑组织受压而引起的相应临床表现。病情往往呈进行性发展，若不及时处理，最终导致脑疝，危及生命，早期发现和及时处理可在很大程度上改善预后。

（二）创伤性颅内血肿分类及病理特点

1. 创伤性颅内血肿分类

创伤性颅内血肿按血肿症状出现的时间可分为急性血肿（≤ 3d）、亚急性血肿（3d到3周）、慢性血肿（＞3周）。按血肿发生的部位可分为硬脑膜外血肿、硬脑膜下血肿、脑内血肿。

（1）硬脑膜外血肿：是位于颅骨内板与硬脑膜之间的血肿，因颅骨骨折或颅骨局部变形致血管破裂出血而形成的血肿。

（2）硬脑膜下血肿：是位于硬脑膜与蛛网膜之间的血肿，因脑挫裂伤致皮质血管破裂出血而形成的血肿。

（3）脑内血肿：是头部外伤后在脑实质内形成的血肿，多位于脑挫裂伤较严重的部位，为脑深部小血管损伤破裂出血而形成的血肿。

2. 创伤性颅内血肿的病理特点

（1）硬脑膜外血肿：多因头部受过外力直接打击，着力点处的颅骨变形或骨折伤及血管所致。

（2）硬脑膜下血肿：血肿一般发生在受力点及其附近，出血积聚于硬膜与颅骨内板之间，并随着血肿的增大而使硬膜进一步分离。

（3）脑内血肿：多发生于脑挫裂伤较严重的部位，为脑深部小血管损伤破裂出血，形成血肿。

（三）创伤性颅内血肿的临床表现与诊断方法

1. 创伤性颅内血肿的临床表现

（1）硬脑膜外血肿：主要表现为急性脑受压症状，症状出现的急缓与出血速度、部位及人体的代偿能力有关。出血越快，颅内代偿能力越差，急性脑受压的症状越重。

有外伤史，常伴有颅骨骨折。

意识障碍：由于原发性脑损伤程度不一，患者意识变化有3种不同的情况。①损伤较轻者，伤后一直保持清醒，待血肿形成，颅内压增高导致脑疝，出现意识障碍。②损伤较重者，具有典型的中间清醒期，伤后有短暂意识障碍，随后完全清醒或意识好转，随着血肿形成和增大，再次出现意识障碍。③损伤严重者，伤后持续昏迷，且呈进行性加重。

颅内压增高表现：患者常有头痛、恶心、剧烈呕吐、躁动不安、库欣反应（脉搏和呼吸缓慢、血压升高）等。

神经系统体征：血肿侧瞳孔逐渐散大、瞳孔对光反射减弱或消失，对侧肢体完全或不完全瘫痪，去大脑强直等。

（2）硬脑膜下血肿。①急性硬脑膜下血肿：临床表现与急性硬脑膜外血肿相似，不同的是进行性颅内压增高更显著，伤后多处于持续昏迷状态，很快出现脑疝表现。有明确的外伤史，常伴有脑挫裂伤。②亚急性硬脑膜下血肿：表现为神经系统体征逐渐加重，颅内压逐渐增高，意识状态逐渐恶化。有外伤史，原发性脑损伤较急性者轻。③慢性硬脑膜下血肿：表现为慢性颅内压增高症状，常在受伤 1 个月后逐渐出现头痛、恶心、呕吐、视盘水肿、视力减退、意识淡漠等症状，伴有记忆力减退、智力障碍、精神失常等脑萎缩、脑供血不足的症状。外伤史不明确或较轻微。

（3）脑内血肿：进行性意识障碍加重，如血肿累及功能区，可出现相应的局灶性症状。有外伤史，多数伴有脑挫裂伤与硬脑膜下血肿，少数伴有颅骨凹陷骨折。

2. 诊断方法

（1）临床症状和体征观察：根据患者的病史（如头部外伤），结合头痛、恶心、呕吐、意识障碍（包括中间清醒期）、瞳孔不等大、生命体征改变（如血压升高、脉搏缓慢、呼吸深慢）等临床表现进行初步评估。

（2）体格检查：检查有无头皮血肿、皮下淤血，观察瞳孔大小、对光反射，以及进行神经系统检查，评估是否存在局灶性神经功能缺失。

（3）影像学检查。① CT 扫描：是诊断颅内血肿最常用的手段，能快速、准确地显示血肿的位置、大小、形态及是否引起中线结构移位，对硬脑膜外血肿、硬脑膜下血肿和脑内血肿均有很好的诊断价值。② MRI：虽然不如 CT 普遍用于急诊情况，但 MRI 在某些情况下（如评估慢性硬脑膜下血肿、更细微的结构损伤）能提供更多信息，有助于判断血肿的性质和原因。③颅内压监测：通过脑室内、硬脑膜下或硬脑膜外的监测，直接测量颅内压，适用于需要精确监测颅内压变化的患者。④脑血管造影：主要用于评估血管损伤或排除血管性病因，不作为颅内血肿的常规检查，但在某些特殊情况下可能会用到。⑤实验室检查：虽然血液检查不能直接诊断颅内血肿，但可以评估患者的一般状况，如血红蛋白水平（检查贫血情况）、凝血功能等。

（四）治疗

1. 硬脑膜外血肿

（1）非手术治疗：对病情稳定的小血肿（幕上≤ 30ml，幕下≤ 10ml），可采取非手术治疗，待血肿自行吸收或钙化，并定期复查 CT。如血肿增大，须接受手术治疗。

（2）手术治疗：骨窗或骨瓣开颅血肿清除术、钻孔引流术。

手术指征：①急性硬脑膜外血肿，幕上＞ 30ml，幕下＞ 10ml，应行血肿清除术；②血肿厚度＞ 15mm，中线移位＞ 5mm 的急性硬脑膜外血肿，应行血肿清除术；③儿童硬脑膜外血肿，幕上＞ 20ml，幕下＞ 10ml，考虑接受手术治疗。

2. 硬脑膜下血肿

（1）急性、亚急性硬脑膜下血肿：一旦确诊应尽早行钻孔引流术、开颅血肿清除术、颞肌下减压术或去骨瓣减压术。

（2）慢性硬脑膜下血肿：出现颅内压增高症状，即应实施手术治疗。首选钻孔引流术。

3. 脑内血肿

（1）非手术治疗：对于脑内血肿小、无意识改变和神经损害表现，或症状已明显好转的患者，可在严密观察病情变化的情况下，采用脱水等非手术治疗。治疗期间若出现颅内压进行性增高、局灶性脑损伤、脑疝早期症状，应紧急手术。

（2）手术治疗：行开颅血肿清除术，必要时行去骨瓣减压术。

二、创伤性颅内血肿的护理

（一）护理评估

（1）评估患者的意识状态。

（2）评估患者有无颅内压增高症状。

（3）评估患者是否存在局灶性体征，如偏瘫、失语、癫痫等。

（4）评估患者营养状况。

（5）评估患者跌倒 / 坠床风险、压力性损伤风险、生活自理能力。

（6）评估患者心理、家庭及社会支持情况，了解患者及家属对疾病的认知和接受情况。

（二）非手术治疗的护理

（1）体位：床头抬高 30° ～ 45°，保持头颈部正中位，以利于颅内静脉回流，减轻脑水肿，降低颅内压。

（2）饮食：神经系统症状、体征及复查的 CT 至少在 24h 内无明显恶化，便可开始营养支持。给予高热量、高蛋白、高维生素、易消化饮食，昏迷患者给予鼻饲饮食，必要时辅以肠外营养，保证机体需求。

（3）病情观察：严密观察患者的意识状态、瞳孔、生命体征、肢体活动，如有异常，及时通知医生。血肿位于颅后窝时，应重点观察呼吸和血压的变化，以及是否出现颈项强直。当患者出现剧烈头痛、呕吐、躁动不安等颅内高压症状时，应积极采取措施降低颅内压，同时做好急诊手术准备。

（4）监测患者凝血功能，遵医嘱使用止血药物。

（5）渗透性治疗的护理：20% 甘露醇、甘油果糖为常用的渗透性脱水剂。20% 甘露醇注射后 15 ～ 30min 颅内压降至最低水平，4 ～ 8h 回升至用药前水平。应用时要注意：①保证输液速度，以每分钟 10 ～ 15ml 为宜；②选择较粗直的静脉，减轻药物对血管壁的刺激，减少静脉炎的发生；③加强对血压、尿量、血浆渗透压、血电解质及肾功能等的监测，防止低血容量性休克，急性肾小管坏死，水、电解质紊乱等并发症。

（6）做好口腔、皮肤及各类导管的护理，预防肺部感染、压力性损伤及导管相关性感染等并发症。昏迷患者做好眼部护理，预防暴露性角膜炎的发生。昏迷或肢体功能障碍患者，保持肢体功能位，防止足下垂。定时进行被动运动和肌肉按摩，尽早康复锻炼，防止肌肉萎缩和关节挛缩变形。

（三）术前护理

做好非手术治疗护理的同时，完善各项术前检查，遵医嘱实施备血、剃头等术前准备。

（四）术后护理

（1）体位：床头抬高 30° ～ 45°，保持头颈部正中位。钻孔引流术后，根据医嘱给予合适体位，一般取平卧位或头低脚高位，直至拔出引流管，以利于脑组织复位和血肿腔闭合，同时有利于淤血引流。去骨瓣减压术后，患者取健侧卧位，避免缺损部位受压。

（2）病情观察：密切观察患者的生命体征、意识状态、瞳孔、肢体活动等，如有异常，及时通知医生，做好急救配合。

（3）引流管的护理：保持引流管固定、通畅；观察引流液的颜色、性质、量。钻孔引流术后，引流管高度应低于血肿腔的位置，引流速度不宜过快，以免因颅内压骤降引起桥静脉撕裂，继发硬脑膜下血肿。拔管 48h 内，观察有无颅内压增高的表现。

（4）饮食：给予高热量、高蛋白、高维生素、易消化饮食，不能自主进食的患者遵医嘱给予鼻饲饮食或静脉补充热量。

（五）并发症的预防和护理

（1）术后血肿：严密观察患者生命体征、意识状态、瞳孔的变化。术中放置引流管者，需注意引流液颜色、性质、量的变化，另外，引流速度不宜过快，以免因颅内压骤降引起桥静脉撕裂，继发硬脑膜下血肿。一旦确定再次出血，应及时准备手术。

（2）外伤性脑脊液漏：创伤性血肿患者常伴有颅骨骨折，当颅盖骨骨折线通过鼻窦和岩骨或合并颅底骨折时，应警惕发生脑脊液漏。可采用吸墨纸法来快速判断血性漏液中是否含有脑脊液，即将液体滴在吸墨纸或干纱布上，如血迹周围出现一圈水印，表明其中含有脑脊液。如收集到足够漏液，可进行葡萄糖定量分析，如葡萄糖含量超过1.7mmol/L，排除泪液及血液的污染后，可确定其中含有脑脊液。治疗上大多采取非手术治疗，3周以上不愈者，考虑手术治疗。护理措施如下：①观察并记录漏液的颜色、性质、量；②根据医嘱给予平卧位、患侧卧位或抬高床头30°～60°，禁止健侧卧位，以防逆行感染；③保持外耳道、鼻腔清洁，禁止填塞或冲洗，鼻漏患者禁止经鼻腔留置胃管、经鼻腔吸痰；④监测体温变化，遵医嘱使用抗生素；⑤预防感冒，避免用力咳嗽、打喷嚏及用力排便；⑥必要时，行腰大池引流，做好相关护理。

（3）外伤性癫痫（post-traumatic epilepsy，PTE）：是颅脑损伤引起的一种脑部疾病，可分为即发性癫痫（伤后24h内发生的PTE）、早发性癫痫（伤后1周内发生的PTE）、晚发性癫痫（伤后1周以后发生的PTE）。PTE的治疗以药物治疗为主，一般服药至少2年，完全控制后仍须继续服药1～2年，之后逐渐减量、停药。常用的抗癫痫药有丙戊酸钠、卡马西平、左乙拉西坦、托吡酯、奥卡西平、拉莫三嗪等。护理措施包括：①观察癫痫的前驱症状，如局部麻木感、蚁走感、头晕、全身不适等，并做好防护；②遵医嘱给予抗癫痫药，观察药物疗效及不良反应；③癫痫发作时，给予平卧位或侧卧位，解开领口和腰带，吸氧，保持呼吸道通畅，及时清理分泌物；④观察癫痫发作的部位、发作类型及持续时间；⑤适当约束，勿强行按压肢体，保证患者安全。

三、健康指导

（1）饮食：给予高热量、高蛋白、高纤维素、易消化饮食，保持大便通畅。

（2）活动与休息：鼓励患者早期下床活动，循序渐进，避免劳累，活动时注意安全。

（3）颅骨缺损的患者要注意保护缺损部位，尽量少去公共场所，外出戴安全帽，术后3～6个月行颅骨成形术。

（4）对于昏迷、偏瘫或肢体功能障碍患者，应为其定时翻身，做好皮肤护理，保持皮肤清洁干燥，预防压力性损伤。

（5）尽早进行康复训练，以促进功能康复。

（6）有癫痫发作史者不能单独外出，应遵医嘱长期服用抗癫痫药，定期复查肝功能及丙戊酸钠血药浓度。

（7）非手术治疗患者，定期复查CT，观察血肿变化，如有头痛、恶心、呕吐、肢体偏瘫、意识改变，及时就医。慢性硬脑膜下血肿手术治疗后，仍有复发的可能，故术后定期门诊复查很重要。

四、知识拓展

(一)颅内再次出血应急预案

(1)将患者头部抬高 15° ～ 30°，迅速松解患者的衣领和腰带，以保持室内空气流通。

(2)保持呼吸道通畅，如患者有呕吐物，应及时清理，并使头部偏向一侧以防窒息。如果患者昏迷并发出强烈鼾声，提示舌根可能下坠，堵塞呼吸道。此时可用手帕或纱布包住患者舌头，轻轻向外拉出，以确保呼吸道通畅。

(3)避免剧烈移动患者，尤其是头部，以免加重出血。

(4)如患者存在出血现象(如呕血、鼻血等)，记录出血量，并观察出血的颜色和性质

(5)复查颅脑 CT 或 MRI 等影像学检查，根据影像学检查结果，调整治疗方案和护理措施。

(6)对患者进行头部物理降温，给予止血药物，如氨甲环酸、维生素 K 等，以控制出血。

(7)根据患者具体情况，给予降压药物，如硝普钠、硝酸甘油等，以控制血压。

(8)给予抗癫痫药物，如苯巴比妥、丙戊酸钠等，以预防癫痫发作。

(9)给予抗凝药物或抗血小板药物，以预防血栓形成和再次出血。

(二)颅内再次出血处理流程(图 4-2)

患者再次出血 →
1. 突发的剧烈头痛，可能伴有恶心和呕吐
2. 意识水平下降，从清醒到昏迷不等
3. 瞳孔大小不等或对光反射迟钝
4. 血压升高、心率加快等生命体征不稳定
5. 四肢无力或感觉异常

↓

医护救治 →
1. 保持患者呼吸道通畅
2. 稳定生命体征与止血处理
3. 应用药物控制和预防再次出血
4. 外科手术干预以清除血肿或对异常血管止血等
5. 复查影像学检查以监测出血情况及评估治疗效果

↓

监护与护理 →
1. 监测患者生命体征，包括呼吸、心率、血压、体温等
2. 观察神经功能恢复情况
3. 监测出血情况
4. 提供心理支持
5. 加强患者及其家属的健康教育

↓

记录与交班 →
1. 记录意识、生命体征变化、出血变化
2. 记录疾病发生发展情况
3. 记录抢救治疗过程

图 4-2 颅内再次出血处理流程

（三）抢救药物使用原则

（1）给予镇静剂，如丙泊酚、咪达唑仑等，抑制中枢神经系统功能，降低患者代谢率和氧耗量，从而减轻脑水肿和颅内高压。使用时需注意剂量和给药速度，避免过度镇静导致呼吸抑制。

（2）给予止血药，如氨甲环酸、维生素 K 等，促进凝血因子的合成和释放，增强血管壁的稳定性，从而控制出血。使用时需根据出血原因和患者具体情况选择合适的止血药物，并注意药物间的相互作用。

（3）在特定条件下，某些药物可能加重患者病情或引发其他不良反应，因此需要避免或慎重使用。例如，对于凝血功能障碍的患者，应避免使用抗凝药物；对于肾功能不全的患者，应慎重使用可能对肾脏产生负担的药物。

（4）在患者接受药物治疗过程中，需要进行持续的监测和评估。包括观察患者的生命体征、意识状态、瞳孔变化等，以及定期检查患者的凝血功能、肝肾功能等指标。通过监测和评估，可以及时了解药物治疗效果，发现并处理不良反应，确保患者的安全。

（5）在某些特殊情况下，如患者对某种药物过敏或存在禁忌证，需要采用替代治疗方案，包括其他类型的止血药物、输血或外科手术治疗等。临床上应根据患者的具体情况和实际条件选择合适的替代治疗方案。

（詹昱新　李冰）

第六节　脑干损伤的护理

一、脑干损伤基础知识

（一）脑干解剖结构

（1）延髓：脑干的最下部，位于脊髓上方，通过枕骨大孔与脊髓相连。包含灰质与白质，其中灰质含有多个重要的神经核团、心率控制中心，以及管理吞咽、呕吐反射的核团。白质包含上行（如脊髓小脑束）和下行（如皮质脊髓束）纤维束，分别负责传递感觉信息到大脑和运动指令到脊髓。

（2）脑桥：位于延髓之上、中脑之下，通过脑桥延髓沟与延髓分界。灰质核团含有若干脑神经核，如面神经核（控制面部表情）、三叉神经核（处理面部感觉）、前庭核（参与平衡和空间定向）。白质纤维包括多条上行和下行纤维束，如中脑网状激活系统的一部分，参与调节觉醒状态。

（3）中脑：脑干的最上部，介于脑桥和间脑之间。灰质结构包括动眼神经核（控制眼球运动)、红核(参与运动协调)、黑质(与调节运动有关，特别是抑制运动)。

(二)脑干损伤分类及病理特点

1. 脑干损伤分类

(1)原发性脑干损伤：指在外界暴力直接作用下造成的脑干损伤，包括脑干的直接撞击和因大小脑的牵拉、扭转、挤压及冲击等导致的损伤，常伴有挫裂伤、出血等病理改变，占重型颅脑损伤的5%～7%，占颅脑损伤死亡病例的1/3。

(2)继发性脑干损伤：指继发于其他严重的脑损伤之后，引起脑疝或脑水肿而导致的脑干损伤，较原发性脑干损伤有更高的发生率。通常情况下，原发性脑干损伤和继发性脑干损伤同时存在。通常是由外界暴力直接作用于头部造成的，例如交通事故、跌倒等。

2. 脑干损伤病理特点

(1)神经组织结构紊乱：脑干内的神经核团、传导束和网状结构受到破坏，导致正常的神经信号传递中断或异常。

(2)轴索断裂：外力作用下，脑干内的轴突可能断裂，这会严重影响神经冲动的传导，导致功能障碍。

(3)挫伤和软化：脑干区域可能因为直接的物理冲击或周围结构的挤压而发生挫伤，伴随组织出血和水肿，严重时可发展为局部软化，即组织坏死。

(4)功能区受损：脑干包含控制生命基本功能(如呼吸、心跳、血压)的重要核团，损伤后这些功能可能受到严重影响，表现为呼吸困难、循环衰竭等。

(5)交叉性瘫痪：一侧脑干损伤可能导致对侧肢体的运动障碍，称为交叉性瘫痪，同时伴有同侧面部肌肉麻痹，这是由于损伤影响了通过脑干传递的运动纤维。

(6)意识障碍：脑干是维持意识状态的重要结构，损伤后通常出现昏迷，且恢复缓慢，常遗留认知和精神功能障碍。

(三)脑干损伤的临床表现与诊断方法

1. 临床表现

(1)意识障碍：脑干损伤后，患者常出现不同程度的意识障碍，从轻度的嗜睡、昏睡，到深度的昏迷状态。昏迷程度越深，表明脑干损伤越严重。

(2)瞳孔和眼球运动障碍：脑干损伤可能影响瞳孔对光反射和眼球运动。例如，中脑损伤可能导致瞳孔大小不等、对光反射迟钝或消失；而脑桥损伤则可能引起眼球固定或斜视。

(3)呼吸循环障碍：脑干中的呼吸中枢受损时，患者可能出现呼吸节律不整、呼吸抑制甚至呼吸衰竭。同时，脑干损伤也可能导致血压下降、心律失常等循环障碍。

（4）运动障碍：脑干损伤可能导致肢体瘫痪、肌张力改变、共济失调等运动障碍。这些表现与脑干中的运动神经核团和传导束受损有关。

（5）感觉障碍：脑干损伤患者可能出现感觉过敏、感觉减退或感觉消失等症状。这通常与脑干中的感觉传导束受损有关。

（6）吞咽和言语障碍：脑干中的吞咽中枢和言语中枢受损时，患者可能出现吞咽困难、构音障碍等临床表现。

（7）体温调节障碍：脑干损伤后，患者可能出现体温调节障碍，表现为高热或低体温。

（8）颅内压增高：严重的脑干损伤可能导致颅内压增高，表现为头痛、呕吐、视盘水肿等症状。

2. 诊断方法

（1）CT 及 MRI 检查：原发性脑干损伤表现为脑干肿胀，有点片状密度增高区，环池变窄或封闭。继发性脑干损伤除显示继发性病变的征象外，还可见脑干受压扭曲并向对侧移位。MRI 检查可显示脑干内的小出血灶与挫裂伤，且不受骨性伪影影响。因此，MRI 检查较 CT 检查更能明确诊断。

（2）脑干听觉诱发电位（brainstem auditory evoked potential, BAEP）检查：可以准确反映脑干损伤的平面和程度，常被用来评估脑干损伤的程度和预测患者的预后。

（四）治疗

轻度脑干损伤可按脑挫裂伤治疗。重症患者昏迷时间长、死亡率高，常采用的治疗措施如下。

（1）保证供氧：意识障碍严重者尽早行气管插管或气管切开，必要时给予呼吸机辅助呼吸。

（2）保护中枢神经系统，积极控制颅内压。可采取目标温度管理（targeted temperature management，TTM），控制体温，降低脑代谢。使用激素和营养神经药。

（3）控制血糖，维持营养，预防和纠正水、电解质紊乱。

（4）积极防治并发症。

（5）对继发性脑干损伤应尽早明确诊断，及时去除病因。

（6）恢复期可用促苏醒药物、高压氧治疗以促进脑干功能恢复。

二、脑干损伤的护理

（一）护理评估

（1）评估患者的生命体征、GCS 评分、瞳孔的变化以及有无颅内压增高征象。

（2）评估患者有无去大脑强直和锥体束征。

（3）评估患者营养状况、跌倒风险、压力性损伤风险、生活自理能力。

（4）评估患者心理、家庭及社会支持情况，了解患者及家属对疾病的认知及接受情况。

（二）护理措施

1. 一般护理

（1）体位：床头抬高 30° ～ 45°，保持头颈部正中位。去大脑强直患者颈部垫软枕，避免强力约束四肢而造成损伤。去骨瓣患者避免骨窗受压。

（2）饮食：神经系统症状、体征及复查的 CT 至少在 24h 内均无明显恶化，便可开始营养支持。给予高热量、高蛋白、高维生素、易消化饮食，昏迷患者给予鼻饲饮食，必要时辅以肠外营养，保证机体需求。

（3）做好口腔、眼部、皮肤及各类导管的护理，预防肺部感染、暴露性角膜炎、压力性损伤、呼吸机相关性肺炎及导管相关性感染等并发症。

（4）保持肢体功能位，防止足下垂。定时进行被动运动和肌肉按摩，尽早康复锻炼，防止肌肉萎缩和关节挛缩变形。

2. 病情观察

（1）心电监护：严密观察呼吸的频率和节律、血气指标及血压的变化。

（2）意识状态、瞳孔的观察：密切观察患者意识状态、瞳孔的变化，若出现意识障碍进行性加重或瞳孔的改变，及时通知医生进行处理。

（3）颅内压监测：脑室内颅内压监测的患者保持头部正中位，避免前屈、过伸、侧转。若颅内压＞ 20mmHg 且持续 15min 以上，应及时通知医生。监测期间预防感染、出血及测压管脱落、错位等并发症。

（4）体温监测：包括持续脑温、肺动脉温度、肛温、膀胱温度、食管温度、体表温度的监测和间歇性腋下温度测量。肺动脉导管监测为“金标准”。鼓室、腋窝和口腔的温度因监测便利而被经常使用，但准确度偏低。考虑可靠性、稳定性和持续性，通过探头测得的食管温度和膀胱温度作为核心体温，更被推荐使用。TTM 期间，每小时观察、记录体温。

（5）监测血糖变化：血糖控制在 11.1mmol/L 以下时，可明显改善预后，降低病死率、致残率。

（6）记录 24h 出入量，定期监测电解质，防止水、电解质紊乱。

3. 药物治疗的护理

（1）渗透性脱水剂：20% 甘露醇、甘油果糖为常用的渗透性脱水剂。20% 甘露醇注射后 15 ～ 30min 颅内压降至最低水平，4 ～ 8h 回升至用药前水平。应用时要注意：①保证输液速度，以每分钟 10 ～ 15ml 为宜；②选择较粗直的静脉，减轻药物对血管壁的刺激，减少静脉炎的发生；③加强血压、尿量、血浆渗透压、电解质及肾功能等的监测，防止低血容量性休克，急性肾小管坏死，水、电解质紊乱等并发症。

（2）激素：进行激素治疗时，要严格遵医嘱给药，注意有无应激性溃疡、感染等不良反应。可使用抑制胃酸分泌的药物，保护胃黏膜。

4.TTM 的护理

常用的 TTM 包括亚低温治疗和常温控制，降温方式有体表降温、鼻内降温、血管内降温、冷生理盐水快速输注及药物降温等。一般常温控制的温度为 36 ～ 37.5℃，亚低温治疗的温度为 32 ～ 35℃。寒战、呼吸道感染、压力性损伤、心律失常、低血压、反跳性颅内压增高、电解质紊乱等为主要并发症。相比亚低温治疗，常温控制的并发症较少。

（1）心电监护、体温监测，条件允许时可实施多模态监测。

（2）低温和长期卧床会导致机体抵抗力下降，需加强气道管理、皮肤护理等基础护理，预防肺部感染、压力性损伤、冻伤、暴露性角膜炎等并发症。

（3）寒战会增加代谢，抵消亚低温治疗的神经保护作用，所以预防寒战很重要。

（4）亚低温治疗患者的复温护理：将患者置于 25 ～ 26℃ 环境中自然复温，复温期间需加强颅内压监测，复温速度不宜过快，以每小时 0.25℃为宜，或根据颅内压调节，预防反跳性颅内压增高，同时要观察循环系统功能，防止休克的发生。

（三）并发症的预防和护理

（1）神经源性肺水肿（neurogenic pulmonary edema，NPE）：指创伤导致颅内压急剧升高，引起交感神经系统极度兴奋，造成肺血管外静水压异常升高而导致的肺水肿。NPE 起病急，死亡率较高，是脑干损伤后较为严重的并发症之一。通常在伤后 24 ～ 72h 发病。以氧合功能障碍和低氧血症为临床特征，表现为呼吸困难、呼吸急促、心动过速、发绀、咳粉红色泡沫样痰、双肺听诊有爆裂音及啰音、氧分压降低，$PaO_2/FiO_2 < 200mmHg$。治疗原则包括治疗原发病、降低颅内压、治疗低氧血症及液体控制。护理要点：①病情观察；②针对颅内压增高的护理，避免一切引起颅内压增高的因素；③建立人工气道并给予呼吸机辅助呼吸，以缓解低氧血症，做好相关气道管理，保持呼吸道通畅，预防呼吸机相关性肺炎的发生；④严格控制输液速度及总量，避免大量快速补液。

（2）顽固性呃逆：指持续发作 48h 以上未停止或加重的呃逆，是脑干损伤后常见的并发症。损伤使延髓迷走神经核或膈神经核等受到持续激惹，产生持续的呃逆反射神经冲动。顽固性呃逆影响患者呼吸、饮食和睡眠，会引起吸入性肺炎、反流性食管炎等并发症，膈肌与肋间肌的强烈收缩会消耗大量能量，加重脑缺氧，导致颅内压增高。按压眶上神经，可刺激迷走神经而降低膈神经的兴奋性，起到控制呃逆的效果。对于气管切开的患者，可使用气管内抽吸法，通过吸痰管有节律地刺激气管黏膜，诱发咳嗽反射，使患者屏气，升高二氧化碳分压，间接性地兴奋呼吸中枢，从而干扰呃逆反射，使呃逆停止。对于清醒患者，心理护理能够分散其注意力，缓解焦虑。药物治疗方面，中枢兴奋剂盐酸哌甲酯和镇静药氯丙嗪是较常使用的药物。长期反复使用盐酸哌甲酯可产生耐受性、依赖性；长期使用氯丙嗪可导致低血压，影响脑灌注，其明显的镇静作用会对判断患者的意识状态产生影响。因此在控制顽固性呃逆时，应优先考虑实施其他治疗或护理干预方法，再考虑使用药物。

（3）消化道出血：与脑干损伤引起的应激性溃疡及大量使用糖皮质激素有关。当胃管内抽出咖啡色胃内容物或出现柏油样便时，要警惕上消化道出血。护理上要严密观察生命体征，遵医嘱使用止血药及抑制胃酸分泌的药物；必要时进行胃肠减压，做好大量失血的各项抢救准备工作。

三、健康指导

（1）脑干损伤后可留下不同程度的后遗症，恢复过程漫长，需与患者及家属及时沟通，给予适当的解释和宽慰，鼓励患者保持乐观情绪，积极参与康复训练。

（2）对于颅骨缺损者，要注意保护缺损部位，尽量少去公共场所，外出戴安全帽，术后 3 ～ 6 个月行颅骨成形术。

（3）康复训练：尽早进行康复训练，以促进功能康复。

（4）如原有症状加重或伤口感染、积液等，应及时就诊。

（5）3 ～ 6 个月于门诊影像学复查。

四、知识拓展

（一）呼吸暂停应急预案

（1）迅速检查患者口腔、鼻腔等部位，清除分泌物、呕吐物等异物，确保呼吸道通畅。

（2）将患者置于平卧位，头部稍后仰，以利于呼吸道开放。

（3）立即进行人工通气，为患者提供有效的氧气支持。

（4）在人工通气的同时，应尽快连接呼吸机并进行辅助呼吸。根据患者病情和呼吸机参数，调整呼吸频率、潮气量等，确保患者获得足够的氧气供应。

（5）实时监测患者心电图变化，及时发现心律失常等异常情况。

（6）根据患者血压水平，调整药物剂量和给药速度，维持血压在正常范围。

（7）体温控制：采用物理降温或药物降温方法，维持患者体温在正常范围。

（8）对于脑干损伤患者，应密切监测颅内压变化，防止脑疝等严重并发症的发生。给予甘露醇、甘油果糖等脱水药物，降低颅内压，减轻脑水肿。

（9）减少患者移动和刺激，降低其脑代谢率，有利于神经功能的恢复。

（10）在抢救过程中，应密切观察患者病情变化，包括呼吸、心跳、血压等生命体征。

（二）呼吸暂停处理流程（图 4–3）

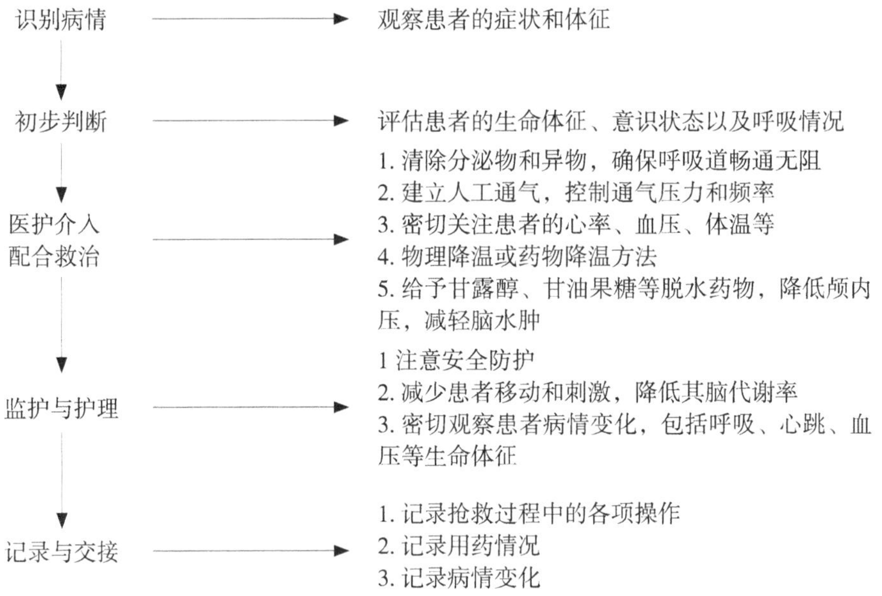

图 4–3　呼吸暂停处理流程

（詹昱新　李冰）

第七节　开放性颅脑损伤的护理

一、开放性颅脑损伤的基础知识

（一）开放性颅脑损伤的疾病概述

开放性颅脑损伤是指由锐器、严重钝器打击或火器穿透头皮、颅骨、硬脑膜和脑组织，导致其直接或间接与外界相通的创伤。按致伤物的不同可分为非火器伤和火器伤，两者均易造成颅内感染和出血。火器伤包括枪伤和爆炸引起的弹片伤，非火器伤则包括交通事故造成的损伤和钝器伤等。

（二）开放性颅脑损伤的分类及病理特点

开放性颅脑损伤根据损伤机制可分为直接损伤和间接损伤。致伤物可直接破坏头皮、颅骨、硬脑膜及脑组织，损伤程度与致伤物的形状、速度、质量等密切相关。致伤物导致的骨折碎片、残留异物等会进一步引起继发性脑组织损伤，即间接损伤。此外，高速穿行在脑组织中的致伤物可造成伤道周围组织的膨胀性损伤，所产生的剪切力可引起神经元轴索损伤，从而带来更严重的全脑弥漫性伤害。

（三）临床表现

（1）意识障碍：取决于颅脑损伤部位和程度。局限性开放伤未伤及颅脑重要结构或无颅内高压的患者，通常无意识障碍；而广泛性颅脑损伤、脑干或下丘脑损伤、合并颅内血肿或脑水肿引起的颅内高压者，可出现不同程度的意识障碍。

（2）局灶性症状：根据颅脑损伤部位的不同，可出现偏瘫、失语、癫痫、偏盲感觉障碍等。

（3）颅内高压症状：可出现头痛、呕吐、进行性意识障碍，甚至发生脑疝。

（四）诊断方法

1. 影像学检查

（1）CT：应尽早进行头颅 CT 检查，还可同时进行腹部和胸部 CT 检查来排除其他部位的损伤。根据头颅 CT 的情况可以明确骨折严重程度，了解是否合并颅内血肿、脑挫裂伤、颅内异物等，明确手术方案。

（2）颅骨 X 线检查：有助于了解颅骨骨折的部位、类型、移位情况、颅内金属异物或嵌入物的位置等。

（3）头颅 MRI：因检查时间长且易受金属物影响，在急救时不推荐，而对于非金属异物残留的探查则优于 CT 检查。

（4）头颅 CTA：可显示异物与颅内大血管的关系，能够指导手术的开展。

（5）DSA：必要时可通过 DSA 检查来评估受损血管手术过程中的出血风险。

（6）脑电图：对于诊断外伤性癫痫有帮助。

2. 实验室检查

（1）通过腰椎穿刺留取脑脊液进行生化和常规检查：测定颅内压，发现和治疗蛛网膜下腔出血和颅内感染。清创术前一般不做腰椎穿刺。

（2）血常规、肝功能、生化、凝血四项等检查：了解患者病情，确定诊疗方案。

（五）治疗原则

1. 急救处置原则

（1）尽早建立人工气道，以维持正常呼吸。

（2）维持血压稳定，伴有休克症状的患者应及时进行液体复苏，维持收缩压在90mmHg以上。

（3）除头颅相关检查外，观察颈部、胸腹部及四肢是否存在多发伤的可能。

（4）在生命体征稳定的情况下，尽快进行围手术期的准备。

2. 手术治疗原则

开放性颅脑损伤原则上均应做清创缝合处理，将开放伤转变为闭合伤，然后按闭合伤处理原则进行治疗。对污染创面及早进行清创处理，清除创伤性颅内血肿（硬脑膜外血肿、硬脑膜下血肿、颅内血肿），去除异物、骨折碎片及坏死脑组织，控制颅内活动性出血。

二、开放性颅脑损伤的围手术期护理

（一）术前护理

1. 术前护理评估

术前应密切评估患者GCS评分、瞳孔、生命体征、创面情况，仔细检查创口大小、形状，评估有无活动性出血、有无碎骨片、有无脑组织或脑脊液流出，观察患者有无喷射性呕吐、呼吸困难、意识障碍加重等颅内压增高症状。

2. 术前护理措施

（1）迅速建立静脉通路，对脑疝患者立即静脉快速滴注脱水剂。

（2）积极配合医生做好患者的术前准备工作，如备皮、留置导尿管、备血等。

（3）保持呼吸道通畅：迅速清理患者口腔、鼻腔分泌物，遵医嘱给予氧气吸入，配合医生进行气管插管或气管切开。

（4）纠正休克：开放性颅脑损伤时常会引起失血性休克，应立即补充血容量，协助患者取平卧位，并注意保暖。

（5）对于有脑脊液漏者，给予患侧卧位，防止脑脊液逆流造成颅内感染。

（6）协助医生进行头部伤口的清创和消毒。开放性伤口一般用无菌敷料适当加压包扎即可。若继续活动性出血，可暂时用止血钳夹持或缝合止血。若伤口内留有异物，切忌挪动或拔出嵌入颅内的致伤物，以免造成血管和脑组织的损伤，导致颅内大出血。由外到内分层严格清创，彻底清除异物和游离的碎骨片，剔除污染较严重的软组织，用生理盐水冲洗干净。

3. 术前健康教育及心理疏导

（1）保持安静，对于可择期手术的患者，术前禁食 8 ～ 12h，禁水 4h。

（2）意识清醒者予以半卧位，昏迷者床头抬高 30°，以利于静脉回流，防止脑水肿。

（3）若患者有脑脊液漏，让患者保持患侧卧位，严格耳鼻道冲洗、滴药和填塞，以保证引流通畅，防止感染，嘱患者勿挖耳、抠鼻，勿用力屏气排便、咳嗽、擤鼻涕，以免鼻窦或乳突气房内的空气被压入颅内，导致颅内积气或感染。

（4）与患者和家属建立良好关系，让其感到被理解和支持。具有同理心，理解并接受患者和家属可能会出现的情绪反应，如焦虑、恐惧或愤怒。表达理解和支持，并鼓励他们寻求情绪上的支持。

（二）术后护理

1. 术后护理评估

（1）评估患者生命体征、GCS 评分、瞳孔、肢体活动、自主呼吸及机械通气情况。

（2）观察伤口敷料有无渗血、渗液，引流液的颜色、性状、量。

（3）监测颅内压波动。

（4）评估营养状况：有无吞咽障碍、是否耐受支持治疗。

2. 术后护理措施

（1）体位：无禁忌证的患者抬高床头 30°。

（2）饮食：①全身麻醉清醒后 6h，无吞咽困难者可摄入少量流食，之后逐渐改为半流食、普食，昏迷、吞咽障碍者给予鼻饲饮食；②密切观察患者意识状态、生命体征变化以及皮肤情况，谨防误吸、反流、便秘、胃出血、腹泻等并发症的出现。

（3）对于烦躁不安的患者，遵医嘱予以镇痛镇静治疗，并根据情况使用约束带，以防坠床及拔管。进行镇痛镇静治疗时，定时进行镇静评分，根据评估分值，遵医嘱调整镇痛镇静药的剂量，警惕镇静过浅或过深。

（4）伤口护理：保持敷料清洁、干燥。脑室外引流及负压引流期间，保持引流通畅，如果引流出鲜红色液体或引流量明显增多，应立即通知医生。

3. 并发症的预防及护理措施

（1）癫痫护理：研究显示，30% ～ 50% 的开放性颅脑损伤患者在伤后会出现癫痫。护士需密切观察抽搐发作时间、持续时间、间歇时间、发作频率、抽搐起始部位、眼球偏向何方、瞳孔大小、发作时意识是否丧失、肢体活动情况、生命体征及有无大小便失禁、呕吐、头痛和高热等伴随症状。

（2）脑脊液漏护理：开放性颅脑损伤较闭合性颅脑损伤更易引起伤后脑脊液漏。伤后脑脊液漏是引起颅内感染的重要原因。脑脊液漏的患者应取平卧位、患侧卧位或抬高床头 30° ～ 60°，禁止健侧卧位，以防逆行感染。对于有腰大池引流的患者，应做好引流管的护理，妥善固定，遵循无菌原则。

（3）预防感染：观察患者的体温波动情况，及时了解患者的脑脊液及血常规的指标，严格无菌操作，加强营养支持治疗，增强患者抵抗力，预防呼吸机相关性肺炎，鼓励咳嗽、咳痰。对于无法自主咳嗽、咳痰的患者，应予以翻身、叩背，及时吸出呼吸道分泌物。

（4）高热护理：严密监测患者体温，体温异常时及时通知医生，遵医嘱予以物理降温、药物降温或调整抗生素，留取血培养，做好体温的复测和记录，加强皮肤护理，预防压力性损伤、冻伤及其他并发症的发生。

（5）预防深静脉血栓形成：可使用弹力袜或间歇充气压力泵，必要时遵医嘱使用抗凝药，早期进行床上主动运动或被动运动。

（6）便秘的护理：保持大便通畅，不可用力排便，3d 无大便者遵医嘱用开塞露或缓泻剂。

（7）对于眼睑闭合不全患者，遵医嘱滴眼药水或用眼药膏封眼，避免强光刺激。

三、健康指导

（1）遵医嘱继续服用抗癫痫药物、健脑药物、促进神经功能恢复的药物等，不可擅自停药或改变用药剂量。

（2）加强营养，给予高蛋白、高维生素、清淡、易消化的食物。

（3）外伤性癫痫者不能单独外出，不宜登高、骑车、驾车、游泳等。

（4）颅骨缺损者应注意保护缺损区，外出时可戴安全帽，术后 3 ～ 6 个月可考虑行颅骨修补术。

（5）继续选择性进行康复训练及门诊理疗。

（6）功能锻炼：①卧床时保持肢体功能位，预防足下垂。术后早期进行功能锻炼对颅脑损伤患者有重要的意义，注意由小关节到大关节，先轻后重，由被动运动到主动运动，由近心端到远心端，先下肢后上肢，循序渐进。早期先在床上锻炼，以后逐渐离床，随后锻炼行走。训练期间需有人在旁边保护。②失语患者的言语功能康复训练应从最简单的“啊”音开始，然后说出生活中实用的单词，如吃、喝水、尿等，反复强化训练，一直到能用完整的语句表达需要和想法。

四、知识拓展

NICU 患者多病情复杂且生命受到威胁，低氧血症、低血压、发热、疼痛躁动、低血糖、癫痫发作等因素还可能造成严重且不可逆的继发性神经功能损害，医生需要对患者病情迅速做出判断并实施治疗。强调按流程救治急性重型颅脑外伤、急性脑血管疾病及包括头部的多发伤急诊患者；标准化的诊断和治疗流程可及时纠正或解除危险因素、减少继发性损害，从而改善患者的预后。应建立绿色通道，缩短术前准备和入住 NICU 的时间。不同的医疗机构科室构架可能存在一定的差异，应根据实际情况制订合理、具体的处理流程（图 4-4）。

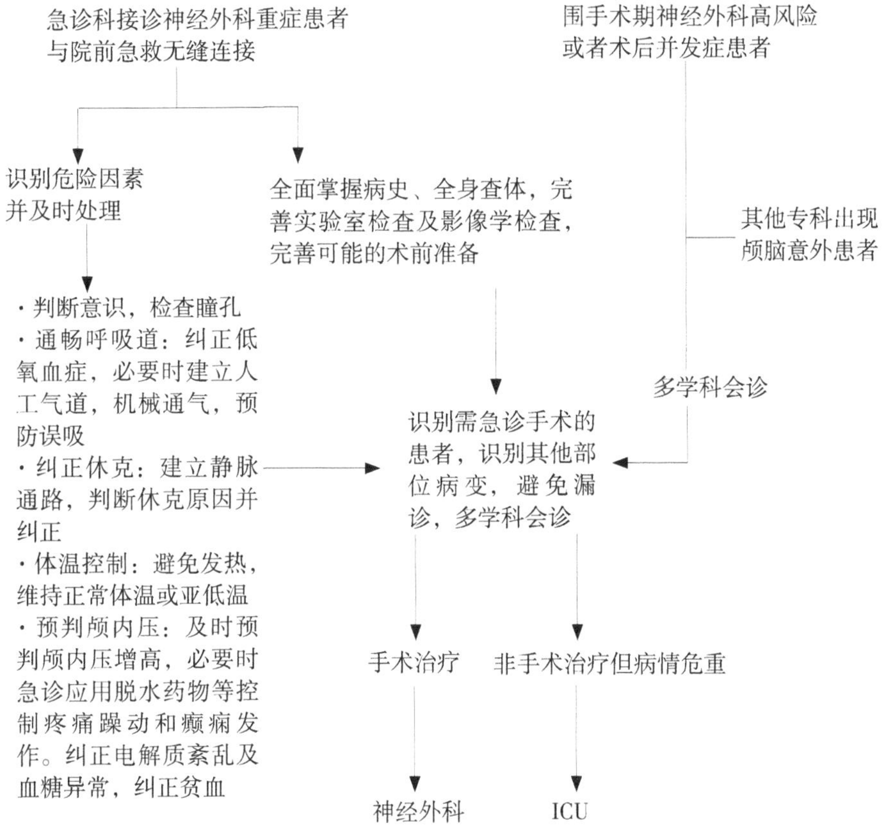

图 4-4　处理流程图

（王佩　詹昱新）

第八节　颅脑损伤合并多发伤的护理

一、颅脑损伤合并多发伤的基础知识

（一）颅脑损伤合并多发伤的疾病概述

颅脑损伤（traumatic brain injury，TBI）和多发伤是导致死亡和残疾的主要原因。颅脑损伤是指头部受到外部机械力作用而导致的暂时性或永久性脑功能损伤，包括原发性损伤和继发性损伤。原发性损伤是创伤直接影响的结果，包括脑震荡、脑挫裂伤和弥漫性轴索损伤等。多发伤是指同一暴力因素作用致人体同时或相继出现 2 个以上组织或器官的损伤，且至少有一处是致命伤。意外创伤因受伤部位不同、性质复杂，常形成颅脑损伤合并多发伤。

（二）颅脑损伤合并多发伤的病理特点

颅脑损伤合并多发伤是死亡风险最高、病情最难评估的类型。就病因、病理学、严重程度和预后而言，颅脑损伤合并多发伤是一种异质性疾病，个体的预后存在不确定性。同时，患者有 3 个死亡高峰，前 2 个死亡高峰集中在创伤发生 3d 内，创伤外科医生需要快速评估患者的病情和识别早期死亡风险，提供快速有效的一体化救治措施。快速的病情评估和精准的预后预测对医护人员的治疗决策和资源分配至关重要。

（三）临床表现

1. 意识障碍

进行性意识障碍是颅内血肿的主要症状。

2. 颅内压增高及脑疝表现

患者常有头痛、恶心、剧烈呕吐等，伴有血压升高、呼吸和心率减慢、体温升高。小脑幕切迹疝患者的患侧瞳孔先短暂缩小随后进行性散大，瞳孔对光反射消失，对侧肢体偏瘫进行性加重。如发生枕骨大孔疝，患者早期即发生呼吸骤停。

3. 其他局部表现

因损伤的原因、部位、程度等不同，局部表现各异。

（1）疼痛：疼痛程度与损伤程度、部位、性质、范围、炎症反应强弱及患者耐受力等有关。胸部损伤患者主要表现为胸痛，腹部损伤患者的腹痛多呈持续性，如胆汁或胰液漏入腹腔可引起剧烈腹痛和明显腹膜刺激征，肩部放射痛提示肝右叶或左侧脾脏损伤。

（2）肿胀：为局部出血及液体渗出所致，伴有皮肤青紫、瘀斑、血肿。

（3）功能障碍：为局部组织结构破坏、疼痛、肿胀或神经系统损伤等所致。

（4）伤口和出血：开放性创伤多有伤口和出血，伤口特点因损伤类型的不同而不同，如撕裂伤伤口多不规则。血管损伤的部位和程度不同，出血量和出血形态也不同。动脉血管损伤常呈现喷射性出血。

（5）胸部损伤患者除疼痛外，还表现为呼吸困难、咯血。

（6）腹部损伤患者中轻者无明显症状和体征，重者出现休克，甚至处于濒死状态。腹部实质性脏器损伤的临床表现以内出血为主，患者表现为面色苍白、脉率加快，严重时脉搏微弱、血压不稳、尿量减少，甚至出现出血性休克。空腔脏器损伤者以腹膜炎为主要临床表现。

（7）骨折患者会出现特有体征，包括畸形、反常活动、骨擦音或骨擦感。关节脱位患者会出现畸形、弹性固定、关节盂空虚三个特有体征。

4. 其他全身表现

体温升高，一般不超过 38.5℃。如并发感染，患者常有高热，颅脑损伤致中枢性高热患者体温可高达 40℃。

（四）诊断方法

（1）实验室检查：血常规可判断失血或感染情况，尿常规可评估有无泌尿系统损伤，血淀粉酶和尿淀粉酶可评估有无胰腺损伤。肝肾功能及电解质有助于了解患者有无电解质紊乱、酸碱平衡失调以及肝肾功能损伤。

（2）影像学检查：X 线检查可评估有无四肢骨折、关节脱位，亦可了解胸腹腔损伤患者有无发生积液、积气等。超声、CT 和 MRI 检查有助于评估实质性组织、器官损伤，以及脊髓、颅底等损伤。磁共振胰胆管造影有利于诊断胆道损伤。

（3）诊断性穿刺检查：胸腔穿刺可明确胸部损伤患者是否有血胸、气胸；心包穿刺可评估患者是否有心包积液和积血；腹腔穿刺可明确腹部损伤患者是否有内脏破裂、出血；怀疑尿道或膀胱损伤时可留置导尿管或灌洗。

（4）置管检查：留置中心静脉导管可测量中心静脉压，辅助判断血容量、心功能。

（五）治疗原则

颅脑损伤合并多发伤的抢救在于早期诊断，及时处理，积极生命支持，控制继发性损害，本着“先重后轻，全面兼顾，多科协作，后续综合治理”的原则。

（1）急救处理：首先处理对生命威胁最大的损伤，积极进行心肺复苏，维持有效的循环和呼吸功能，伤口及时止血、包扎及固定等。

（2）非手术治疗：包括维持呼吸和循环功能、镇静止痛、预防感染、止血、抗休克及对症支持等治疗。根据胸部损伤的部位、范围和性质，给予封闭伤口、胸腔闭式引流等处理。腹腔损伤患者在诊断未明前，禁食、禁饮、禁灌肠。疑似有空腔脏器损伤者早期行胃肠减压。四肢及骨盆骨折或脱位患者，及时进行复位、固定。颅脑损伤患者，严密观察病情，采用脱水等非手术治疗，减轻脑水肿。治疗期间一旦出现颅内压进行性升高、局灶性脑损伤、脑疝等的早期症状，应紧急手术治疗。

（3）手术治疗：胸部损伤患者急需行剖胸探查术。腹腔损伤患者，应立即手术治疗，全面探查，彻底清创、止血，修复受损脏器。四肢及骨盆骨折患者进行复位、固定，修复断裂组织，进行早期锻炼。颅脑损伤患者可行去骨瓣减压术、颅骨钻孔引流术、血肿清除术。

二、颅脑损伤合并多发伤的围手术期护理

(一)术前护理

1. 术前护理评估

(1)评估患者健康史及受伤史：包括吸烟饮酒史、慢性病病史、过敏史、用药史以及受伤的时间、地点、部位，致伤源的性质及暴力的方向和强度等。

(2)评估患者循环功能：评估患者的生命体征、伤口及出血量，评估患者有无咯血、咯血的次数和量。测量中心静脉压。评估患者有无面色苍白、出冷汗、血压不稳、脉搏细速等休克早期症状。

(3)评估患者神经功能：如意识状态、GCS评分、瞳孔大小及瞳孔对光反射、肢体功能、言语功能、感觉功能等。

(4)评估呼吸功能：如呼吸形态，有无反常呼吸运动(连枷胸)、呼吸困难。听诊呼吸音有无减弱或消失。评估患者有无咳嗽、咳痰，痰液的性质和量；评估患者有无发绀。

(5)评估腹痛的性质，有无腹膜刺激征、肠鸣音减弱或消失等。

(6)评估肢体活动及关节活动范围，有无骨折局部特有体征和一般表现；评估患者有无脊柱受损。

(7)评估皮肤：有无撕裂伤、擦伤、瘀斑、血肿。勿遗漏头皮、腋窝皱襞、会阴以及肥胖患者的腹部褶皱等部位。评估烧伤患者的烧伤面积、渗出等，检查手部、肢体和胸部等部位相对坚硬的焦痂下方是否出现水肿和组织压力增加。

(8)评估患者血常规、肝肾功能、电解质及凝血功能等指标。

(9)评估患者及家属的心理承受能力及心理状态，如恐惧、焦虑、紧张等。

2. 术前护理措施

(1)急救护理：心跳、呼吸骤停患者立即给予心肺复苏。有效止血，避免发生失血性休克。

(2)病情观察：观察患者意识状态、瞳孔变化、生命体征、神经系统体征及尿量。早期发现脑疝、休克及骨筋膜室综合征等，及时通知医生处理。

(3)保持呼吸道通畅：清除口、鼻腔分泌物，保持呼吸道通畅。

(4)维持有效循环血量：密切监测患者生命体征、意识状态以及中心静脉压。有效止血后，迅速建立静脉通路，给予输液、输血或应用血管活性药物，维持循环系统的稳定。

(5)避免颅内压骤升：降颅内压治疗，勿用力排大便、咳嗽、擤鼻涕等，避免情

绪剧烈波动，维持血压稳定，避免颅内压骤然升降导致颅内积气、脑脊液逆流，甚至脑疝。

（6）伤口护理：软组织损伤患者，抬高或平放受伤肢体，24h 内给予局部冷敷和加压包扎，受伤 24h 后改用热敷、药物外敷等。密切观察皮下出血及血肿变化。插入颅腔的致伤物不可贸然拔出，以免颅内大出血。

（7）并发症观察与护理：观察受伤部位的出血、疼痛、伤口恢复情况。肢体损伤严重者，定时测量肢体周径，注意末梢循环、肤色和温度，早期发现挤压综合征，及时通知医生予以妥善处理。观察并记录脑脊液漏情况，评估患者有无剧烈头痛、眩晕、呕吐、反应迟钝、脉搏细弱、血压偏低等颅内低压症状。对于颅脑损伤患者，观察其有无脑疝、外伤性癫痫等并发症。对于昏迷患者，观察其有无压力性损伤、尿路感染、暴露性角膜炎等。

（8）镇痛和镇静：遵医嘱予以适当的镇痛和镇静，镇痛和镇静期间实时监测给药效果。

（9）预防感染：遵循无菌原则，遵医嘱正确使用抗生素，预防感染。

（10）加强营养：及时、有效地补充能量和蛋白质，以减少机体损耗。腹部损伤患者在诊断未明前，禁食、禁饮、禁灌肠。昏迷患者，可通过鼻胃管或鼻肠管给予营养。患者肌张力增高或癫痫发作时，警惕肠内营养液反流导致的误吸。

（11）开放性损伤患者遵医嘱使用破伤风抗毒素。

3. 术前健康指导及心理疏导

（1）普及安全知识，增强安全防护意识，避免受伤。

（2）保证充足睡眠，避免过度用脑和劳累。

（3）加强营养，多食高蛋白、高热量、富含膳食纤维的食物。腹部损伤患者在诊断未明前，禁食、禁饮。

（4）心理指导：指导患者放松心情，缓解焦虑或恐惧的情绪。

（二）术后护理

1. 术后护理评估

（1）评估患者生命体征、意识状态、GCS 评分、瞳孔大小及瞳孔对光反射等。

（2）评估患者功能恢复情况，包括肢体功能、言语功能等。

（3）评估患者循环功能和呼吸功能是否稳定。

（4）评估患者是否出现术后相关并发症。对于骨折患者，评估牵引、固定是否有效，有无发生骨折晚期并发症，有无活动障碍引起的并发症。

（5）评估伤口渗出情况，评估引流管是否通畅，以及引流液的颜色、性质、量。

2. 术后护理措施

（1）病情观察：密切观察患者生命体征、尿量、意识状态、GCS 评分、瞳孔大小及瞳孔对光反射等，评估功能恢复情况，有无出现并发症。

四肢及骨盆损伤患者术后，观察患肢血液循环情况、肢体活动度及有无疼痛，如末梢循环充盈不足，立即通知医生处理。

脊柱损伤患者术后，观察有无头痛，评估四肢及躯干的感觉、运动及神经反射功能。

胸部损伤患者术后，密切观察呼吸频率和节律。

腹部损伤患者术后，观察胸腹带松紧度是否影响腹式呼吸，有无腹痛、腹胀及腹膜刺激征等。

（2）保持呼吸道通畅：对于人工气道及机械通气患者，观察患者呼吸的频次、节律、血氧饱和度等，早期发现患者呼吸困难、呼吸机抵抗等的征象，及时判断呼吸机报警的原因并妥善处理。

（3）继续实施术前降低颅内压的护理措施。

（4）血流动力学监测：监测血压、脉搏、呼吸等，危重患者可监测中心静脉压，如有活动性出血的征象应及时通知医生处理。

（5）伤口护理和引流管护理：观察伤口有无渗血、渗液，如有渗出及时通知医生予以换药。妥善固定引流管，如胸腔闭式引流时，严格执行无菌技术，保持引流通畅，观察并记录引流液的颜色、性质和量，警惕再出血。

3. 并发症的预防及护理措施

（1）压力性损伤：可通过体位变换、早期运动、使用交替式减压空气床垫或床罩等进行预防。如发生压力性损伤，可进行减压、清创、换药等，促进伤口愈合。

（2）肺部感染：长期卧床患者，肺部感染发生率增加，此外开放性胸部损伤患者易发生肺部感染。密切观察体温变化及痰液性质，如出现畏寒、高热、咳脓痰等感染征象，及时通知医生处理。鼓励患者进行深慢呼吸，协助其翻身、叩背，必要时进行胸部物理治疗。进行肺部听诊，根据呼吸音及患者血氧饱和度情况，适当给予吸痰。鼻饲前确定胃管在胃内，必要时监测胃残余量。如有胃潴留，暂缓进食，避免误吸。

（3）腹腔受损器官再出血：禁止随意搬动患者，以免诱发或加重出血。严密观察患者病情变化，如患者腹痛加剧、腹腔引流管引流出鲜红色血液等，常提示有活动性出血，及时通知医生处理，建立静脉通路，快速扩容，并做好急诊手术的准备。

（4）腹腔脓肿：盆腔脓肿较小或未形成时，可保留灌肠（40 ～ 43℃水温）或采用物理透热等疗法，预防脓肿发生或变大。

（5）下肢深静脉血栓形成：根据患者下肢深静脉血栓形成的风险评估，合理采取预防措施。对于高危患者，遵医嘱使用联合治疗方案（加压和抗凝药）。使用渐进式弹力袜可有效预防术后患者下肢深静脉血栓形成，若无特殊禁忌证，所有有下肢深静脉血栓形成风险的患者均应使用，鼓励及协助患者进行早期运动及肢体功能锻炼。

（6）创伤后应激障碍（post-traumatic stress disorder,PTSD）：对于灾害事件导致的颅脑损伤合并多发伤患者，应警惕 PTSD。目前尚无措施可预防 PTSD。如发生 PTSD，建议多学科团队参与，采取压力管理、长期暴露、聚焦创伤等疗法。

（7）其他：骨折后行牵引治疗者，易发生血管和神经损伤。石膏固定患者易发生骨筋膜室综合征、石膏管型综合征等。应观察牵引是否有效，牵引处皮肤有无红肿，为防止牵引针眼感染，可使用碘仿纱条遮盖。

三、健康指导

（1）康复指导：伤后恢复期加强锻炼，包括言语、运动、记忆力的训练等。指导有效咳嗽、咳痰，告知患者咳嗽、咳痰的意义以及腹式呼吸的意义。促进机体恢复，防止肌肉萎缩、关节僵硬、肺部感染、下肢深静脉血栓形成等并发症的发生。神经功能缺损者在坚持功能锻炼的同时，可进行辅助治疗，如高压氧治疗、针灸、理疗等。

（2）控制外伤性癫痫：遵医嘱服用抗癫痫药，逐步减量。

（3）伤口指导：避免搔抓伤口，可用 75% 酒精或络合碘消毒伤口周围。

（4）安全指导：颅骨缺损患者注意保护骨窗局部，外出佩戴防护帽。骨折及其他活动障碍患者的生活环境中避免出现障碍物，指导患者使用步行辅助器械。

（5）复诊指导：遵医嘱随诊。如原有症状加重，头痛、呕吐、不明原因发热，手术部位发红、渗液、积液等，及时就诊。颅骨缺损患者，如无禁忌证，3 ～ 6 个月可行颅骨修补术。

四、知识拓展

（一）应急预案和处理流程

重型颅脑损伤合并多发伤的患者伤情复杂，损伤范围广，较单纯颅脑损伤更易在早期发生休克，导致多器官功能衰竭，救治难度大，死亡率高。同时，在病情恢复过程中可能发生各种严重并发症，使早期抢救成功的患者仍面临继发损害和高致残率的风险，因此亚急性期和恢复期的治疗和护理非常重要。高压氧治疗可以显著提高患者的意识恢复率，还可促进骨折及创面的愈合，是一种有效的临床治疗方法。在使用高压氧舱时，应保证安全使用，以下为高压氧舱应急预案处理流程（图 4-5）。

发现高压氧舱内发生火灾

↓

迅速关闭供氧、供气阀门，切断总电源开关

↓

启动水喷淋灭火装置

↓

迅速打开排气阀、舱外应急排气阀，快速减压至常压

↓

迅速打开舱门，救出舱内人员

↓

打开灭火器，灭尽余火

图 4–5　处理流程

（二）高压氧治疗的护理

1. 减压时的护理

减压时舱内温度会降低，要注意患者保暖，严禁屏气。要开放导尿管、胃管等各种管道，保持引流通畅。减压时莫非管内液面会降低，要注意调节，避免液体走空而进入气体。需注意的是，减压时尽量不要吸痰，以免引起剧烈刺激性咳嗽，导致肺气压伤的发生。需要吸痰时，可先暂停减压，待吸痰结束后，再继续减压。

2. 舱内紧急情况的处理

重型颅脑损伤合并多发伤患者病情危重，病情变化快，伤情复杂，在高压氧治疗过程中，要有取得上岗证的医生或护士全程陪舱护理治疗。如在舱内出现紧急情况，立即通知舱外操舱人员，可通过递物筒递取需要的医疗药品和器材，必要时，医务人员可通过过渡舱进入并配合抢救。如果是多人同舱治疗，可将出现意外的患者移至过渡舱进行抢救或紧急减压出舱。

3. 出舱后的护理

出舱后要仔细观察患者的反应和治疗效果。对于病情较重或有特殊变化的患者，陪舱人员要护送患者至病房，并与主治医生进行交接。出舱后嘱患者及陪舱家属可饮 200ml 温开水，留置胃管患者经胃管注入，利于体内氮气的释放。最后清洁消毒高压氧舱。

（詹昱新　王佩）

第五章

颅脑肿瘤的护理

第一节 大脑半球肿瘤的护理

一、大脑半球肿瘤基础知识

（一）大脑半球解剖结构概述

大脑半球的分叶包括额叶、顶叶、颞叶、枕叶和岛叶；重要沟回有外侧沟、中央沟、顶枕沟；深部重要结构有基底核和内囊；大脑皮质的功能定位区包括第Ⅰ躯体运动区、第Ⅰ躯体感觉区、视觉区、听觉区、嗅觉区、语言中枢。

大脑半球肿瘤包括脑膜瘤、胶质瘤等类型。脑膜瘤一般从脑膜向脑表面生长，并非脑内肿瘤。根据压迫部位不同，可产生不同的临床症状，如压迫额叶可以出现表情淡漠、嗜睡、精神萎靡；压迫中央前回、中央后回可以出现对侧肢体无力、麻木或言语障碍。临床最常见类型为胶质瘤，性质偏向恶性，生长迅速，易侵犯周围组织。

（二）大脑半球肿瘤分类及病理特点

1. 病因

大脑半球肿瘤的病因尚不明确。病因可能如下：脑胚胎组织发育异常；遗传因素，近年来认为胶质瘤有遗传倾向；化学因素，近年来认为致癌物甲基亚硝脲、乙基亚硝脲口服或静脉注射都可致胶质瘤；病毒因素，国外一些学者用某些病毒在多种动物身上诱发了胶质瘤，但在人身上未能证实。

2. 分类及分型

（1）根据肿瘤生长部位，大脑半球肿瘤可分为额叶肿瘤、颞叶肿瘤、枕叶肿瘤、顶叶肿瘤、岛叶肿瘤。

（2）根据肿瘤的病理性质，大脑半球肿瘤可分为脑膜瘤、神经上皮组织来源的胶质瘤、转移瘤等。

（三）临床表现与诊断方法

1. 颅内压升高

主要表现为头痛、呕吐与视盘水肿“三联征”。头痛主要分为两种，一是急性颅内压升高时突然出现的头痛；二是慢性颅内压升高时出现的头痛，发展比较缓慢，逐渐加重，多为跳痛、胀痛等，用力咳嗽、排便时头痛加重。呕吐多在剧烈头痛的时候出现，一般呈喷射性，和进食没有明显关系，呕吐后头痛可以缓解。颅内压升高可以导致视网膜静脉扩张，视盘充血，边缘模糊，生理凹陷消失，静脉淤血严重，严重时视盘隆起，甚至完全消失，使视盘周边或视网膜上出现片状出血，从而引起视盘不同程度的水肿。

2. 局灶性症状与体征

大脑半球发生肿瘤的概率最高，中央区肿瘤常引起癫痫发作和运动、感觉障碍；额叶肿瘤主要表现为精神症状；颞叶肿瘤可产生视野缺损和颞叶癫痫；顶叶肿瘤则以感觉障碍为主，出现失用、失语、失写等；枕叶肿瘤可出现对侧同向性偏盲或幻视等。

（1）癫痫：包括大发作和局限性发作。额叶肿瘤常以癫痫为首发症状，发生率约为33.3%，多伴有意识丧失，头与眼转向病灶的对侧，病灶对侧上下肢抽动，上肢明显，仅少数患者发作至此为止，而多数患者继续发展为全身性大发作。颞叶肿瘤以精神运动性发作和钩回发作多见；顶叶肿瘤以局限性感觉性癫痫的发生率较高。

（2）精神症状：额叶肿瘤所致的精神症状更为突出且出现较早，发生率也较高，尤其是当两侧额叶受损时更为明显。额叶肿瘤的精神症状主要表现为记忆力障碍和人格改变，尤其是近期记忆力减退明显，而远期记忆力保存。

（3）失语：右侧优势半球的肿瘤侵及左侧额下回后部 Broca 区时，可致运动性失语；优势半球的肿瘤损害颞上回 41 区、42 区时，可致感觉性失语；损害颞叶后部时，可致命名性失语，这是诊断颞叶肿瘤最可靠的症状。

（4）视野改变：常为颞叶肿瘤和枕叶肿瘤的早期症状之一，有定位意义。肿瘤位于颞叶深部时，可出现偏盲。枕叶肿瘤刺激性病灶可引起视野中出现闪光、白点、颜色等视幻觉，或突然发亮后转而失明。

（5）感觉障碍：顶叶肿瘤所致的痛觉、温觉障碍多不明显，即使出现，也都发生在肢体远端，呈非常轻微的手套或袜子形的感觉障碍。皮质感觉障碍主要表现为病变对侧肢体位置觉、两点分辨率、触觉定位及图形觉的障碍。

（6）偏瘫或单瘫：顶叶肿瘤患者常出现对侧肢体的偏瘫或单瘫。瘫痪并非顶叶肿瘤本身的症状，是肿瘤向前侵及运动区所致。瘫痪症状出现的同时，可以见到深反射亢进，但肌张力增高不明显。

（四）辅助检查

（1）头颅 CT：可清晰显示脑室和脑池系统、灰质和白质结构以及病变组织，故对颅内肿瘤有很大的诊断价值。

（2）头颅 MRI：对不同神经组织和结构的细微分辨能力远胜于 CT，是具有重要价值的神经系统影像学检查手段，在颅内肿瘤诊断中具有不可替代的作用。

（3）CT 血管造影：普通头颅 CT 扫描某些颅内肿瘤时密度对比不显著，静脉注射造影剂后病变区密度显著增强，如脑膜瘤静脉注射造影剂后病灶密度显著增强。

（五）治疗

1. 药物治疗

（1）脱水剂的应用：如 20%甘露醇、甘油果糖、呋塞米等。20%甘露醇和甘油果糖为渗透性脱水剂，可使血液渗透压增高，从而造成水分由脑组织向血管内转移，达到组织脱水的目的；呋塞米为利尿性脱水剂，可促进水分由体内向体外排泄，使血液浓缩，从而增强从组织间隙吸收水分的能力，达到脱水目的。

（2）激素类药物：地塞米松、甲泼尼龙等。肾上腺皮质激素可调节血 – 脑屏障、改善脑血管通透性、抑制垂体后叶抗利尿激素的释放、减少储钠和排钾、促进细胞代谢、增强机体的应激能力等，因而可起到防治脑水肿的作用。

（3）镇痛镇静药：可以降低脑组织的代谢率，从而提高脑神经元对缺氧的耐受性，改善脑血管及神经细胞膜的通透性，减少脑水肿的发生。

（4）抗癫痫药：苯巴比妥钠、丙戊酸钠、左乙拉西坦等。

2. 外科治疗

（1）传统开颅手术治疗：一旦明确诊断，应尽早手术治疗。良性肿瘤要尽可能全切，减少后遗症。恶性肿瘤应在尽量保留功能的同时最大范围切除。对于淋巴瘤或诊断不明确的占位，可行立体定向活检术。

（2）微侵袭神经外科技术：根据病变部位及性质，选取显微外科技术、立体定向技术、神经导航技术以及神经内窥镜技术等微侵袭神经外科技术，以尽可能减少对正常组织的损伤，达到治疗的目的。

（3）立体定向放疗：如伽马刀、射波刀等。

3. 放疗及化疗

恶性肿瘤（胶质瘤、转移瘤等）应常规放疗。高度恶性肿瘤可辅以化疗。

二、大脑半球肿瘤围手术期护理

(一)术前护理

1. 术前评估

(1)完善术前相关检查。

(2)评估有无颅内压升高。

(3)评估患者既往史，有无阳性体征，如运动、认知、感觉障碍，失语，视力、视野改变。

(4)评估患者有无癫痫发作及发作类型、服药情况及合作程度，是否有精神症状。

(5)评估患者生活自理能力、跌倒风险等，并及时给予帮助。

2. 术前护理措施

(1)观察患者症状变化，如头痛、意识障碍、肢体乏力、失语、癫痫等。做好个体化指导。

(2)倾听并重视患者不适，必要时报告医生处理；加强术前与患者的沟通，以了解患者心理需求及变化，做好心理护理。

(3)颅内压升高患者应卧床休息，抬高床头 15° ～ 30°，翻身等操作时动作宜慢。

(4)肢体运动障碍患者应注意安全，戴预防跌倒的安全提示牌。

(5)保持情绪稳定，避免各类不良刺激，避免血压波动。

(6)对于有精神症状者，预防意外伤害发生，及时给予药物处理，并做好交班工作。

(7)做好药物指导，遵医嘱按时给药，服药到口。

(8)患者不能单独外出，如需做特殊检查(如 CT、脑电图、超声波及各种造影)，可由工作人员或家属陪同前往。

(9)术晨根据手术需要剃光头或部分剃头，注意患者的情绪波动，予以心理安慰。如病情许可，给予适量的镇静药或安眠药，便秘者可用开塞露通便。

(10)生活不能自理者，协助满足其需求。

3. 术前健康指导

(1)术前告知手术方式、体位、预计手术时间及返回监护室的注意事项等，减少不必要的紧张，以免加重病情。

(2)告知患者术后可能出现的不适症状，避免不必要的猜测，增强患者对手术的信心。

(3)术前指导患者进行床上排尿训练，术后做好预防下肢深静脉血栓形成的相关宣教。

（二）术后护理

1. 术后评估

（1）评估患者生命体征、瞳孔、意识状态、疼痛、言语、肢体活动变化。

（2）评估伤口渗出情况、引流管是否通畅、引流量有无突然改变。

（3）评估患者术前症状是否改善或加重以及肌力变化。

（4）评估患者生活自理能力、跌倒风险、压力性损伤风险、窒息和误吸风险等。

2. 术后护理措施

（1）严密观察患者意识状态、瞳孔、生命体征、精神、言语、运动、感觉、视力、视野的变化，如发现异常，及时通知医生处理。及时准确记录患者生命体征及病情变化时的处理。

（2）观察患者头痛的性质、程度、持续时间，有无恶心、呕吐等颅内压升高的症状，遵医嘱按时给予脱水剂，术后病情允许时抬高床头 30°，以利于减轻脑水肿及术后头痛。

（3）及时查看化验结果及其他异常检查结果，及时报告医生给予处理。关注患者营养状况，及时做好饮食的调整。

（4）防止跌倒、坠床，防止烫伤，防止管道滑脱，防止压力性损伤，防止下肢深静脉血栓形成等，使用床头提示卡予以警示，佩戴预防跌倒的安全提示牌。

（5）对于有癫痫病史的患者，注意观察癫痫发作的先兆症状，遵医嘱按时按量给予抗癫痫药，并做好癫痫相关宣教，避免癫痫诱发因素，如声光刺激等。

（6）观察患者有无失语及失语的类型、程度，生命体征平稳后早期进行言语训练，如进行一对一口腔操、发音练习、听音乐等。

（7）对有精神症状、幻听、幻视的患者，加强巡视，家属告知到位，必要时给予保护性约束及保护皮肤的贴膜。

（8）对运动障碍患者观察并记录肌力变化，注意皮肤保护，加强康复宣教，教会患者及家属锻炼的具体方法，及早进行康复训练。

（9）对疑有精神症状者进行谵妄评分，必要时遵医嘱应用药物治疗。

3. 术后并发症的预防和护理

（1）颅内出血及颅内压升高：注意观察患者意识状态及生命体征变化，观察伤口敷料以及引流量有无突然改变。注意倾听患者的主诉，如有无剧烈头痛。保持大便通畅，避免颅内压升高的因素。

（2）癫痫：遵医嘱按时给予患者抗癫痫药，观察药物不良反应。

（3）伤口感染：关注患者伤口，如发现红、肿、皮下积液等异常情况，及时通知医生，监测体温，保持环境整洁，严格无菌操作，做好高热相应护理。

三、健康指导

（1）额叶、颞叶肿瘤切除手术后患者多数会出现精神症状，做好家属的安全告知及心理疏导，同时指导家属做好患者安全防护，防止意外发生。

（2）指导患者遵医嘱按时服用抗癫痫药，不可漏服，不可自行减量、停药或改药；普及癫痫疾病知识，学会自我保护。

（3）指导患者摄入营养丰富、清淡、易消化的食物。

（4）指导偏瘫或单瘫患者肢体功能锻炼的具体方法，并给予动作示范，保持患肢功能位。主要包括关节活动训练、肌力训练等。可以对肢体进行按摩、热敷或理疗，治疗时注意保暖。尽早进行康复锻炼，循序渐进，逐渐增加运动量。

（5）对失语患者进行早期干预，如练习口腔操、发音、看图识字等，可采取综合训练，注重口语。因人施法，循序渐进，要适合患者文化水平及兴趣，先易后难，由浅入深，由少到多，逐步增加刺激量，配合心理治疗，方式灵活多样。当治疗取得进展时，要及时鼓励患者，使其坚定信心。患者精神、身体情况允许时，可适当增加难度。建议患者到专业科室进行专业的康复锻炼，同时做好家庭指导和言语环境调整，使其配合治疗，获得更佳效果。

（6）做好出院后用药指导，对于特殊药物，请专业医生进行讲解。

（7）出院后遵医嘱进行下一步治疗，如放疗和化疗，并定期复查。若有不适，及时就诊。

四、知识拓展

（一）癫痫发作应急预案

（1）对于癫痫患者，应注意环境安全，采取防护措施。床头备吸氧装置、吸引装置、纱布包裹的压舌板或牙垫等抢救用物。

（2）患者癫痫发作时立即通知医生，将患者去枕平卧，解松衣领，头偏向一侧，防止舌咬伤或窒息。加床栏，做好安全防范。

（3）清理口腔及鼻腔分泌物，保持呼吸道通畅，给予吸氧。

（4）遵医嘱给予镇静药、解痉药、脱水剂等药物治疗。

（5）心电监护，监测记录意识、瞳孔、生命体征、SpO_2 变化。必要时留置导尿管，监测 24h 出入量。

（6）观察癫痫发作的时间、性质、部位、频率，并做好记录。

（7）根据发病原因，对症处理，防治并发症。

（8）协助进行辅助检查并关注结果。

（9）做好基础护理与心理护理，及时对患者及家属进行日常用药指导及健康宣教。

（二）癫痫发作处理流程（图 5-1）

患者癫痫发作 —— 患者可出现意识不清、烦躁、牙关紧闭或伴口吐白沫，四肢（全身）肌肉颤动等症状

↓

通知医生，积极配合抢救 ——
1. 患者去枕平卧，解松衣领，头偏向一侧，做好安全防范，防止舌咬伤或窒息
2. 吸痰，清除口腔分泌物，保持呼吸道通畅，给予吸氧
3. 遵医嘱给予镇静药、解痉药、脱水剂等药物治疗
4. 心电监护
5. 根据发病原因，对症处理，防治并发症
6. 协助进行辅助检查并关注结果

↓

监护与护理 ——
1. 监测记录意识、瞳孔、生命体征。必要时留置导尿管，监测 24h 出入量
2. 观察癫痫发作的时间、性质、部位、频率
3. 做好基础护理、心理护理，及时对患者及家属进行日常用药指导及健康宣教

↓

记录与交班 ——
1. 记录意识、瞳孔、生命体征变化
2. 记录癫痫发作过程
3. 记录处理过程

图 5-1　癫痫发作处理流程

（三）抗精神症状药物使用原则

（1）一旦确诊为精神分裂症，尽早开始抗精神病药物治疗。

（2）急性发作病例，包括复发和病情恶化的患者，根据既往用药情况继续使用原有效药物，剂量低于有效治疗剂量者，可增加至治疗剂量并继续观察；如果已达治疗剂量仍无效，酌情加量或考虑换用另一种化学结构的非典型药物或典型药物，疗效不佳者，也可以考虑使用氯氮平，但应该严格定期检查血液白细胞与中性粒细胞数量。

（3）以单一用药为原则。治疗个体化，因人而异。从小剂量起始，逐渐加至有效剂量。维持治疗，剂量可酌情减少，足疗程治疗。

（4）定期评价疗效，指导治疗方案。定期评定药物不良反应，并对症处理。

（5）注重药物不良反应。因为药物不良反应既影响医生选药，也关系患者是否停药。药物不良反应可引起或加重精神症状，影响患者的生活质量。

（6）需要全程的长期治疗。抗精神病药物的维持治疗对预防疾病复发非常重要，是决定疾病预后和社会功能损害程度的关键因素。维持治疗是指病情稳定状态下的持续治疗，一定要保持急性期治疗获得的临床疗效，避免疾病复发与症状的波动。维持治疗的时间在首发患者中至少需要 2 年，在 1 次复发的患者中需要 3 ～ 5 年，复发后需要维持治疗 5 年以上。维持治疗的时间应依据个体化原则。

（王美科　董辉平）

第二节　蝶鞍区肿瘤的护理

一、蝶鞍区肿瘤基础知识

蝶鞍区主要结构包括蝶鞍、蝶窦、垂体、海绵窦、鞍上池、鞍周血管、神经及下丘脑等；重要解剖结构有视交叉、动眼神经、三叉神经半月节、脑桥、基底动脉、视束和鞍背等。鞍区最常见的病变为肿瘤样病变，在鞍旁多为脑膜瘤，鞍后多为脊索瘤，鞍上多为颅咽管瘤，鞍下多为蝶鞍肿瘤，鞍内以垂体神经内分泌肿瘤最为多见。蝶鞍区的肿瘤大部分都是良性肿瘤，常见的主要有垂体神经内分泌肿瘤、颅咽管瘤和鞍结节脑膜瘤。

（一）垂体神经内分泌肿瘤

垂体神经内分泌肿瘤是一组主要起源于垂体前叶的肿瘤，临床上有明显症状者约占颅内肿瘤的 10%，男性略多于女性，任何年龄都可发病。

1. 病因

（1）下丘脑调节功能失常。

（2）垂体细胞自身缺陷。

2. 分类

（1）按肿瘤大小分类：肿瘤直径＜ 10mm 为微腺瘤，肿瘤直径 10 ～ 30mm 为大腺瘤，肿瘤直径＞ 30mm 为巨腺瘤。

（2）按功能分类：①非分泌（无功能）细胞瘤，用常规的方法测定血清激素，浓度不增加；②有分泌功能的细胞瘤，可以单独发生，也可以是 2 种以上激素分泌增多的混合性肿瘤，临床表现上有相应的混合症状。

（3）按细胞嗜色性分类：可分为嗜酸性细胞瘤、嗜碱性细胞瘤和嫌色细胞瘤。

3. 临床表现

可有一种或几种垂体激素分泌增多的临床表现。除此之外，还可能有因肿瘤周围的正常垂体组织受压和被破坏引起的不同程度的腺垂体功能减退的表现，以及肿瘤向鞍外扩展压迫邻近组织结构的表现。

（1）激素分泌过多。①催乳素瘤：女性多见，典型表现为闭经、溢乳、不孕。男性则表现为性欲减退、阳痿、乳腺发育、不育等。②生长激素瘤：未成年患者可表现为生长过速、巨人症，成年患者表现为肢端肥大。③促肾上腺皮质激素腺瘤：临床表现为向心性肥胖、满月脸等。重者闭经、性欲减退、全身乏力，可合并有高血压、糖尿病、骨质疏松、骨折等。④促甲状腺激素瘤：少见。⑤促性腺激素腺瘤：非常少见。

（2）激素分泌减少：表现为继发性性腺功能减退（最为常见）、甲状腺功能减退（次之)、肾上腺皮质功能减退。

(3)垂体周围组织压迫症候群:①头痛。②视力减退、视野缺损。③海绵窦综合征:肿瘤向侧方发展,压迫第Ⅲ对、第Ⅴ对、第Ⅵ对脑神经,引起上睑下垂、眼外肌麻痹和复视。④下丘脑综合征:肿瘤向上方发展,影响下丘脑功能,可导致尿崩症、睡眠异常、体温调节障碍、饮食异常、性格改变。⑤肿瘤破坏鞍底可导致脑脊液鼻漏。⑥垂体卒中:起病急骤,剧烈头痛,并迅速出现不同程度的视力减退,严重者可在数小时内双目失明,常伴眼外肌麻痹,可出现意识模糊、定向力障碍、颈项强直甚至突然昏迷。

(二)颅咽管瘤

颅咽管瘤是一种常见的先天性颅内良性肿瘤,大多位于鞍上区域(蝶鞍上方),少数位于垂体窝内。颅咽管瘤多在儿童和青少年起病,5 ~ 10 岁多发,是儿童最常见的鞍区肿瘤之一。

1. 病因

本病为先天性疾病,生长缓慢,可发生于咽部、蝶窦、鞍内、鞍上及第三脑室,有的可侵入颅后窝。

2. 分类

(1)根据肿瘤组织形态:可分为牙釉质型和鳞形乳头型两种。

(2)根据肿瘤位置:肿瘤位于鞍上,形成所谓“鞍上型”颅咽管瘤;少数肿瘤位于鞍内,形成所谓“鞍内型”颅咽管瘤;部分颅咽管瘤在鞍上和鞍内都有,故肿瘤呈哑铃形。

3. 临床表现

以颅内压升高和肿瘤占位引起的视力障碍、内分泌功能障碍为主。

(1)颅内压升高症状:儿童多见,较常见的表现为头痛,可轻可重,伴有呕吐、耳鸣、眩晕等,也可有发热、颜面潮红、出汗等自主神经功能紊乱的表现。在儿童骨缝未闭前可见骨缝分开、头围增大、叩击呈破罐声、头皮静脉怒张等。

(2)视神经受压表现:表现为视力、视野改变及眼底变化等。

(3)下丘脑症状:肿瘤破坏视上核或神经垂体,可引起尿崩症,发生率约为 20%;肿瘤侵及下丘脑口渴中枢可引起患者烦渴多饮或口渴感丧失等。

(4)垂体功能障碍症状:腺垂体功能减退较垂体功能亢进常见,儿童患者约 50% 有生长延迟,约 10% 的儿童患者出现明显的矮小症伴性发育不全。成年患者生长激素缺乏的表现不突出,但有性功能减退的在 30% 以上。

(5)邻近结构受累症状:侵入颞叶,可引起颞叶癫痫。侵及脑脚,可发生痉挛性偏瘫,甚至出现去大脑强直状态。

(三)鞍结节脑膜瘤

鞍结节脑膜瘤包括起源于鞍结节、前床突、鞍膈和蝶骨平台的脑膜瘤。因上述解剖结构范围不超过 3cm，故临床上对上述区域脑膜瘤习惯统称为鞍结节脑膜瘤。

1. 病因

尚不清楚。

2. 临床表现

（1）视力、视野障碍：最常见症状，为 80% 以上患者的首发症状。视力障碍多为缓慢、进行性减退，可持续数月或数年。

（2）头痛：为早期常见症状。多以额部、颞部、眼眶等间歇性疼痛为主，不剧烈。颅内压升高时，头痛加剧，伴有呕吐，常在晚间和清晨发作。

（3）肿瘤长大后压迫垂体时，可发生垂体功能减退的症状，如性欲减退、阳痿或闭经；丘脑下部受累时，可出现多饮、多尿、肥胖及嗜睡等表现。

（4）累及嗅束时，可引起一侧或两侧嗅觉减退或消失；累及额叶时，可产生嗜睡、记忆力减退、焦虑等精神症状；压迫海绵窦时，可引起动眼神经麻痹及突眼等。

（5）颅内压升高症状。

（6）少数患者以癫痫为主诉就诊，有的患者可出现锥体束征。

（四）辅助检查

1. 神经系统影像学检查

（1）头颅 CT：尤其是冠状位和骨窗位 CT 扫描，可同时显示鞍区和鞍旁肿瘤、颅底骨质的特征性变化，以及两者之间的病理影像学关系，可以为肿瘤的定位、定性提供重要的参考依据。

（2）头颅 MRI：对于鞍区和鞍旁肿瘤的性质、部位及与邻近的脑组织、神经和血管等解剖结构的描述远胜于 CT，对于肿瘤的定位、定性和指导手术入路有重要意义。

（3）DSA：有助于术前了解鞍区和鞍旁肿瘤血供、颈内动脉及其分支的病理变化，并可作为鉴别诊断依据的一部分。

（4）视觉诱发电位检查：协助判断视路的损害情况。

2. 内分泌检查

内分泌检查可提示肿瘤类型、术前需补充的激素种类，并可对比治疗前后的数值。

3. 视力及视野检查

尤其对主诉视力下降者，视力及视野检查可定量评估视野缺损范围。眼底检查可观察视乳头水肿或萎缩情况。

（五）治疗

1. 外科手术治疗

（1）经蝶入路常为首选入路，创伤小，手术时间短。适用于肿瘤位于鞍内，向下

（蝶窦）发展或向鞍上生长伴鞍膈孔明显扩大，未向蝶鞍两侧发展者，尤其是微腺瘤。

（2）开颅手术。

2. 放疗

主要采用立体定向放疗，如伽马刀治疗。

3. 药物治疗

（1）多巴胺受体激动剂：溴隐亭（治疗催乳素瘤）。

（2）长效抗生长激素类药物：醋酸奥曲肽注射液（治疗肢端肥大）。

（3）5-羟色胺受体拮抗剂：赛庚啶（治疗库欣综合征）。

（4）可的松抑制剂：美替拉酮、酮康唑、米托坦。

（5）抑制水肿的药物：糖皮质激素、甲泼尼龙或地塞米松。

二、蝶鞍区肿瘤围手术期护理

（一）术前护理

1. 患者术前评估与术前准备

（1）评估患者意识状态、瞳孔、肌力、辅助检查结果。

（2）评估患者有无颅内压升高的表现。

（3）评估患者有无视力及视野障碍。

（4）评估患者有无闭经、溢乳、不育、巨人症、向心性肥胖、畏寒、性欲减退等。

（5）评估患者有无其他神经和脑损害的表现，如尿崩症、高热、癫痫及嗅觉障碍等。

（6）评估患者心理及社会支持情况。

（7）评估患者身体状况。

2. 术前护理措施

（1）开颅手术常规术前准备：遵医嘱完成配血、禁食水、备皮等术前准备。

（2）经鼻入路的手术：了解患者鼻腔情况，如有无鼻腔感染、蝶窦炎、鼻中隔手术史等；术前1d剃鼻毛，指导患者张口呼吸锻炼。

（3）对视力障碍、视野缺损者，给予生活照顾，预防患者跌倒、坠床的发生。

（4）术前激素治疗，观察激素治疗的效果和患者的反应。

（5）对于尿崩症患者，护士严格记录患者单位时间内尿量，每小时尿量≥300ml时全面评估患者出入量并及时报告医生给予对症处理。

（6）对于癫痫患者，密切观察有无癫痫发作，遵医嘱服用抗癫痫药；床边备开口器、牙垫等，防止患者癫痫发作时舌咬伤；拉起床栏，防止患者坠床，做好安全护理，患者癫痫发作时做好急救处理。

（7）给予患者心理支持。

（二）术后评估及护理措施

1. 术后评估

（1）评估患者生命体征、瞳孔、意识状态。

（2）评估伤口及引流情况。

（3）评估患者症状改善情况。

（4）评估患者生活自理能力、跌倒风险、血栓风险等。

2. 术后护理措施

（1）全身麻醉未醒的患者，去枕平卧，头偏向一侧。意识清醒后，抬高床头15°～30°，如病情许可，鼓励并协助患者离床活动。

（2）观察患者生命体征、瞳孔、意识状态。

（3）观察患者有无水、电解质紊乱，脑脊液漏及视力、视野障碍等并发症。

（4）疼痛：麻醉作用消失后，遵医嘱适当应用止痛药，缓解疼痛。

（5）营养：麻醉清醒及恶心、呕吐反应消失后，可根据医嘱给予流质饮食，逐渐过渡到软食、普食。

3. 术后并发症的预防及护理措施

（1）颅内出血：术后24～48h易发生颅内出血，患者出现意识障碍、瞳孔及生命体征变化。视物不清、视野缺损等提示有颅内出血的可能，应及时报告医生。

（2）尿崩症：在每小时尿量≥300ml时，全面评估患者出入量，及时报告医生给予对症处理。观察患者是否出现脱水症状，如头痛、恶心、呕吐、胸闷、虚脱、昏迷，一旦发现要及时报告医生给予药物控制、及早补液。临床上每日进行血生化检查，监测电解质的结果并及时给予补充。

（3）水、电解质紊乱的观察和护理：发生低钠血症时，患者常会出现头痛、恶心、呕吐、困倦、疲乏、烦躁不安、肌无力或痉挛、癫痫发作，甚至昏迷；高钠血症早期主要表现为口渴和尿量减少，晚期会出现一些精神和神经系统改变，甚至昏迷。处理原则如下。①早期高钠血症：主要处理原则包括截流，减少水分的丢失；开源，补充水分摄入。②中期低钠血症：临床上执行“补钠限液”原则，限制水入量（800～1000ml/d），同时鉴别及排除少数情况下的脑耗盐综合征。③后期交替性血钠异常：应密切观察血电解质的变化，根据血电解质数值动态调整治疗方案。遵医嘱及时监测血生化结果；记录24h出入量；观察患者皮肤弹性及早期发现脱水体征；禁止摄入高糖食物，以免血糖升高，产生渗透性利尿，使尿量增加。

（4）脑脊液鼻漏：密切观察脑脊液鼻漏的量、颜色、性质，及时报告医生处理；绝对卧床休息，不可堵塞鼻孔，防止液体逆流。遵医嘱抬高床头 15° ～ 30° 。若脑脊液鼻漏经保守处理仍不愈合，需行脑脊液漏修补手术。

（5）垂体功能低下：遵医嘱补充激素，进行激素替代治疗，尽量选择在早晨补充激素，使激素水平的波动符合生理周期。

（6）中枢性高热：下丘脑损伤可引起中枢性体温调节异常，患者表现为高热。护士应该严密监测体温，及时采取物理降温或遵医嘱行药物降温。

三、健康指导

（1）心理指导：鼓励患者正视现实，树立信心。

（2）摄入高蛋白、高维生素、高热量的食物，摄入适量的水果、粗纤维食物，保持大便通畅，避免用力排便。

（3）准确记录出入量，严格遵医嘱服药，不得擅自停药、减药，遵医嘱调节药物剂量，尤其是激素类药物，避免出现反跳现象。

（4）按时进行康复锻炼，尽快恢复功能，提高生活质量。

（5）如出现原有症状或原有症状加重，及时就诊。

（6）嘱患者术后 3 ～ 6 个月门诊复查。定期随访。

四、知识拓展

（一）中枢性尿崩症处理流程（图 5-2）

中枢性尿崩症患者的血钠浓度通常≥ 150mmol/L。

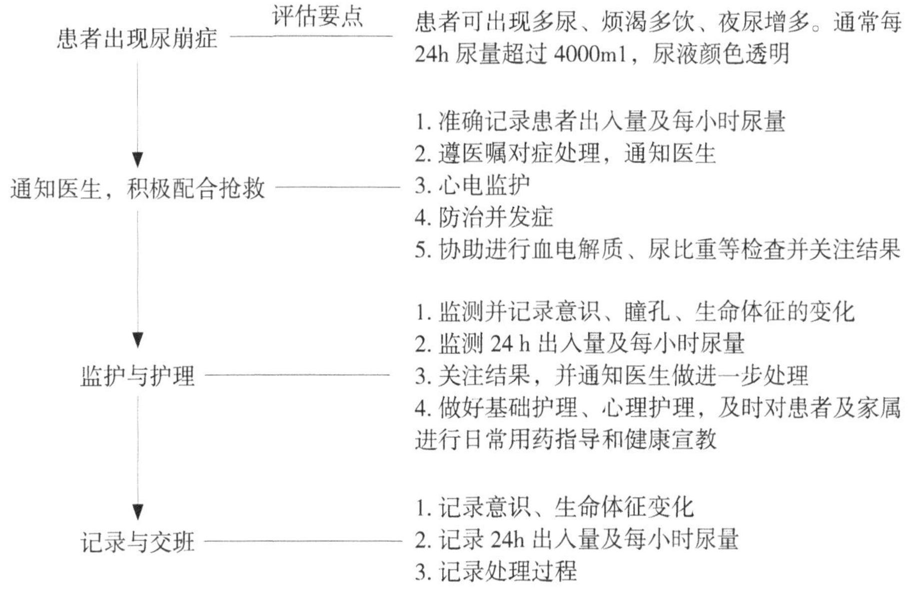

图 5-2　尿崩的处理流程图

（二）特殊药物使用原则——醋酸去氨加压素片使用原则

醋酸去氨加压素片用于治疗中枢性尿崩症。服用后可减少尿液排出，增加尿渗透压，降低血浆渗透压，从而减少尿频和夜尿。

（1）治疗中枢性尿崩症：一般成人和儿童的初始适宜剂量为每次 0.1mg，每日 3 次。再根据患者的疗效调整剂量。

（2）有高血压、肾脏疾病和中枢神经系统疾病引起颅高压的患者不适合服用。

（3）定期监测血压。

（4）若治疗时未严格控制饮水将出现水潴留或低钠血症及并发症状，此时应终止治疗，直到患者完全康复。

（詹昱新　徐玲）

第三节　下丘脑肿瘤的护理

一、下丘脑肿瘤基础知识

（一）解剖结构概述

下丘脑位于丘脑沟以下，形成第三脑室下部的侧壁和底部。下丘脑的质量仅 4g，占全脑的 0.3% 左右，是自主神经的皮质下高级中枢，边缘系统、网状结构的重要联系点，垂体内分泌系统的激发处。主要包括乳头体、结节部和视上部。下丘脑是负责内分泌功能的重要脑组织，也是神经 – 内分泌高级调节中枢，它的变化直接影响垂体及靶器官功能。若存在肿瘤势必会导致下丘脑受损，对人的意识状态和肢体、神经功能、内分泌功能有不同程度的影响。下丘脑肿瘤包括下丘脑错构瘤、脑膜瘤、神经胶质瘤、星形细胞瘤等。

（二）病因

尚不明确。下丘脑肿瘤可能是脑胚胎组织发育异常、遗传因素、化学因素、病毒所致下丘脑功能损伤的一组疾病，主要特点是内分泌功能紊乱与自主神经功能失调。

（三）分类及分型

根据肿瘤的病理性质，下丘脑肿瘤可分为以下几类

（1）神经元肿瘤：神经节细胞瘤、中枢神经细胞瘤。

（2）神经胶质肿瘤：星形细胞瘤、少突胶质细胞瘤等。

（3）神经间质肿瘤：神经鞘瘤、脑膜瘤等。

（4）其他间质肿瘤：淋巴瘤、生殖细胞瘤、血管和间叶细胞的肿瘤。

（5）浸润性肿瘤：生殖细胞瘤（如畸胎瘤）、转移瘤等。

（四）临床表现

（1）颅内压升高症状：早期症状多以颅内压升高表现为主，如头痛、呕吐，严重时出现视力下降。

（2）肥胖性生殖器退化症：表现为肥胖、生殖器发育迟缓、第二性征不明显等。

（3）厌食与消瘦：腹外侧核饮食中枢受损可致厌食和消瘦，严重者呈恶病质，肌肉无力，毛发脱落。重症者还可伴发垂体前叶功能减退。

（4）肥胖：患者由于腹内侧核的饱食中枢失去功能，食欲增加而肥胖。肥胖可以是本病突出和唯一的表现。

（5）视力、视野的改变：当病变累及视神经、视交叉或视束时可产生视力障碍或视野缺损。

（6）中枢性体温调节障碍：低体温较高体温多见，下丘脑性低体温程度多受环境湿度的影响，退热药对高体温无效。

（7）睡眠异常：发作性睡病最为常见，每次发作持续数分钟至数小时不等，难以抗拒。

（8）水平衡的调节障碍：视上核受损可致尿崩症。如果下丘脑的口渴中枢受累，可引起液体摄入量减少，导致脱水和血清钠、氯的升高，可通过补足液体和抗利尿激素纠正。

（9）行为异常：患者多有行为动作减少，甚至终日静坐不动，常伴有定向力障碍、喜怒无常、幻觉等。

（五）辅助检查

（1）头颅 CT：明确颅内病变的部位、大小、范围和数量。CT 表现为低密度，偶可见囊变，肿瘤体积较大影响脑脊液循环者可表现为幕上脑积水。

（2）头颅 MRI：表现为长 T1、T2 信号，下丘脑肿瘤以低级别胶质瘤为主，故大多数强化不明显。

（六）治疗

1. 药物治疗

（1）脱水剂的应用：如 20% 甘露醇、甘油果糖等。

（2）激素类：地塞米松、甲泼尼龙等。

（3）镇痛镇静药或安眠药的应用。

2. 外科治疗

（1）传统开颅手术治疗：一旦明确诊断，应尽早手术治疗。对于良性肿瘤，要尽可能完全地切除，减少后遗症。对于恶性肿瘤，应在尽量保留功能的同时最大范围切除。

（2）微侵袭神经外科技术：根据病变部位及性质，选择显微外科技术、立体定向技术、神经导航技术以及神经内窥镜技术等微侵袭神经外科技术，以尽可能减少对正常组织的损伤，达到治疗的目的。

（3）立体定向放疗：如伽马刀、射波刀等。

（4）放疗：恶性肿瘤应常规放疗。

（5）化疗：根据病理性质给予静脉或口服的化疗药物。

二、围手术期护理

（一）术前护理

1. 术前评估

（1）心理评估：研究表明，下丘脑与认知、情绪、心理相关，因此在下丘脑肿瘤患者围手术期，要特别关注患者认知、情绪、心理的变化，警惕抑郁状态的出现。

（2）评估患者有无颅内压升高症状。

（3）评估患者是否出现视力、视野障碍。

（4）评估患者的用药效果及不良反应。

（5）评估患者激素水平、电解质的情况。

（6）评估患者的精神状态及配合程度。

（7）评估患者有无多饮、多尿。

2. 术前护理措施

（1）严密观察患者病情，及时发现颅内压升高症状并报告医生。

（2）加强安全护理，对视力、视野障碍患者应特别注意防止跌倒、坠床、烫伤。

（3）关注患者心理变化，进行针对性的心理疏导。

（4）对伴有精神症状的患者采取恰当的安全保护措施，遵医嘱给予药物治疗，并做好交班。

（5）患者多饮多尿时，遵医嘱记录 24h 液体出入量。

（6）患者不能单独外出，如需做特殊检查，可由家属或工作人员陪同前往。

（7）术晨根据手术需要备皮，保持头部清洁，避免头部皮肤的各种抓伤及划伤，观察患者情绪，予以心理安慰。如病情许可，给予适量的镇静药或安眠药，便秘者可用开塞露通便。

3. 术前健康指导

（1）术前告知手术方式、体位、预计手术时间及返回监护室的注意事项等，避免不必要的紧张加重病情。

（2）告知多数伴有头痛的患者在术后头痛症状会有所缓解，增强患者信心。

（3）术前指导患者床上排尿训练，告知患者预防卧床并发症的相关知识，提高患者对术后并发症的认知和健康指导的依从性。

（二）术后护理

1. 术后评估

（1）评估患者生命体征、瞳孔、意识状态、肌力情况，尤其注意体温及电解质变化。

（2）评估患者尿液的颜色、性状及量。

（3）评估伤口渗出情况，引流管是否通畅，引流液的颜色、性质和量。

（4）评估患者术前症状的术后改善情况。

（5）评估患者有无误吸、窒息、疼痛以及跌倒风险。

（6）心理评估。

2. 术后护理措施

（1）观察患者意识状态、瞳孔、视力、视野变化。

（2）观察患者有无颅内压升高症状，如有异常，及时报告医生，给予处理。

（3）准确记录 24h 出入量，观察尿液的颜色、性质和量。

（4）动态监测血生化指标，及时遵医嘱纠正水、电解质紊乱。

（5）遵医嘱及时补充液体，并注意观察用药后反应。

（6）对视力、视野障碍患者加强生活护理，防止意外受伤。知晓安全措施，及时满足患者生活需求。

（7）术后无引流管的患者抬高床头 30°，有引流管的患者遵医嘱按需抬高床头。

（8）保持呼吸道通畅，观察血氧饱和度，如有异常，及时通知医生。

（9）观察有无下丘脑功能受损症状，如视力、内分泌改变，遵医嘱监测激素水平，并按时按量给予患者激素治疗。

（10）监测体温，体温调节中枢受损引起中枢性高热时可给予冰袋、冰毯等，进行物理降温。

（11）观察伤口有无渗血、渗液，保持敷料清洁干燥。

（12）对于术后出现精神症状患者，遵医嘱给予药物治疗，采取保护性约束，注意约束带的松紧度适宜，观察局部皮肤及血液循环情况，并告知家属相关注意事项。

（13）关注患者营养状况，及时调整饮食，对意识障碍患者给予鼻饲饮食。

（14）若患者出现抑郁症状，应及时通知医生，护士严格交接班，做好安全管理。

3. 术后并发症的预防和护理

（1）颅内出血：观察伤口敷料，引流液的颜色、性质和量，以及意识状态、瞳孔、肌力变化，避免颅内压升高因素，保持大便通畅。

（2）尿崩症：准确记录24h出入量，必要时记录每小时尿量，出现尿崩症（在没有使用脱水剂的情况下每小时尿量300～500ml）时遵医嘱口服醋酸去氨加压素，使用中关注有无少尿、无尿及低钠血症出现。做好患者的心理护理，加强健康宣教。

（3）高钠血症：血钠＞150mmol/L诊断为高钠血症，表现为口渴、厌食、乏力甚至昏迷。密切关注患者电解质的变化，如出现异常及时报告医生。对血糖正常者遵医嘱给予5%葡萄糖静脉滴注，及经口饮温开水。

（4）低钠血症：血钠＜135mmol/L诊断为低钠血症，临床表现为头晕、头痛、软弱无力，严重者可出现癫痫。如出现异常，立即报告医生。遵医嘱给予静脉补钠，摄入高钠食物，如咸菜、火腿等。

（5）体温调节异常：中枢性高热表现为高热持续不退，药物降温效果不理想，可遵医嘱使用冰帽、冰毯等，进行物理降温。部分患者表现为体温不升，应警惕，做好保暖（防烫伤）并调节环境温度，严密观察患者生命体征。

三、健康指导

（1）告知患者及家属遵医嘱定时监测血生化指标的意义。

（2）指导患者及家属记录24h出入量的方法。

（3）告知患者及家属引流管的重要性，床上活动时防止管道滑脱。

（4）告知患者在引流管处于开放状态时需严格卧床，不要坐起或站立，不可随意调整引流管的高度、开关等，如出现异常，及时告知医生或护士。

（5）嘱患者不可用手抓、挠伤口，预防管道滑脱或伤口感染。

（6）使用醋酸去氨加压素治疗尿崩症时，应该注意观察患者是否出现疲劳、头痛、恶心、胃痛、一过性血压降低并伴有反射性心动过速、面色潮红、眩晕等，必须在医生指导下服药，不可自行随意服药，服药后密切观察尿量，评估是否出现少尿。

（7）根据患者情况遵医嘱给予高蛋白、高热量、高维生素、低脂、易消化饮食，避免辛辣刺激的食物。尿崩症患者应避免高糖水果，少量多餐。

（8）告知患者及家属密切观察体温的变化，出现高热，及时就诊。

（9）出院后遵医嘱定期复查。若有不适，及时就近就诊。尽量少去人多的地方，避免交叉感染。

四、知识拓展

（一）认识中枢性发热

中枢性发热是指中枢神经系统病变导致下丘脑体温调节中枢受损，造成体温调节功能紊乱而引起的发热。中枢性发热是颅脑损伤和脑卒中患者常见的并发症。持续高热可导致心脏负荷增加、机体耗氧量增加 、二次脑损害等危害。研究表明，体温超过 37℃即可增加不利于神经功能恢复的风险，体温过高是心肺复苏成功后不利于神经功能恢复的潜在因素，发热与患者预后恶化显著相关，而及早诊断及干预发热可以改善患者的预后。因此，对持续发热患者尽早采取有效的降温措施对保护脑组织、减少重要器官的损伤有重要意义。多年临床治疗经验证实，对于中枢性发热患者采取冰袋、乙醇擦浴以及药物降温方法，难以达到预期降温效果，降温等待时间长，而且操作烦琐，短时间内需要反复进行。自从冰毯用于控制体温后，冰毯对于中枢性发热患者体温的控制更加有效。

（二）托伐普坦片使用原则

在下丘脑肿瘤治疗中，托伐普坦片的主要作用是临床上治疗高血容量性低钠血症以及正常容量性低钠血症。

本品通常的起始剂量是 15mg，每日 1 次，餐前餐后服药均可。服药至少 24h 以后，可将服用剂量增加到 30mg，每日 1 次。根据血清钠浓度，最大可增加至 60mg，每日 1 次。在初次服药和增加剂量期间，要经常检测血清电解质和血容量的变化情况，应避免在治疗最初的 24h 内限制液体摄入。指导服用本品的患者口渴时应及时饮水。

需要注意，过快纠正血钠浓度有可能引起严重的神经系统后遗症，如脑水肿以及其他的神经系统并发症；肝硬化患者有可能发生胃肠道出血、脱水和血容量减少。

急需快速升高血钠浓度的患者、对口渴不敏感或者对口渴不能正常反应的患者以及低血容量性低钠血症的患者都不能服用。另外在服药期间应定时监测患者电解质，尤其是血钠的变化。

（詹昱新　徐玲）

第四节 第三脑室后部肿瘤的护理

一、基础知识

（一）解剖结构概述

第三脑室后部为双侧丘脑之间的区域，上方为胼胝体压部，下方为中脑四叠体，前部为下丘脑，后部为松果体区，是脑解剖中很重要的深部组织。第三脑室后部肿瘤包括松果体细胞瘤、生殖细胞瘤、中枢神经细胞瘤、表皮样囊肿等，占颅内肿瘤的1.2%，易阻塞脑脊液循环通路造成脑积水，手术难度大，具有病情重、死亡率高的特点。

（二）松果体细胞瘤

松果体细胞瘤是发生于松果体实质细胞的肿瘤，成人多为松果体细胞瘤，儿童多为松果体母细胞瘤。

1. 病因

病因尚未完全清楚，可能如下：基因及遗传因素；电离辐射与非电离辐射；职业暴露；饮食、吸烟及饮酒等不良生活习惯；既往脑外伤、病毒感染。

2. 分类与分型

（1）松果体细胞瘤。

（2）松果体母细胞瘤。

3. 临床表现

松果体细胞瘤一般病程较短，多在1年以内。临床表现主要是肿瘤压迫中脑导水管、四叠体、小脑等邻近结构引起的占位效应，以及肿瘤本身分泌激素导致的内分泌症状。

（1）颅内压升高：肿瘤生长引起中脑导水管狭窄或闭锁，导致发生梗阻性脑积水而引起头痛、呕吐、视力减退、视盘水肿等颅内压升高症状。

（2）邻近结构受压征：压迫四叠体上丘可表现为眼球向上运动障碍、瞳孔散大或不等大；压迫四叠体下丘及内侧膝状体，可出现双侧耳鸣和听力减退；向后下发展压迫小脑上脚和小脑上蚓部，可引起躯干性共济失调及眼球震颤；直接侵犯或播散性种植到丘脑下部，亦可使中脑导水管梗阻，进而影响视丘下部，出现丘脑下部损害症状，表现为尿崩症、嗜睡和向心性肥胖等。

（3）内分泌紊乱：主要表现为性征发育紊乱，儿童以性早熟居多。

（4）其他症状：部分患者可出现癫痫发作、单侧锥体束征、双侧锥体束征，甚至意识障碍等。

（三）生殖细胞瘤

位于第三脑室后部的生殖细胞瘤很常见，占全部颅内生殖细胞瘤的 40% ～ 50%，好发于儿童及青少年，男性发病率明显高于女性。

1. 病因

尚未完全清楚，目前认为主要与遗传因素和环境因素有关。

2. 分类

根据肿瘤生长的部位，将生殖细胞瘤分为三种类型。

（1）发生在松果体本身的生殖细胞瘤。

（2）发生在松果体区的生殖细胞瘤，即肿瘤发生在松果体区，将松果体挤向一侧，而松果体本身不被破坏。

（3）异位松果体瘤，指发生于非松果体区的肿瘤。

3. 临床表现

（1）颅内压增高：肿瘤突向第三脑室后部阻塞中脑导水管上口，表现为颅内压三高征，亦可出现展神经麻痹、复视等；小儿可有头围增大等。

（2）局部定位体征：压迫中脑四叠体，引起 Parinaud 综合征，部分患者同时合并下视不能；压迫小脑上蚓部和小脑上脚，引起躯干性共济失调以及眼球震颤，表现为步态不稳、协调运动迟缓、闭目难立征阳性等；压迫下丘脑及内侧膝状体，引起双侧耳鸣及听力下降；损害下丘脑表现为尿崩症、嗜睡、肥胖、发音障碍等。性早熟是本病突出的内分泌症状，具有较大的诊断价值。生殖细胞瘤组织松散，易于脱落，有种植性转移倾向。

（四）中枢神经细胞瘤

中枢神经细胞瘤常位于侧脑室，但也可发生于第三脑室，压迫第三脑室后部。中青年发病者多见，男女比例无明显差异。

（1）病因：尚不清楚，目前认为主要与遗传畸变和神经干细胞异常增殖有关。

（2）临床表现：当肿瘤生长阻塞室间孔或进入第三脑室阻塞中脑导水管时，患者可有持续性头痛、恶心、频繁呕吐，伴有视物不清甚至失明等颅内压增高及继发性梗阻性脑积水相关症状。症状轻重以及持续时长与肿瘤的恶性程度无直接关联。

（五）表皮样囊肿

发生于第三脑室后部的表皮样囊肿在临床上较少见。

（1）病因：肿瘤起源于异位胚胎残余组织的外胚层组织，是胚胎晚期在继发性脑细胞形成时，将表皮带入的结果。1954 年 Choremis 等注意到腰椎穿刺后可产生表皮样囊肿，从而支持了外伤起因的学说。

（2）临床表现：初期很少有症状，后期体积可较大，甚至充满脑室，阻塞脑脊液循环而产生颅内压增高症状，表现为头痛、恶心、呕吐等，少数患者由于脑积水而出现精神症状。

（六）辅助检查

（1）头颅 CT：可发现第三脑室后部、胼胝体压部下方的异常密度影，生殖细胞瘤及中枢神经细胞瘤可出现钙化。合并脑积水时常出现幕上脑室扩大。

（2）头颅 MRI：可协助鉴别肿瘤性质，矢状位的头颅 MRI 有助于了解肿瘤的生长方向以及中脑受压的程度。

（3）肿瘤标志物：对怀疑生殖细胞瘤者，需行人绒毛膜促性腺激素（human chorionic gonadotophin，HCG）和甲胎蛋白检测。HCG 升高常提示生殖细胞瘤，但 HCG 未升高不能排除生殖细胞瘤的诊断。

（4）腰椎穿刺行脑脊液脱落细胞学检查：对诊断生殖细胞瘤及松果体母细胞瘤最有价值，这是因为这两种肿瘤细胞易脱落，并可沿蛛网膜下腔发生播散种植，如在脑脊液细胞学检查中发现肿瘤细胞即可明确诊断。

（七）治疗

大多数情况下应积极手术，根据不同患者的临床特点制订个体化的治疗方案，其中包括手术（直接切除肿瘤或分流）治疗、放疗和化疗。

1. 一般处理

一般处理包括脱水降颅内压、止痛、补液等，术前或术后出现眼征者可在眼科行适度矫正。

2. 放疗

中枢神经细胞瘤对放疗十分敏感，而松果体细胞瘤对放疗的敏感性欠佳。

3. 化疗

第三脑室后部生殖细胞瘤对化疗较为敏感，常用的化疗药物包括替莫唑胺、长春新碱、甲氨蝶呤、铂类等。

4. 手术治疗

（1）对于大部分身体条件允许且术前评估手术风险可接受的患者，建议积极行手术切除肿瘤。

（2）第三脑室后部肿瘤常合并脑积水，对于并未威胁生命的术前脑积水，可以不急于处理。多数情况下脑积水在肿瘤切除、脑室通路打通后会自行缓解。

（3）对于严重梗阻性脑积水，可行侧脑室 – 腹腔分流术、脑室脑池造瘘术。

（4）手术切除入路包括额部经侧脑室入路、顶枕部经胼胝体入路、侧脑室三角区入路、幕下小脑上入路等。

二、围手术期护理

（一）术前护理

1. 术前评估

（1）评估患者的生命体征、意识状态、瞳孔、神经系统症状及体征。

（2）评估患者有无脑积水及导致颅内压急剧增高的相关因素，如呼吸道梗阻、便秘、剧烈咳嗽、癫痫等。

（3）评估患者有无贫血、低蛋白血症。评估患者的进食情况，不能进食的患者有无其他营养支持。

（4）评估患者身体状况，包括年龄、职业、大小便、睡眠、既往史、家族史等。

2. 术前护理措施

（1）有颅内压增高的患者遵医嘱使用脱水剂，抬高床头15°～30°，密切观察患者意识状态、瞳孔、生命体征的变化并及时记录。对梗阻性脑积水患者做好脑疝的预见性观察；对有视物障碍者提供生活协助，并做好跌倒的预防。避免颅内压急剧增高的因素，如情绪激动等。

（2）倾听患者的主诉，给予对症处理。

（3）常规术前准备：遵医嘱完成配血、禁食水、备皮等术前准备。

（4）心理护理：护士应耐心倾听患者及家属的诉求，给予心理安慰和生活帮助。

3. 术前健康指导

（1）术前告知手术方式、预计入手术室时间及返回监护室的注意事项等，避免不必要的紧张加重病情。

（2）吸烟者术前1～2周戒烟，以减轻对呼吸道的刺激。

（3）肠道准备：术前一晚或当天早上排便一次，可减轻术后腹胀。

（4）排尿排便练习：术后需床上大小便者，术前开始床上大小便适应性训练，为尿失禁患者留置导尿管，并做好护理。

（二）术后护理

1. 术后评估

（1）评估患者的生命体征、瞳孔、意识状态。

（2）评估伤口渗出情况，引流管是否通畅，引流液的颜色、性质和量。

（3）评估患者症状改善情况。

（4）评估患者生活自理能力、跌倒风险、血栓风险等。

2. 术后护理措施

（1）术后病情允许时需抬高床头15°～30°，病情允许后早期离床活动。

（2）观察患者意识状态、瞳孔及生命体征变化。

（3）疼痛的护理：了解疼痛的部位、性质、程度和持续时间，分辨是颅内压增高引起的疼痛还是伤口疼痛，遵医嘱适当应用止痛药缓解疼痛。

（4）营养：麻醉清醒及恶心、呕吐反应消失后，可遵医嘱给予流质饮食，逐渐过渡到软食、普食。

（5）管道的护理：各种管道正确放置并妥善固定，防止受压、扭曲或脱管。伤口引流液颜色转变成鲜红色时，警惕颅内出血，在止血处理的同时，行急诊CT检查，以排除或确诊颅内出血，血肿量多时，需再次开颅清除血肿，积极做好清除血肿的术前准备。

（6）肢体活动障碍的护理：指导并协助患者做被动运动，加强肢体功能锻炼，预防血栓和压力性损伤的发生，防止失用性萎缩和足下垂。

（7）心理指导：对生活不能自理者，应劝告其正视现实，克服依赖心理，指导家属鼓励患者最大限度地自我护理。

3. 术后并发症的预防和护理

（1）颅内出血：术后24～48h易发生颅内出血。嘱患者不要用力咳嗽和用力排便。一旦发现患者意识改变、头痛、呕吐、烦躁不安、血压升高、脉搏及呼吸减慢等征象，立即报告医生，做好再次手术的准备。观察伤口局部有无血肿、渗液、渗血等。

（2）脑水肿：术后3～5d为脑水肿发病高峰期，密切观察患者意识状态、瞳孔、肢体活动及生命体征，及时报告医生处理。

（3）应激性溃疡：密切观察消化道症状，如患者出现恶心、呕吐、腹胀，甚至呕吐物及大便为咖啡色或鲜血样，应立即报告医生对症处理。

（4）感染：加强口腔护理、皮肤护理、尿道口护理，尽早拔出导尿管，预防相关感染。

（5）下肢深静脉血栓形成：指导患者卧床期间行踝泵运动，每次20～30组，每天3～4次。在病情允许的情况下，每天饮水1500ml。患者若出现下肢疼痛、肿胀、皮温升高等表现，应行下肢静脉B超排查，并给予相应护理。

三、健康指导

（1）体位指导：健侧卧位，避免压迫伤口。

（2）饮食指导：摄入高蛋白、高维生素、高热量的食物。

（3）功能锻炼：有肢体功能障碍者，应加强锻炼，以提高生活自理能力。

（4）出院指导：嘱患者术后3～6个月门诊复查。如术后原有症状消失后再次出现或原有症状加重，及时就诊。

四、知识扩展

（一）腰大池外引流的适应证与禁忌证

需首先排除严重颅内压增高，才可行腰大池外引流。

1. 适应证

（1）部分 Fisher 分级 3 ～ 4 级的蛛网膜下腔出血。

（2）部分脑室出血。

（3）中枢神经系统感染的抗菌药物治疗。

（4）脑脊液漏的辅助治疗。

（5）使脑组织松弛的颅内肿瘤围手术期准备。

2. 禁忌证

脑疝为腰大池外引流的绝对禁忌证。

相对禁忌证如下。

（1）颅内压严重增高者。

（2）穿刺部位腰椎畸形、骨质破坏造成腰椎穿刺或置管困难者。

（3）全身严重感染（如严重脓毒症）、休克或濒于休克以及生命体征不稳的濒死者。

（4）高颈段脊髓占位性病变，特别是脊髓功能完全丧失者。

（5）脑脊液循环通路不完全梗阻者。

（6）躁动不安或精神行为异常，不能配合诊疗者。

（二）脱水药物使用原则

脱水药根据作用机制和药物性质可分为渗透性脱水药、利尿性脱水药、胶体溶液和其他辅助性脱水药。

常用的高渗性脱水药包括甘露醇、高渗盐水、甘油果糖。其主要作用是消除或减轻脑水肿、降低颅内压。禁忌证：①由于甘露醇无法排泄，会加重高渗状态，因此严重肾功能不全者禁用；②渗透性脱水可能扩大出血范围，活动性颅内出血（非脑疝期）患者禁用；③渗透性利尿可能加重循环衰竭，脱水或低血容量患者禁用。利尿性脱水药如呋塞米、托拉塞米，通过抑制肾小管对钠、水的重吸收，减少体液总量，间接减轻组织水肿。使用过程中易导致电解质紊乱，需监测补充。常用的胶体溶液如人血白蛋白通过提高胶体渗透压，促进组织间液回流至血管内，减轻水肿。需联合呋塞米增强利尿效果。其他辅助性脱水药如地塞米松，长期使用可能导致感染风险升高、血糖升高等。心功能不全患者仅在危及生命的颅内高压（如脑疝）时考虑短期使用渗透性脱水药，并需严格联用利尿剂，使用过程中严格监测血流动力学。严重心衰或急性肺水肿患者禁用渗透性脱水药。

（詹昱新　徐玲）

第五节 脑干肿瘤的护理

一、脑干肿瘤基础知识

（一）脑干解剖结构概述

脑干是人体中枢神经系统的重要组成部分，位于颅腔内，连接大脑和脊髓，是两者之间的桥梁。脑干由延髓、脑桥和中脑组成，呈倒置的圆锥体形状。脑干的腹侧面包括正中裂、基底沟、薄束结节、楔束结节等结构；背面则有菱形窝、小脑下脚等结构。在脑干背侧面，延髓、脑桥和中脑的界限不明显，呈现菱形窝状。第四脑室位于延髓、脑桥与小脑之间，顶朝向小脑，底为菱形窝。

脑干内部主要由灰质和白质构成。灰质包括数十个神经核团，如动眼神经核、滑车神经核、展神经核等。白质则由多种上行和下行纤维束组成，包括锥体束、脊髓丘脑束、内侧丘系、三叉丘系、外侧丘系等。

（1）锥体束：包括皮质脊髓束和皮质核束，负责传导大脑皮质的运动指令到脊髓。

（2）脊髓丘脑束：传递来自皮肤和肌肉的感觉信息到大脑。

（3）内侧丘系：传递听觉信息到大脑。

（4）三叉丘系：传递面部感觉信息到大脑。

（5）外侧丘系：传递视觉信息到大脑。

（二）脑干肿瘤分类及病理特点

1. 病因

病因尚不清楚，目前认为与基因突变、化学因素、放射因素等有关。

2. 病理类型及影像分型

（1）病理类型：脑干肿瘤的常见病理类型包括胶质瘤、室管膜瘤、血管网状细胞瘤、混合性胶质－神经元肿瘤、海绵状血管瘤、转移瘤。

（2）影像分型：目前在脑干胶质瘤中应用比较广泛的影像分型是 Choux 等于 2000 年提出的。该分型根据部位及生长方式将脑干胶质瘤分为 4 种类型：弥散型、局限内生型、局限外生型和延颈型，其中弥散型最常见。

3. 临床表现

（1）脑神经损害症状：复视、眼睑下垂等动眼神经麻痹症状；面瘫、面部麻木或三叉神经受累症状；后组脑神经功能障碍，如吞咽呛咳、声音嘶哑等。

（2）肢体运动、感觉障碍：主要表现为交叉性瘫痪和偏身感觉障碍。

（3）小脑症状：主要表现为步态不稳、闭目难立征阳性、眼球震颤及共济运动失调等。

（4）颅内压增高：表现为头痛、呕吐、视盘水肿。颅内压增高症状在中脑肿瘤中出现较早，脑桥肿瘤的颅内压增高症状出现较晚。

4. 诊断方法

（1）MRI：是目前诊断脑干肿瘤最好的检查方法，通常表现为长 T1 和 T2 信号。MRI 对于脑干肿瘤的定位、定性诊断，明显优于 CT。

（2）数字减影血管造影（DSA）：常用于富含血管的肿瘤诊断，不仅能为判断肿瘤性质提供重要依据，而且还能显示肿瘤血供的具体细节，包括肿瘤血管和肿瘤染色的具体范围、供血动脉来源和引流静脉，为制订手术计划提供详细依据。

（3）CT：表现为脑干增粗，占位效应明显。病灶可呈低密度、等密度、高密度以及混杂密度，偶有出血及坏死。

（4）发射型计算机断层成像（ECT）：PET（正电子发射断层成像）/SPECT（单光子发射计算机断层成像）可显示脑干代谢情况，提供定性、定量信息，重建三维图像，并且可以对任何角度的剖面进行影像重建。

（5）术中神经电生理监测：传统的神经电生理监测包括躯体感觉诱发电位（somatosensory evoked potential，SEP）、运动诱发电位（motor evoked potential，MEP），是脑干手术监测的基础方案。脑干神经核团电位和经颅电刺激运动诱发电位是脑干手术监测的标配。脑干神经核团电位可用于识别脑干内的神经核团、皮质脊髓束和皮质核束的走行，寻找进入脑干的安全区域，而 MEP 可实时评估神经传导通路的完整性，为脑干手术保驾护航。

5. 治疗方法

（1）一般治疗：加强支持治疗和对症治疗，维持内环境稳定。对有延髓麻痹、吞咽困难和呼吸衰竭者，应采用鼻饲、气管切开、人工辅助呼吸等。对有颅内压增高者，应给予脱水剂，并加用皮质类固醇药物，以改善神经症状。

（2）手术治疗：病变局限、部位浅表、临床症状与体征呈进行性加重者可手术治疗；而浸润性生长、波及范围较广的肿瘤，目前暂不建议手术治疗。

（3）放疗及化疗：放疗是脑干胶质瘤的主要治疗手段之一，通常能够缓解临床症状。术后正规的放疗能够抑制残存肿瘤细胞的生长。化疗的方案比较多，但对于脑干胶质瘤，没有一种化疗方案证实有确切效果。放疗联合化疗是脑干胶质瘤术后治疗的主要方式，包括同步放疗和化疗、放疗前化疗和放疗后化疗，其中以同步放疗和化疗应用最多且效果确切。

二、围手术期护理

（一）术前护理

1. 术前评估

（1）一般情况的评估：患者的年龄、生命体征、意识状态、瞳孔、皮肤、家族史、服药史、手术史、外伤史、过敏史、慢性病病史，了解患者的饮食、睡眠、排泄等情况，尤其注意评估呼吸的频率及节律。

（2）神经功能的评估：有无脑神经损害、小脑功能障碍、颅内压增高等症状，评估肢体运动、感觉、吞咽等功能。

（3）辅助检查结果的评估：血生化检查结果、肝功能、凝血功能，CT 或 MRI 显示病变的部位。

（4）患者心理及社会支持情况的评估：反复长期的头痛、呕吐等不适可引起患者失眠、焦虑等心理反应。了解患者及家属对疾病的认知及适应情况。

2. 术前护理措施

（1）严密观察生命体征：特别是意识状态、瞳孔的变化。

（2）观察有无颅内压增高症状：若患者突发头痛、呕吐频繁、躁动不安则提示颅内压增高，应立即报告医生给予相应的处理。

（3）观察患者呼吸功能的变化：包括呼吸的频率、节律、幅度以及血氧饱和度的情况。如发现异常，及时报告医生，必要时给予人工气道辅助通气。

（4）营养管理：对于出现后组脑神经症状，如声音嘶哑、吞咽困难、进食呛咳的患者，入院后评估患者进食能力及全身营养状况。对于存在吞咽障碍的患者，可通过洼田饮水试验或标准吞咽功能评估量表（SSA）评估患者的吞咽功能。患者存在吞咽障碍时，行容积－黏度吞咽测试（volumetric viscosity swallowing test，V-VST），根据测试结果选择食物的种类和进食的一口量，并进行吞咽功能训练，遵医嘱给予静脉高营养支持治疗，必要时给予鼻饲饮食，保证患者的营养摄入。

（5）安全管理：延髓肿瘤患者可出现小脑症状，脑桥肿瘤患者可出现肢体无力，易发生跌倒等安全隐患。入院时应告知患者防范跌倒等安全隐患的相关知识，并在床头放置安全提示标识，做好交接班。

（6）心理护理：脑干肿瘤手术复杂，该部位肿瘤的致残率及致死率高，术后并发症多，恢复慢。护士应为患者讲解疾病相关知识、术后并发症的预防和护理知识，介绍成功的案例，增强患者的信心，使其更好地配合治疗。

3. 术前健康指导

指导患者做深呼吸、有效咳嗽排痰、吞咽、轴线翻身以及床上排便练习。

（二）术后护理

1. 术后评估

（1）评估患者生命体征、瞳孔、意识状态、肢体活动。

（2）评估患者的呼吸功能，包括呼吸的频率、节律、幅度以及血氧饱和度。

（3）评估各管道情况，特别是人工气道及引流管。

（4）评估患者术前症状及后组脑神经功能障碍改善情况。

（5）评估患者生活自理能力、跌倒风险、压力性损伤风险。

2. 术后护理措施

（1）术后全身麻醉未醒时，取去枕平卧位，头偏向一侧。严密观察意识状态、瞳孔、生命体征的变化，每 30min 监测患者生命体征、意识状态及瞳孔一次，至麻醉期结束。同时床头抬高 15° ～ 30°，并注意观察患者神经功能有无改变，如肌力下降、言语障碍等。

（2）观察呼吸的频率、节律、幅度及血氧饱和度，遵医嘱给予氧气吸入及进行血气分析检查，监测血氧分压。观察患者口唇、甲床及皮肤黏膜的颜色及意识变化，如发现异常，立即报告医生。关注患者有无喘憋、胸闷、意识障碍等症状，防止二氧化碳蓄积和低氧血症。如血氧饱和度低于 90% 应及时报告医生，必要时协助医生行气管插管或气管切开术，连接呼吸机辅助呼吸。气管插管患者全身麻醉未醒阶段，为减轻气管插管对咽后壁的压迫，防止气道阻塞，应将患者头部处于正中位略后仰，维持插管位置。

（3）保持呼吸道通畅，湿化气道，及时清理呼吸道分泌物，定时翻身、叩背，以促进痰液的排出，雾化吸入，定期留取痰液进行培养化验。对主动、被动咳嗽无力者，应考虑行气管切开。备好气管切开包，以便抢救时使用。

（4）对气管插管、气管切开的患者，应妥善固定人工气道。对气管插管患者应注意置入深度，并定时监测气囊压力，保持气管插管气囊压力维持在 25 ～ 30cmH_2O。

（5）体温调节障碍的护理：丘脑下部受损导致体温调节中枢功能障碍而出现高热，当患者体温在 38.5℃以下时，给予物理降温，如温水擦浴、腋下放置冰袋等。当患者体温超过 38.5℃时，应根据医嘱给予药物降温，效果不显著者使用冰毯控制体温。物理降温的过程中要观察患者皮肤，避免发生冻伤。

（6）观察有无胃肠道出血症状，观察患者呕吐物及大便的颜色、量，如发现异常，及时留取标本进行培养化验，必要时遵医嘱给予患者禁食、胃肠减压及止血药物等治疗。

（7）通过洼田饮水试验、标准吞咽功能评估量表（SSA）、容积 – 黏度吞咽测试（V–VST）等方法评估患者吞咽功能。对于出现明显吞咽障碍、洼田饮水试验 3 级以上的患者，遵医嘱留置胃管，确保营养的摄入。

（8）注意观察伤口有无渗血、渗液。对于伤口位于后正中位的患者，应加强伤口观察及管理，可将患者的头置于软枕或U形枕上，避免伤口受压。

（9）对术后长期卧床患者，加强翻身、叩背及肢体活动。

3. 术后并发症的预防和护理

（1）呼吸功能障碍：是术后最严重的并发症，应严密观察，及时处理，必要时给予呼吸机辅助呼吸。

（2）后组脑神经功能障碍：表现为吞咽障碍、声音嘶哑，舌下神经受累时还会出现伸舌不能。①术后在拔出气管插管前应观察患者的生命体征、意识状态、主动咳嗽反射、被动咳嗽反射、主动伸舌情况、口腔分泌物及血气分析结果。如术后患者存在意识不清、口腔分泌物增多、主动及被动咳嗽反射差、伸舌无力或不对称、血气分析示 CO_2 潴留等情况，应及时报告医生，慎重拔管，谨防窒息或误吸的发生。②对存在吞咽障碍、洼田饮水试验3级以上的患者，应遵医嘱留置胃管，鼻饲饮食。为防止鼻饲操作不当造成食物反流引起误吸，鼻饲前应抬高床头30°，检验胃管是否在胃中，注意鼻饲速度，不可过快，避免呛咳、误吸。根据容积－黏度吞咽测试（V-VST）的结果，调整食物的种类和进食的一口量，逐步训练吞咽功能，并根据吞咽功能恢复的程度，逐渐恢复到正常饮食。

（3）应激性溃疡及消化道出血：脑干区域手术可直接或间接导致自主神经功能紊乱，导致胃酸分泌增加，胃蠕动增加，血管痉挛，胃肠黏膜缺氧溃烂和出血，同时糖皮质激素的应用可诱发上消化道出血。因此要及时观察患者呕吐物和大便的颜色、量，如发现异常，及时留取标本化验，必要时遵医嘱给予患者禁食、胃肠减压及止血药物治疗，并监测生命体征的变化。术后患者可摄入适量的米汤，其中含有丰富的B族维生素，可以防止脱水，促进肠道黏膜修复和消化功能恢复。遵医嘱给予抑酸药物，如奥美拉唑、泮托拉唑等。

（4）神经源性肺水肿：是脑干肿瘤术后早期常见的并发症。严重者表现为呼吸窘迫，一旦出现，应给予呼吸机正压通气。

（5）脑积水：表现为手术数日后突然出现头痛、意识障碍。CT检查可发现脑室扩大，必要时可行脑室－腹腔分流手术。

三、健康指导

（1）患者应保证睡眠充足，避免劳累。

（2）指导患者根据医嘱按时按量服药，预防并发症，促进神经功能恢复。

（3）加强营养，制订合理饮食计划，增强机体抵抗力。对于吞咽功能较差的患者，根据吞咽功能级别选择食物，防止呛咳造成误吸。洼田饮水试验是目前应用最为广泛的吞咽障碍筛查方式。神经外科患者还可选择标准吞咽功能评估量表（SSA），根据评估结果和容积－黏度吞咽测试（V-VST）结果，选择食物的种类和进食的一口量，保证营养摄入，同时避免呛咳、误咽和误吸。

（4）保持大便通畅，防止因用力排便引起颅内压增高而发生意外。可多摄入蔬菜、水果、蜂蜜等，必要时可适量服用缓泻药物。

（5）对于肢体活动障碍者，应继续进行肢体功能锻炼，指导每 2h 给患者翻身 1 次，并将肢体各关节保持功能位。采用正确的肢体功能锻炼模式，在床上对患者进行关节被动运动。关节被动运动顺序是由大关节到小关节，以主动训练为主，家属协助为辅。双手交叉握，利用健侧上肢的伸展带动患侧上肢伸展，进行肩关节锻炼。手部锻炼包括指关节、掌关节、腕关节的旋转、屈伸、抓捏及对掌训练。下肢训练可以采取“双桥训练”“单桥训练”。每次锻炼时间为 20 ～ 30min，每日 2 次，运动量的增加应循序渐进。还可适当辅以针灸、按摩、理疗、高压氧治疗等，防止发生废用综合征。

（6）吞咽功能锻炼。

发声练习：训练患者张口发“啊”、闭嘴发“呜”的声音，并指导患者做缩唇吹口哨的动作，诱导发音。

舌的运动包括以下几种。①被动运动：用纱布或手绢包住患者舌头，向前后、左右、上下各个方向进行牵拉运动。②主动运动：指导患者用舌尖舔上下唇及左右嘴角。③抵抗运动：指导患者手持压舌板或勺子、小镜子，嘱患者伸舌用力抵住压舌板或勺子、小镜子，做抵抗运动。

空吞咽练习：指导患者向前伸舌，之后尽量后缩舌根或尽量鼓腮后吞咽。

咽部冷刺激：用冰冻的棉棒蘸少许水，轻轻刺激软腭、舌根及咽后壁。

（7）对于出院时留置气管切开套管、胃管、导尿管、PICC 等各类管道的患者，应告知更换及维护时间和方法，积极进行家庭护理。

（8）预防下肢深静脉血栓形成，如直腿抬高训练、踝泵运动等。

四、知识拓展

脑干肿瘤药物使用原则如下。

（1）化疗药物：VP-16 方案是常用的治疗方案，包括依托泊苷、顺铂和氮芥类药物，这些药物的结合旨在增强治疗效果。此外，尼莫司汀、卡莫司汀和洛莫司汀等烷化剂也被用于治疗脑干肿瘤。

（2）激素类药物：在脑干淋巴瘤的治疗中，激素类药物如地塞米松和泼尼松常用于减轻症状和缓解病情，但应根据患者的具体情况和医生建议选择合适的药物，并注意控制药物剂量和副作用。

（3）靶向治疗药物：替莫唑胺及其他靶向治疗药物如贝伐单抗在脑干胶质瘤的治疗中也有应用，尽管关于其疗效观点尚不统一。硼中子俘获治疗（boron neutron capture therapy，BNCT）是一种结合放射与药物靶向的、细胞级精准放疗方法，适用于儿童脑干肿瘤。

（4）新型抗肿瘤药物：如奥希替尼，推荐用于EGFR突变阳性的脑转移瘤或脑膜转移瘤患者，剂量为80mg口服，每天一次。

（5）生物制剂：干扰核酸生物合成的药物，如甲氨蝶呤、5-氟尿嘧啶、巯嘌呤等，也用于治疗脑瘤。

（6）特殊治疗方法：磁共振引导聚焦超声可以增加化疗药物向脑干的输送，提供新的治疗机会。

（詹昱新　黄娜）

第六节　颅后窝肿瘤的护理

一、基础知识

颅后窝肿瘤是指小脑幕以下、枕骨大孔以上的肿瘤。颅后窝肿瘤包括桥小脑角区肿瘤、第四脑室肿瘤、小脑肿瘤、斜坡肿瘤、脑干肿瘤等。

（一）颅后窝解剖结构概述

颅后窝是颅底内面最深的部分，位于颅中窝和颅前窝的后方，解剖结构复杂且重要。颅后窝位于颅底最低位置，由枕骨和颞骨岩部构成。中央有枕骨大孔，孔内有延髓与脊髓连接，并有副神经的脊髓根、椎动脉和椎内静脉丛通过。

主要结构如下。

（1）枕骨大孔：位于颅后窝中央，是连接颅腔与椎管的通道。

（2）斜坡：位于枕骨大孔前方，是枕骨的一部分。

（3）舌下神经管内口：位于枕骨大孔前外缘上，是舌下神经进入颅内的通道。

（4）横窦沟：从枕骨大孔后上方延续至颞骨岩部，呈S形弯曲向下倾，形成乙状窦沟，再经颈静脉孔出颅。

（5）颈静脉孔：位于横窦沟末端，是颈内静脉进入颅内的通道。

（6）内耳门：位于颅后窝的前外侧，通向内耳道。

颅后窝容纳了小脑、脑桥和延髓等重要脑结构，这些结构在维持生命活动中起着至关重要的作用。此外，颅后窝还包含多个重要的神经和血管通道，如副神经、椎动脉和颈内静脉等，这些通道的损伤可能导致严重的后果。

颅后窝的边界明确，前界为鞍背，前外侧界为颞骨岩部上缘，后外侧界为横窦沟。此外，颅后窝的骨质较薄，容易在外力作用下发生骨折。

综上所述，颅后窝是一个复杂的解剖区域，包含多个重要的结构和通道，其解剖特点和功能对于理解人体解剖学和临床医学具有重要意义。

（二）病因

颅后窝肿瘤的发病原因目前并不明确，主要包括环境因素和遗传因素两类。可疑的环境因素包括化学致癌物、离子射线、致肿瘤病毒感染、女性孕期或经期激素异常等，遗传因素主要包括一些遗传性基因突变，如 *NF1* 及 *NF2* 基因突变与神经纤维瘤病相关，*VHL* 基因突变与 Von Hippel-Lindau 综合征引起的颅后窝血管瘤相关，*PTEN* 基因突变与 Cowden 综合征引起的小脑发育不良性神经节细胞瘤相关等。遗传因素及环境因素共同作用，使原癌基因激活、抑癌基因失活，最终导致肿瘤发生。

（三）分类

颅后窝肿瘤的分类见表 5-1。

表 5-1　颅后窝肿瘤分类

部位	肿瘤分类
桥小脑角区	听神经鞘瘤、胆脂瘤、脑膜瘤等
小脑及第四脑室	星形细胞瘤、髓母细胞瘤、室管膜瘤、血管网状细胞瘤、转移瘤、幕下脑膜瘤等
斜坡	脊索瘤、骨软骨瘤、脑膜瘤、垂体腺瘤、鼻咽癌等
脑干	胶质瘤、血管网状细胞瘤、海绵状血管瘤等

（四）临床表现

1. 桥小脑角区肿瘤

（1）耳鸣或者听力减退：高频耳鸣通常为听神经鞘瘤的首发症状，继而出现一侧听力隐匿性、进行性减退，进而失聪。

（2）相邻脑神经受损：三叉神经受损可出现面部麻木或疼痛，角膜反射减退和同侧咀嚼肌无力、萎缩；动眼神经受损可出现同侧部分眼外肌麻痹，瞳孔散大，瞳孔对光反射消失；外展神经受损可出现眼球内收、复视；面神经受损可有不同程度的周围性面瘫；后组脑神经受损可出现进食呛咳、咽反射消失、声音嘶哑。

(3)小脑受压症状：眼球水平震颤，患侧注视更为明显，肢体肌张力降低、共济失调、辨距不良，小脑性构音障碍等。

(4)锥体束征：肢体无力、反射亢进和病理征阳性。

(5)颅内压增高：头痛、呕吐和视盘水肿。

2. 小脑肿瘤

(1)颅内压增高：头痛、呕吐、视盘水肿。

(2)肢体共济失调：患侧各组肌肉运动时不协调，易向患侧倾倒，精细动作不能。

(3)锥体束征：肢体无力、反射亢进和病理征阳性。

(4)眼球震颤：眼球水平震颤多见。

3. 第四脑室肿瘤

(1)颅内压增高：头痛、呕吐、视盘水肿。

(2)小脑损害的症状和体征：躯干性共济失调、闭目难立征阳性等。

(3)其他症状和体征：双眼内斜、复视、咽反射消失、强迫头位、头围增大、破壶音、锥体束征等。

4. 斜坡肿瘤

(1)上斜坡肿瘤：内分泌功能障碍、视觉障碍、海绵窦综合征。

(2)中斜坡肿瘤：复视、外展神经麻痹、三叉神经障碍、锥体束征、桥小脑角综合征、脑积水。

(3)下斜坡肿瘤：伸舌偏、舌肌萎缩、声音嘶哑、呛咳、锥体束征、颈项痛、脑积水。

5. 脑干肿瘤

见本章第五节内容。

(五)诊断方法

(1)头颅 MRI：具有优良的软组织分辨力，多平面成像使病变定位更准确，血管流空效应及多种成像方法与脉冲序列技术促进了颅内肿瘤的定性诊断。对比增强扫描可提高肿瘤的显著性，发现头颅 MRI 平扫阴性或者易被忽视的病变。

(2)头颅 CT：密度分辨率高，成像时间短，易于显示颅内肿瘤中含有的钙斑、骨骼、脂肪和液性成分。术前行高分辨率的薄层 CT 扫描可以评价乳突气化程度、颈静脉球与内听道的位置关系，测定内听道后缘到后半规管的距离，为术中操作提供指导。

(3)听力检测及耳科学：听力检测常可显示感觉性听力丧失、言语辨识力下降、言语感受阈值高。脑干听觉诱发电位检查有助于早期发现前庭神经鞘瘤。电测听检查可鉴别前庭神经鞘瘤与其他神经性耳聋和耳蜗病变。

(4)术中神经电生理监测：可以在不影响手术操作的基础上连续监测手术过程，评估神经传导通路的完整性，指导术者识别术野中的靶神经或者功能区，从而有效避免医源性损伤，降低患者术后神经功能障碍或者缺失的发生率。通常术中需要监测躯体感觉诱发电位（SEP）、运动诱发电位（MEP）、肌电图（electromyogram，EMG）。根据具体手术入路及手术部位选择监测不同的神经，如听神经瘤、颅底后外侧肿瘤通常累及面神经、听神经和后组脑神经，因此，需要在术中监测上述神经的EMG和MEP。

（六）治疗方法

（1）手术治疗：是目前颅后窝肿瘤最有效的治疗方法。外科手术是颅后窝肿瘤的首选治疗方案或综合治疗的核心手段，手术标本是获得精确病理诊断、制订下一步治疗策略的基础。

（2）放疗：是颅底肿瘤治疗中的重要手段。颅底区域由于与视神经、垂体和脑干关系密切，因此放疗时要注意进行保护，利用CT和MRI融合三维影像技术设计放疗方案，同时尽可能避免损伤肿瘤周围的重要神经结构。

（3）化疗：目前胶质瘤化疗手段比较单一,一线药物仅有替莫唑胺。以替莫唑胺为基础的化疗方案已经广泛应用于各类胶质瘤的治疗。但脑胶质瘤对替莫唑胺容易出现耐药性，一旦肿瘤复发，就可能发展到无药可用的地步。因此新的辅助治疗亟待开发和完善。

（4）其他治疗：溶瘤病毒治疗及细胞免疫治疗如CAR-T治疗、硼中子治疗等已经进入临床试验阶段，其中部分治疗已应用于临床。

二、颅后窝肿瘤围手术期护理

（一）术前护理

1. 术前评估

（1）一般情况的评估：患者的年龄、生命体征、意识状态、瞳孔、皮肤、家族史、服药史、手术史、外伤史、过敏史、慢性病病史，了解患者的饮食、睡眠、排泄、吞咽功能等。

（2）脑神经功能的评估：患者面神经、三叉神经、听神经、舌咽神经功能，是否存在面瘫、角膜溃疡、耳鸣、听力障碍、眩晕、声音嘶哑、咽反射消失、共济失调、眼球震颤等情况。

（3）颅内压增高症状的评估：是否有恶心、呕吐等。评估有无头痛及疼痛的部位、持续时间。

（4）辅助检查结果的评估：血生化、凝血功能检查是否正常，头颅CT或MRI显示病变的部位及性质，有无脑积水。

（5）患者心理及社会支持情况的评估：反复的头痛、呕吐等不适可引起患者失眠、焦虑等心理反应。了解患者及家属对疾病的认知及适应情况并给予适当干预。

2. 术前护理措施

（1）观察患者有无颅内压增高症状，如头痛、恶心、呕吐，甚至意识障碍，若有应及时处理。

（2）营养管理：通过洼田饮水试验或标准吞咽功能评估量表（SSA）等评估患者吞咽功能，根据吞咽情况和容积－黏度吞咽测试（V-VST）结果，遵医嘱给予患者流食、半流食、普食，少量多餐，保证营养。对于出现明显吞咽障碍、洼田饮水试验3级以上的患者，遵医嘱留置胃管，鼻饲饮食，必要时给予静脉高营养支持治疗，保证患者的营养摄入。

（3）安全管理：有运动障碍、视觉和听觉障碍、眩晕、晕厥史的患者，易发生跌倒，入院时向患者及家属讲解预防跌倒的相关知识，并使其掌握防止跌倒的措施，在床头放置安全提示标识，做好交接班。活动或外出时专人陪伴，协助患者完成日常生活护理。病区布局合理，物品摆放整齐。三叉神经麻痹患者面部感觉减退或丧失，故应注意饮食、饮水、洗脸水的温度，以免造成烫伤。

3. 术前健康指导

（1）指导患者做深呼吸、有效咳嗽排痰、吞咽、轴位翻身以及床上排便练习。

（2）对于术后可能出现面瘫的患者，可指导其早期掌握面肌功能训练的方法（表5-2、表5-3）。

表5-2　面肌功能训练方法——主动运动

序号	项目	操作
1	抬眉	上提眉目、前额部，做出吃惊及惊恐样表情
2	皱眉	两眉向眉心集中，用力至最大限度，若皱眉困难，在眉的内侧角可加力帮助
3	闭眼	用力闭眼10次，轻闭眼10次，用力闭眼和轻闭眼交替进行，如无法闭合，可用手指在上睑处加力闭合
4	皱鼻（耸鼻）	尽力向上牵拉鼻部皮肤，扩大鼻孔
5	微笑	引导口角向外上方运动，可用手指协调，尽量使两侧对称
6	示齿（牙）	引导口角向上方及两侧运动，显露上牙龈，加深鼻唇沟，尽量避免习惯性的单侧用力，必要时可用手指辅助
7	噘嘴	嘴唇用力向前翘起
8	牵拉嘴角	闭嘴，上下齿咬合后，引导口角向后运动，使颊部紧贴牙齿
9	降下唇，降口角	运动下唇，引导口角向下运动

注：每组动作进行10次。

表 5-3　面肌功能训练方法——被动训练

序号	项目	操作
1	辅助抬眉	同侧食指放在眉毛中段上方向上推起
2	辅助闭眼	同侧食指水平放在下眼睑下 2 ～ 3cm 处，轻轻向上推
3	辅助耸鼻	同侧食指置于鼻唇沟，向鼻根处上推
4	辅助微笑	同侧食指和中指放在颞部，大拇指置于患侧嘴角处并向外上方牵拉至双侧嘴角对称
5	辅助努嘴	单侧食指和大拇指捏合上下嘴唇向前拉，让双侧口唇趋于对称
6	辅助鼓腮	同侧食指和大拇指捏合上下嘴唇鼓气，并使之不漏气

注：每组动作进行 10 次。

（二）术后护理

1. 术后评估

（1）评估患者生命体征、瞳孔、意识状态。

（2）评估患者的呼吸功能，包括呼吸的频率、节律、幅度以及血氧饱和度。

（3）评估各类管道的情况，特别是人工气道及引流管。

（4）评估患者术前阳性症状改善情况。

（5）评估患者是否出现面神经、听神经、三叉神经及后组脑神经受损。

（6）评估患者生活自理能力、跌倒风险、压力性损伤风险、营养风险、吞咽功能等。

2. 术后护理措施

（1）病情观察：严密观察患者意识状态、瞳孔、生命体征的变化。术后全身麻醉未醒时，取去枕平卧位，头偏向一侧。每 30min 监测患者生命体征、意识及瞳孔一次，至麻醉期结束。同时抬高床头 15° ～ 30°，并注意观察患者神经功能有无改变，如肢体运动、言语功能等。

（2）呼吸的观察及护理：严密观察呼吸的频率、节律、幅度及血氧饱和度，遵医嘱给予氧气吸入及进行血气分析检查，监测血氧分压。观察患者口唇、甲床及皮肤黏膜的颜色及意识变化。保持呼吸道通畅，及时清理呼吸道分泌物，定时翻身叩背，雾化吸入，促进痰液的排出。

（3）脑神经损伤的护理。①后组脑神经麻痹：参见第七章第三节相关内容。②面神经受损：面瘫患者注意面部保暖，使用温水洗脸，避免冷风直接吹袭面部，并指导患者每日进行面肌功能训练。注意进食量、进食体位管理，给偏瘫患者喂食时，在患者偏瘫侧肩部放软枕垫，不能坐起者取躯干抬高30°的仰卧位，头前屈，膝下放一枕头。喂食者站立于患者健侧，使用勺子喂食。食物经由健侧口角入口，送入时尽量靠近舌根部。患者进食时头转向麻痹一侧，使健侧咽部扩大，便于食物进入，也可做点头样吞咽，颈部后屈将食物残渣挤出，再颈部前屈，形似点头，同时做空咽运动。喂食后让患者张口，检查患者口腔内无食物残留后，方可进行第二次送食。吞咽功能正常的患者，喂食量约一口20ml。对吞咽障碍患者评估其吞咽功能并行容积－黏度吞咽测试（V-VST）。对眼睑闭合不全的患者，遵医嘱滴入眼药水及涂抹眼药膏、贴医用眼贴、佩戴角膜绷带镜等，必要时给予眼睑缝合，保护眼角膜。③三叉神经受损：患者面部感觉减退或丧失，饮食、饮水、洗脸水温度应适宜，防止烫伤。

（4）小脑缄默症的护理：通常小脑缄默症患者表情冷漠、无反应、对周围事物漠不关心、懒言、不讲话，并伴有烦躁、焦虑不安。应根据不同的年龄阶段做相应的护理。对患儿进行护理时，可选择患儿喜欢的游戏、玩具、音乐来培养患儿的认知能力和操作能力，缓解精神症状，促进情感障碍的恢复，使其可以配合临床治疗。由于患儿对声音及光线变化敏感，因此应保持病室内安静、光线柔和，集中治疗和护理的时间，减少不必要的人员走动。对于成人患者，护士应以愉快的表情、温柔的眼神耐心主动地与其交谈，鼓励其发音、说话。询问患者的需求，给予全面的生活照顾。

（5）引流管的护理：保持引流管通畅，防止扭曲、堵塞、脱落，并详细记录引流液的颜色、量、性质。观察伤口有无渗血、渗液，一旦发现异常，及时报告医生。

（三）术后并发症的预防和护理

1. *颅内感染*

（1）卧床时床头抬高15°～30°。做好引流管护理，更换引流袋时严格无菌操作，避免引流液逆流导致逆行感染。

（2）保持病室环境舒适，加强探视管理，合理安排探视时间及探视人数，减少不必要的人员流动。

（3）保持伤口敷料清洁干燥，头部引流患者头枕无菌治疗巾，每日更换，有污渍、血渍污染时，随时更换。如发现敷料渗血、渗液，立即查明原因，同时观察伤口有无脑脊液渗漏、红肿及皮下积液，以便及时予以相应处理。枕后部伤口者避免伤口长期受压，定时更换卧位并观察伤口及皮肤。

（4）高热患者以物理降温为主，注意观察热型及伴随症状，给予相应的处理。鼓励患者多饮水。

2. *颅后窝血肿*

（1）严密观察呼吸变化，包括呼吸的频率、节律、幅度以及血氧饱和度。颅后窝发生血肿易形成枕骨大孔疝，造成患者呼吸衰竭，自主呼吸停止，如发现异常，立即报告医生。

（2）密切观察患者意识状态及伴随症状，随着血肿的增大，患者可表现出烦躁不安、鼾声呼吸、意识障碍发生或加重。

（3）密切观察患者瞳孔变化，枕骨大孔疝早期患者双侧瞳孔可一过性缩小或忽大忽小，该临床过程很短。

（4）密切观察患者生命体征的变化，如发现血压升高、高热，及时报告医生处理。

（5）患者出现头痛、呕吐、颈后部疼痛、癫痫、肢体功能障碍、失语等症状，立即报告医生。

三、健康指导

（1）患者应保持情绪稳定、睡眠充足，避免劳累。

（2）可采用深呼吸、腹式呼吸等方式预防坠积性肺炎；做好会阴部清洁，预防泌尿系统感染；遵医嘱使用营养神经药物，促进脑神经功能恢复。

（3）加强营养，制订合理的饮食计划，增强机体抵抗力。根据吞咽功能评定结果，合理选择食物的性状、喂食量、速度及进食体位，防止呛咳造成误吸。

（4）保持大便通畅，防止因用力排便引起颅内压增高而发生意外。可多摄入蔬菜、水果、蜂蜜等，必要时可适量服用缓泻药物。

（5）中枢神经损伤的训练：肢体活动障碍的患者应继续进行肢体功能锻炼，采用正确的运动模式，以主动训练为主，家属协助为辅，逐渐加大运动量，还可适当辅以针灸、按摩、理疗、高压氧治疗等，防止发生废用综合征。面瘫患者每日进行面肌功能训练，指导面瘫护理。吞咽障碍患者可进行吞咽功能训练。

（6）对出院时留置气管切开套管、胃管、导尿管、PICC 等各类管道的患者，应告知更换及维护时间与方法，积极进行家庭护理。

四、知识拓展

（一）患者发生误吸应急预案

（1）调整患者体位（半坐位或抬高床头 30°）。

（2）检查胃管长度及固定情况、有无胃潴留情况、胃管是否在胃内。

（3）患者出现呛咳或喘憋，立即停止鼻饲，通知医生检查。

（4）将患者头偏向一侧或取头低右侧卧位（根据病情），叩拍背部，安抚患者。

（5）立即评估患者气道情况，连接吸引装置，调节负压，负压吸引，尽可能吸出气道、口、鼻内的误吸物。气管切开者可经气管套管内吸引。

（6）若患者出现意识不清，呼吸、心跳停止，应立即采取心肺复苏、气管插管、加压给氧、心电监护等急救措施。

（7）遵医嘱给予抢救用药，严密观察呼吸、心率及缺氧症状，遵医嘱给予相应的处理。

（8）患者病情好转后，协助取正确体位，再次确认及处理胃管，待病情允许再行鼻饲。

（9）抢救结束后6h内，据实准确记录抢救过程。

（二）患者发生误吸处理流程（图5-3）

发生误吸

→ 通知医生

立即采用立位腹部冲击法促使异物咳出。救护者站在患者身后，紧紧抱住患者腹部，并突发用力向腹部后上方提起，使膈肌上升，胸腔及气道压力骤升以使异物咯出

背部叩压法促进异物咳出：用力叩打患者两侧肩胛骨4次

↓

保持镇静，鼓励咳嗽，同时辅以吸引器吸引，咳嗽时不要拍打背部，以免造成异物移位

↓

出现气急、不能咳、不能说话时，说明气道已完全堵塞，迅速协助医生进行环甲膜穿刺通气

↓

请耳鼻喉科医生专科治疗，同时做好气管切开或气管插管的准备

↓

协助医生行气管切开术或气管插管术

↓

如已发生呼吸停止，取出异物后，立即进行胸外按压和人工呼吸

↓

详细记录抢救经过及病情变化

图5-3　误吸的处理流程

（黄娜　詹昱新）

第七节　颅内外沟通肿瘤的护理

一、颅内外沟通肿瘤基础知识

颅内外沟通肿瘤是指起源于颅底结构如骨组织、脑膜、神经、血管或起源于颅内组

织、颜面、五官组织，同时侵及颅内外结构的肿瘤。

（一）颅内外沟通解剖结构概述

颅内外沟通解剖结构是指颅腔与外界环境之间的连接通道，这些结构在神经外科手术中尤为重要，因为它们涉及复杂的解剖关系和潜在的高风险区域。

（1）颅鼻蝶沟通区：是前颅窝与鼻腔、鞍区与蝶窦、鼻腔之间的重要沟通通道。手术标志包括额鼻缝、盲孔、筛板等。

（2）颅眶沟通区：是通过视神经管和眶上裂与眼眶相连的区域，涉及重要的神经血管结构，如动眼神经、滑车神经、外展神经和眼神经等。手术标志包括眶上孔、眶下裂、视神经管等。

（3）中颅窝与颞下窝－翼腭窝沟通区：是通过圆孔、卵圆孔、棘孔等与颞下窝、翼腭窝和咽旁间隙沟通的通道。手术标志包括额颧缝、眶额动脉管、棘孔等。

（4）颈静脉孔颅内外沟通区：位于枕骨大孔的外侧壁上，是后颅窝与颅外咽旁间隙的主要沟通通道。手术标志包括乳突、茎突、髁窝等。

（5）其他特殊区域：如枕部跨横窦颅内外沟通巨大表皮样囊肿，以及颈静脉孔区颅内外沟通孤立性纤维瘤等，这些病变通常需要通过特定的手术入路进行治疗。

颅内外沟通解剖结构的复杂性在于其涉及多个解剖区域和多种类型的结构（如骨骼、软组织、神经、血管等），这使得手术规划和执行变得极为复杂。因此，了解这些结构的详细解剖关系对于预防手术并发症和提高手术成功率至关重要。

（二）病因

具体病因尚不明确。鼻腔、鼻窦与前中颅底相毗邻，涉及颅脑、眼、鼻等重要部位，局部重要器官多。鼻腔、鼻窦、眼眶、头皮、颅骨的肿瘤均可侵犯颅底，肿瘤进一步扩大可形成跨颅底的肿瘤，导致颅内外相通。

（三）分类

颅内外沟通肿瘤主要根据肿瘤的原发位置进行分类，可分为以下三类。

（1）起源于颅骨、骨或软骨，如脊索瘤、软骨瘤、软骨肉瘤。

（2）起源于颅内结构，如脑膜瘤、神经鞘瘤、神经纤维瘤。

（3）起源于颅外结构，如鼻腔、上颌窦、腭部、鼻咽部、颊部、上颌骨、颧骨及眶周组织，包括造釉细胞瘤、神经鞘瘤、神经纤维瘤。

（四）临床表现

1. 起源于颅骨的颅内外沟通肿瘤的临床表现

（1）肿瘤生长缓慢，早期易被忽略，病程多较长，有的可自行停止生长。因肿瘤起源部位不同而有不同的临床表现。

（2）起源于内板的肿瘤向颅内生长时，可引起颅内压增高及相应的神经系统压迫症状。

（3）位于颅顶部的骨瘤呈突出于颅顶外板的圆形或圆锥状隆起，直径从数毫米至数厘米不等，与头皮无粘连、无压痛，多无不适感，除引起容貌改变外，一般不引起特殊症状。

（4）起源于前颅底的肿瘤较大，突入鼻旁窦时可引起相应的症状，如头痛、呕吐、鼻塞、嗅觉下降、容貌改变等。肿瘤增大阻塞鼻旁窦出口是其成为鼻旁窦黏液囊肿的原因之一，还可引起反复的鼻旁窦炎，甚至穿破硬脑膜而引起脑脊液鼻漏及颅内感染。颅－眶沟通肿瘤突入眼眶可引起突眼及视力障碍。

（5）颅中窝底内外沟通肿瘤因位置深在、生长空间相对较大而且隐匿，早期常无明显的临床症状和体征。当肿瘤逐渐增大，因肿瘤生长的部位及生长方向不同而有不同的临床表现。肿瘤主体部分位于颅中窝者，侵及三叉神经时，可出现患侧面部麻木或疼痛等；肿瘤侵及海绵窦、视神经、动眼神经、滑车神经及展神经时，可出现视力、视野障碍，眼球活动异常等；肿瘤体积巨大引起颅内压增高时，可出现头痛、头晕、呕吐等症状；肿瘤侵犯颞叶时，可出现癫痫；肿瘤压迫耳咽管时，可出现患侧听力下降等。而肿瘤在颅内外体积均较大时，上述所有症状都可能出现。

2. 起源于颅内结构的颅内外沟通肿瘤的临床表现

肿瘤压迫颅内不同部位组织可出现面部麻木、复视、面瘫、听力丧失和声音嘶哑等；当肿瘤引起颅内压增高时，可表现出颅内压增高的症状。肿瘤侵犯颅外的不同部位，可引起不同部位出现相应的症状，如脊索瘤侵犯鼻腔时可见鼻腔肿物，引起鼻塞。

3. 起源于颅外结构的颅内外沟通肿瘤的临床表现

（1）肿瘤起源于鼻腔、鼻窦时，早期症状不明显，随着肿瘤的增大，可累及颅底、脑等重要结构，表现为张口困难、内眦处肿物、颞部隆起、头痛、耳鸣等。肿瘤累及眼眶时可引起眼球移位、视力下降等表现。

（2）肿瘤主体位于颞下窝、翼腭窝时，可出现面部肿物、胀痛，眼眶部症状和咀嚼困难等。

（3）肿瘤起源于眼眶时，可出现突眼、眼球运动障碍、视力减退。肿瘤发展至晚期，可引起球结膜水肿、视盘水肿，继发视神经萎缩，甚至失明。肿瘤侵犯眶上裂时，患者可出现眶上裂综合征，即第Ⅲ对、第Ⅳ对、第Ⅴ对脑神经进行性麻痹，同时伴有患侧额部痛。肿瘤深入眶深处时，患者可出现眶尖综合征，表现为眶压增高、眶内出血、视力丧失等。

（五）诊断方法

（1）眼眶 X 线检查、CT：起源于颅外结构的颅内外沟通肿瘤可做眼眶 X 线检查、CT，眼眶内脑膜瘤可见视神经周围的骨质增生或破坏，视神经孔扩大或缩小，眼眶扩大，眶尖、眶顶和蝶骨嵴有骨质增生或破坏。

（2）脑血管造影：可明确肿瘤供血血管、脑组织侧支循环等。例如，可见眼动脉增粗、迂曲、分支增多，部分病例可出现肿瘤的病理染色。颅源性眶内肿瘤患者颅内大脑前动脉向后上方轻度弧形移位，大脑中动脉起始部向后推移，眶源性颅内血管正常。

（3）CT 和 MRI：常规 CT 平扫可以显示肿瘤形状、部位及生长方向，对骨组织显示较为清晰。薄层颅底 CT 可以很好地显示肿瘤内有无钙化及颅底骨质的改变。MRI 可较清晰地显示肿瘤的性质、位置、形态、大小、质地、与周边重要组织结构的关系等，是诊断此类疾病、判断肿瘤分型、选择手术入路的重要依据。MRI 甚至可以显示视神经的走行，但需增强扫描后方能显示清楚。在增强 CT 上，视神经的增强不如眼外肌明显，但视神经周围的脑膜明显增强，借此可与球后脂肪相鉴别。

（六）治疗方法

颅内外沟通肿瘤治疗可采取手术治疗、放疗、化疗等，具体治疗方式要依据肿瘤的起源部位和肿瘤的病理性质进行选择。

（1）颅骨骨瘤：建议手术切除，肿瘤切除后根据情况行颅骨成形术。其中颅骨巨细胞瘤术后再辅以放疗为宜；颅骨肉瘤建议在手术切除后再加以化疗与放疗；颅骨嗜酸性细胞肉芽肿术后应常规进行放疗。

（2）起源于颅内结构的颅内外沟通肿瘤：手术目的是在最大限度保留神经功能的前提下切除肿瘤，对不能全切的肿瘤，术后可采取立体定向放疗，或根据肿瘤病理性质进行放疗和化疗。

（3）眼眶及颅眶沟通脑膜瘤：手术目的主要是保存视力、控制肿瘤生长和改善容貌。可采用经颅或经侧眶壁入路的方法切除肿瘤。对于不能全切的肿瘤，术后可辅以立体定向放疗。

二、围手术期护理

（一）术前护理

1. 术前评估

（1）评估患者起病情况、视力、视野、家属及患者的配合度。

（2）评估患者有无头痛及疼痛的部位、持续时间、程度，是否有颅内压增高症状。

（3）评估患者生活自理能力、心理状况。

2. 术前护理措施

（1）术前警惕颅内压增高：严密观察生命体征，特别是意识状态、瞳孔的变化，如出现异常，及时报告医生。患者头部置一软枕，床头抬高 15° ～ 30°，以利于颈内静脉回流，减轻脑水肿，若患者呕吐严重，应保持侧卧位，防止剧烈呕吐造成误吸，并保持呼吸道通畅；卧床休息，尽量减少不必要的活动，给予生活照顾，保持病房安静；进行颅内压变化的动态观察，若患者突发剧烈头痛、呕吐频繁、躁动不安则提示颅内压增高，应立即报告医生给予相应处理，同时注意药物治疗的护理。

（2）术前安全的管理：对突眼、眼球运动障碍或视力、视野改变的患者加强保护措施，活动或外出时有专人陪伴，协助患者完成日常生活护理；病区内布局合理，物品摆放整齐，无障碍物，将呼叫铃放在患者手边，保持病房地面干燥、清洁，向患者及家属讲解并让其掌握防止外伤的措施。对于有视物障碍的患者，要把患者常用的生活用品放在其触手可及的地方，嘱患者下床活动时需有人陪同。

（3）术前针对性护理：术眼加盖保护眼罩，防止碰撞；训练患者按要求向各方向转动眼球，以利于术中或术后的病情观察和治疗；指导患者抑制咳嗽、打喷嚏的方法，即用舌尖顶压上腭，以免术后因突然振动引起前房积血或伤口裂开。鼻部手术特殊准备：术前氯霉素滴液滴鼻、滴眼，术前 1d 剪鼻毛、剃胡须。饮食调理，鼓励患者摄入营养丰富、易消化的高蛋白、高热量食物，对食欲差或进食困难者，静脉补充营养，改善营养状况。训练床上排便。

（4）心理护理：向患者及家属讲解手术的必要性、手术方式、注意事项，取得其配合，做好心理护理。

3. 术前健康指导

（1）术前告知患者手术方式、体位、术前准备及术后注意事项。

（2）指导患者术前行呼吸功能训练，如深呼吸、腹式呼吸、缩唇呼吸，指导其戒烟。

（3）术前指导并训练经鼻手术的患者张口呼吸。

（二）术后护理

1. 术后评估

（1）评估患者生命体征、瞳孔、意识状态及视力、视野的变化，肢体活动和感觉。

（2）评估伤口渗出情况和引流液的颜色、性质、量。

（3）评估患者疼痛的部位、性质、持续时间，评估有无颅内压增高症状。

（4）评估患者生活自理能力、跌倒风险、压力性损伤风险、血栓风险等。

2. 术后护理措施

（1）病情观察：密切观察患者生命体征及精神状态，如为眶颅、鼻颅沟通肿瘤，还应观察有无头痛、呕吐等颅内压增高的症状。

（2）体位护理：全身麻醉未醒者取去枕平卧位，头偏向一侧，及时清除口咽部分泌物，保持呼吸道通畅，防止发生窒息。全身麻醉清醒后，生命体征平稳者取半坐卧位，目的是减轻充血，有利于引流及排出分泌物。

（3）保持呼吸道通畅：密切观察患者呼吸频率、节律，有无发绀、躁动等异常情况，持续给予低流量（1 ～ 2L/min）吸氧，雾化吸入。对于张口呼吸患者，可用湿纱布覆盖口部，以减少水分的丢失。

（4）伤口护理。①眼部护理：术眼加盖保护眼罩，防止碰撞。注意观察局部伤口的渗血情况，眼垫、绷带有无松脱。②术区皮肤护理：做皮肤移植者，若绷带包扎处有异常分泌物或异味，要及时解开，观察皮片生长情况，并及时向医生报告，以便采取措施；不做皮肤移植者，若敷料渗湿，要及时更换，有新鲜血液渗出时要及时报告医生。嘱患者在术后 2 周内不要做摇头、挤眼等动作。③鼻部伤口护理：早期（1 ～ 7d）密切观察填塞纱条有无松动或脱出。纱条拔出后密切观察有无大量新鲜血液或清水样的液体流出，嘱患者不可擤鼻涕。

（5）引流管的护理：创腔引流术后引流袋置于床旁，保证创腔有一定的压力。硬膜下引流术后引流袋低于创腔 30cm，以利于排空硬膜下的血液。严密观察引流液的性质、量、颜色。保持引流通畅，护理操作及翻身时避免牵拉引流管，更换引流袋时严格执行无菌操作。

（6）脑脊液漏的观察：护士应注意观察鼻腔有无液体渗出，若渗出液为血性，轻者可不做处理，重者重新加压填塞；若鼻腔渗出液为无色透明液体，可将渗出液收集起来做生化定性检查；若鼻腔渗出液为血性液体，可将液体滴在纱布上，除观察纱布上血迹外还要观察有无淡黄色浸渍圈，以判断有无脑脊液鼻漏。同时嘱患者保持头高位，以利于分泌物的引流，促进修补创缘的愈合；避免咳嗽、打喷嚏、擤鼻涕、用力排便等，做好健康宣教。

（7）预防颅内感染：颅面手术的入路与鼻腔、鼻窦、眼眶相通，因此应警惕发生颅内感染。严密观察患者有无头痛、呕吐，有无颈项强直等脑膜刺激征表现；观察鼻腔、眼眶有无脓性分泌物，密切观察体温的变化。

（8）口腔护理：防止口腔感染，用医用漱口水或生理盐水漱口，2 次 /d，以免食物残渣引起口腔感染，口唇干裂者用液状石蜡涂擦。

三、健康指导

（1）饮食指导：经上颌或下颌入路进行手术的患者，术中需要重建颅底，因早期经口进食时咀嚼动作牵拉硬膜，可导致尚未完全修复好的硬膜撕裂，引起脑脊液漏，容易引起颅内感染。为避免术后感染，术后避免早期经口进食。为保证患者营养需要，可给予患者胃肠外营养或者留置胃肠管。

（2）用眼卫生：避免用手揉擦眼部，使用干净的毛巾。突眼、角膜充血时，可用眼药水滴眼或眼膏涂抹，保持角膜干燥。

（3）安全指导：患者术后存在面部肿胀、突眼等情况，指导患者下床活动时动作应缓慢，家属在一旁陪同，避免发生跌倒、烫伤等意外事件。

（4）康复训练：由于神经功能恢复需要较长时间，部分患者出院时依然存在部分神经功能缺失。因此，在出院时指导患者加强功能锻炼，促进神经功能恢复。

（5）出院指导：①保护好伤口，避免污染、潮湿，不可抓、挠伤口；②多摄入高蛋白食物，保证良好的营养，勿食用刺激性食物，戒烟戒酒；③保持口腔、鼻腔卫生，若鼻腔突然流出淡黄色液体，警惕脑脊液漏，及时到医院就诊；④按时复查头颅 CT 或 MRI，如有剧烈头痛，频繁呕吐，意识障碍，视力、视野改变等及时就诊。

四、知识拓展

（一）视力障碍患者跌倒应急预案

（1）加强对住院患者跌倒 / 坠床的预防，执行住院患者跌倒 / 坠床危险的评估要求：包括患者病情及用药变化时对跌倒 / 坠床的风险评估、药物治疗评估、排泄评估、活动评估、环境评估、教育评估。对高危患者（总分 ≥ 4 分）执行相关防护措施，告知患者与家属并签字，做好定期评估。病情变化时，随时评估。

（2）对高危跌倒 / 坠床的患者实施预防措施，降低跌倒 / 坠床的风险。积极治疗基础疾病，某些药物服用后可能引起头晕、嗜睡，服用之前做好健康宣传和必要告知教育。

（3）一旦患者不慎跌倒 / 坠床，护士应立即到患者身边，通知医生及家属，检查患者跌倒 / 坠床时的着力点，迅速查看全身状况和局部受伤情况，初步判断有无危及生命的症状、骨折以及肌肉、韧带损伤等情况。

（4）配合医生对患者进行检查，根据伤情采取必要的急救措施。加强巡视至病情稳定，及时向主管医生报告病情。

（5）及时、准确做好记录（时间、地点、患者情况和处理经过），认真做好交接班。并按护理不良事件上报流程逐级上报。

（二）视力障碍患者跌倒处理流程（图 5-4）

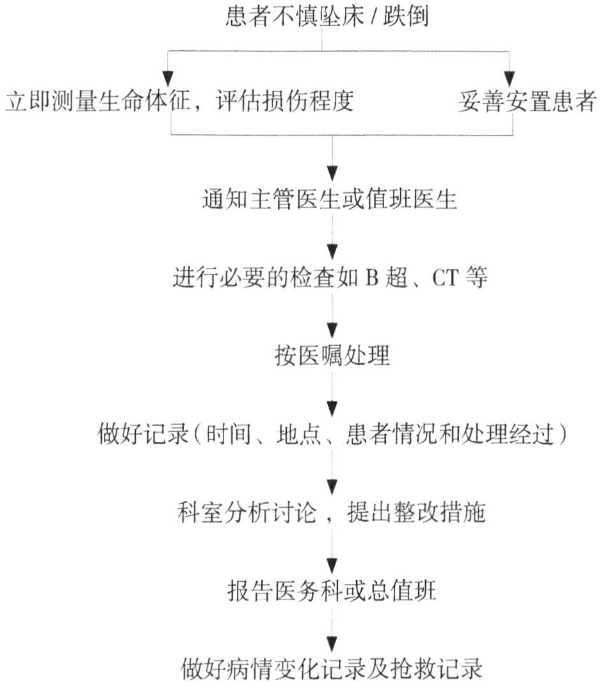

图 5-4　视力障碍患者跌倒处理流程

（詹昱新　黄娜）

参 考 文 献

[1] 乐革芬，范艳竹，任学芳，等 . 神经外科亚专科护理学 [M]. 武汉：华中科技大学出版社，2023.

[2] 宛晓娜，蒋恩社，李华强，等 .1 例头皮撕脱伤再植术患者的护理 [J]. 中西医结合护理（中英文），2017,3（12）:192-193.

[3] 黄跟东，邓葵，陈琴，等 . 显微外科技术修复全头皮撕脱伤 1 例 [J]. 实用临床医学，2016,17（07）:102-103.

[4] 王帅，史承明，顾银燕 . 全头皮撕脱伤原位再植术的护理配合 [J]. 护理学杂志，2017,32（14）:43-46.

[5] 李乐之，路潜 . 外科护理学 [M]. 北京：人民卫生出版社，2017.

[6] 王海勤，胡玲，唐业玲，等 . 婴幼儿头皮医用粘胶相关性皮肤损伤防护方案的构建与

应用 [J]. 护理学杂志 ,2024,39(04):49-52.
[7] 唐家国 , 喻忠斌 , 邹凯 , 等 . 以头皮为供区在创面修复中的应用 [J]. 临床骨科杂志 ,2023,26(01):57-59.
[8] 张焕若 , 晏玲 , 青旭蓉 .1 例早产儿头皮静脉 PICC 术后穿刺点周围皮肤损伤的护理干预 [J]. 中西医结合护理(中英文),2019,5(09):196-197.
[9] 田青 , 林芸 , 陈奕颖 , 等 .BACE-1 修饰的人骨髓间充质干细胞对创伤性颅脑损伤大鼠脑组织的保护作用 [J]. 中国急救医学 ,2024,44(04):314-322.
[10] 杨有文 , 黄宗涛 , 刘洋 . 自体骨、定制钛网及聚醚醚酮对创伤性颅脑损伤后颅骨修补术患者的疗效及预后 [J]. 川北医学院学报 ,2023,38(08):1098-1101.

第六章

脊柱脊髓疾病的护理

第一节　椎管内肿瘤的护理

椎管内肿瘤是指发生于脊髓本身及椎管内与脊髓邻近组织（脊神经根、硬脊膜、脂肪组织、血管、先天性残留组织等）的原发性肿瘤或转移性肿瘤，又称为脊髓肿瘤。本病可见于任何年龄，多见于 20 ～ 40 岁的成人。椎管内肿瘤的发病率为（2.5 ～ 10）/ 10 万，男女之比约为 1.5 ∶ 1。

一、脊柱脊髓的解剖与生理

（一）脊柱的解剖与生理

脊柱由 7 块颈椎、12 块胸椎、5 块腰椎、1 块骶骨、1 块尾骨及其间的连接构成，在幼儿时期骶骨为 5 块、尾骨为 4 块，成年后均骨化为 1 块。由于第 1 颈椎无椎体，因此在第 1 颈椎、第 2 颈椎之间无椎间盘；骶骨、尾骨皆因融合而无椎间盘；其他各相邻椎骨的椎体之间皆有椎间盘。椎骨由椎体和椎弓构成，两者之间围成椎孔，椎体间借助椎间盘、前纵韧带和后纵韧带相连，所有椎孔相连形成椎管，椎管内容纳脊髓。黄韧带参与构成椎管后壁，起到保护脊髓的作用。相邻两块椎骨的上下切记围成椎间孔，脊神经和血管由此穿行。

正常脊柱有生理弯曲，颈段和腰段脊柱凸向前，胸段脊柱凸向后。脊柱上端承托颅骨，下联髋骨，中附肋骨，并作为胸廓、腹腔和盆腔的后壁。脊柱具有支持躯干、保护内脏、保护脊髓和进行运动的功能。正常人脊柱有一定的活动度，但各部位活动度不同，颈段、腰段活动度较大，胸段活动度极小，骶段几乎无活动度。一般情况下颈段可前屈、后伸各 35° ～ 45°，左右侧弯各 45°，旋转 60° ～ 80°。腰段在臀部固定的条件下可前屈 75° ～ 90°，后伸 30°，左右侧弯各 30° ～ 35°，旋转 30° ～ 35°。

（二）脊髓的解剖与生理

脊髓位于椎管内，呈前后略扁的圆柱状。上端于枕骨大孔处与延髓相连，成人脊髓下端平第 1 腰椎体的下缘，全长 42 ～ 45cm，新生儿脊髓下端可平第 3 腰椎。脊髓末端逐渐变细，呈锥状，称脊髓圆锥。脊髓圆锥向下延为一条细丝，称为终丝。终丝末端止于尾骨的背面，围绕在终丝周围的脊神经前后根称为马尾。脊髓全长粗细不等，有 2 处膨大，分别为颈膨大和腰骶膨大。脊髓表面有 6 条纵行的沟。前正中裂，位于脊髓前面正中，较深，裂内有脊髓前动脉通过。后正中沟，位于脊髓后面中央，较浅。2 条前外侧沟，位于前正中裂的两侧，脊神经前根由此穿出。2 条后外侧沟，位于后正中沟的两侧，脊神经后根由此进入脊髓。

脊髓前外侧沟连接由脊髓发出的 31 对脊神经的运动前根，后外侧沟连接进入脊髓的 31 对脊神经的感觉后根，每条脊神经的后根均有一个膨大的神经节，称为脊神经节。同一脊髓节段同侧的前、后根在椎间孔融合成一条脊神经，从相应的椎间孔发出。每对脊神经根所在的脊髓部分称为一个脊髓节段，脊髓可分为相应的 31 个节段，即 8 个颈节、12 个胸节、5 个腰节、5 个骶节和 1 个尾节。

脊髓表面包被 3 层被膜，由外向内依次为硬脊膜、脊髓蛛网膜和软脊膜。各层被膜间及硬脊膜与椎管骨膜间均存在腔隙，由外向内组成硬膜外隙、硬膜下隙和蛛网膜下隙。

硬膜外隙：位于椎管骨膜与硬脊膜之间的窄隙，其内填有脂肪、椎内静脉丛和淋巴管，并有脊神经根及伴行血管通过，呈负压。此隙上起枕骨大孔高度，下端终于骶管裂孔。由于硬脊膜附于枕骨大孔边缘，因此此腔与颅内不相通。临床硬膜外麻醉即将药物注入此隙，以阻滞脊神经根。

硬膜下隙：位于硬脊膜与脊髓蛛网膜之间的潜在腔隙，与脊神经周围的淋巴隙相通，内有少量液体。

蛛网膜下隙（蛛网膜下腔）：位于脊髓蛛网膜与软脊膜之间，隙内充满脑脊液，向上经枕骨大孔与颅内蛛网膜下隙相通，向下达第 2 骶椎高度。此隙在第 1 腰椎至第 2 骶椎水平高度扩大，称终池，池内有腰骶神经根构成的马尾和软脊膜向下延伸的终丝。由于成人脊髓下端平第 1 腰椎下缘，而马尾浸泡在终池的脑脊液中，因此在第 3 ～ 4 腰椎间或 4 ～ 5 腰椎间进行腰椎穿刺，不会损伤脊髓和马尾。

脊髓是中枢神经系统中高度精密而复杂的部分，不仅负责在大脑和身体各部位之间传递信息，而且要对信息进行加工和整合，与中枢神经系统其他部分形成复杂的神经元网络，完美地调控感觉、自主神经和运动三大功能。脊神经的分布节段性较为明显，每个脊神经根支配相对固定的皮肤感觉（皮节）、肌肉运动（肌节）和深层软组织（骨节）。脊神经负责的感觉区域在躯体上呈节段性分布。自主神经系统一般分为交感和副交感两部分。脊髓灰质中间带中有交感神经和副交感神经的低级中枢，如瞳孔开大中枢（T_1、T_2）、血管运动和发汗中枢（T_1 ～ L_3）以及排尿排便中枢（S_2 ～ S_4）。

二、椎管内肿瘤分类及病理特点

（一）病因

目前病因尚不明确，可能的致病因素有先天性及遗传因素、物理因素、化学因素、生物因素等。它是因素单独或相互作用的结果。椎管内肿瘤以良性居多。肿瘤可起源于脊髓脊膜、脊神经根、脊髓供应血管以及脊膜周围的脂肪、结缔组织，也可起源于脊柱及其他器官，如肺、乳房、前列腺等癌肿转移至椎管内。无论起源于何处，最终必然导致脊髓功能障碍。

（二）分类

1. 根据肿瘤的位置以及肿瘤与脊髓、硬脊膜、脊椎的关系

分为髓内肿瘤、髓外硬脊膜内肿瘤、硬脊膜外肿瘤以及哑铃形肿瘤。

（1）髓内肿瘤：肿瘤大多原发于脊髓内。髓内肿瘤占脊髓肿瘤的 5% ～ 10%，主要是神经胶质细胞瘤，如室管膜瘤、星形细胞瘤及胶质母细胞瘤等。

（2）髓外硬脊膜内肿瘤：肿瘤生长在脊髓外硬脊膜内。此类肿瘤最多见，占脊髓肿瘤的 65% ～ 70%。主要是神经纤维瘤、脊膜瘤、上皮样囊肿及畸胎瘤等。

（3）硬脊膜外肿瘤：肿瘤位于椎管内硬脊膜外，约占椎管内肿瘤总数的 25%。以转移瘤最为多见，其次是肉芽肿和其他肿瘤。

（4）哑铃形肿瘤：生长在椎管内的脊髓肿瘤，通过椎间孔或椎板、椎体间隙由椎管内长出椎管外，位于棘突旁肌、纵隔或腹膜后，椎管内外有细蒂相连，呈哑铃状。哑铃形肿瘤以神经纤维瘤多见，多位于脊椎的颈段，其次是胸段，腰骶部较少见。

2. 根据肿瘤的发生来源

分为原发性肿瘤、继发性肿瘤及转移性肿瘤。

（1）原发性肿瘤：肿瘤起源于脊髓、脊膜、脊神经根以及椎管壁组织。如神经纤维瘤、脊膜瘤、室管膜瘤、星形细胞瘤、皮样囊肿、上皮样囊肿、脂肪瘤、血管瘤等。

（2）继发性肿瘤：椎管周围组织发生的肿瘤侵入椎管内所致，如淋巴肉瘤及椎体的肿瘤等。

（3）转移性肿瘤：身体其他部位的恶性肿瘤转移至椎管内。常见的转移瘤有肺癌、肝癌、乳腺癌、甲状腺癌、膀胱癌等。

3. 根据肿瘤在脊髓的节段部位

分为高颈髓肿瘤、颈膨大肿瘤、胸段肿瘤、腰膨大肿瘤、圆锥马尾部肿瘤、骶尾部肿瘤。

三、临床表现与诊断方法

（一）临床表现

随着肿瘤增大，脊髓和神经根受到进行性压迫和损害，病程可分为根性痛期、脊髓半侧损害期、不全截瘫期和截瘫期四个期。临床表现与肿瘤所在脊髓节段、肿瘤位于髓内或髓外以及肿瘤性质相关。

（1）根性痛：脊髓肿瘤早期最常见的症状，主要表现为神经根痛，疼痛部位与肿瘤所在平面的神经分布一致，咳嗽、打喷嚏和用力排便时加重，部分患者可出现夜间痛和平卧痛。

（2）感觉障碍：感觉纤维受压时表现为感觉减退和感觉错乱，被破坏后则感觉丧失。

（3）肢体运动障碍及反射异常：肿瘤压迫神经前根或脊髓前角，出现支配区肌群下位运动神经元瘫痪。肿瘤压迫脊髓，使肿瘤平面以下的锥体束向下传导受阻，表现为上位运动神经元瘫痪。

（4）自主神经功能障碍：膀胱和直肠功能障碍最常见。肿瘤平面以下躯体少汗或无汗，腰骶节段的肿瘤使膀胱反射中枢受损，产生尿潴留，膀胱过度充盈后出现尿失禁。骶节以上脊髓受压时产生便秘；骶节以下脊髓受压时肛门括约肌松弛，发生稀粪不能控制流出。

（5）其他：髓外硬脊膜下肿瘤出血导致脊髓蛛网膜下隙出血。高颈段或腰骶段以下肿瘤，阻碍脑脊液循环和吸收，导致颅内压增高。

（6）脊髓各节段肿瘤的临床表现见表 6–1。

表 6–1　脊髓各节段肿瘤的临床表现

节段	临床表现
$C_2 \sim C_4$	枕颈区放射性疼痛，四肢痉挛性瘫痪，躯干、四肢感觉障碍，膈神经受损者可有膈肌麻痹、呼吸困难，肿瘤在 C_2 以上可有枕骨大孔区症状
$C_5 \sim T_1$	肩部和上肢放射性疼痛，上肢弛缓性瘫痪，下肢痉挛性瘫痪，病灶以下感觉障碍，伴 Horner 综合征，部分患者可出现括约肌功能障碍
$T_2 \sim T_{12}$	胸腹部放射性疼痛和束带感，下肢痉挛性瘫痪伴感觉障碍，括约肌功能障碍多见
$L_1 \sim S_2$	下肢放射性疼痛、弛缓性瘫痪及感觉障碍，会阴部感觉障碍，括约肌功能障碍明显
脊髓圆锥	神经根痛不明显，可有感觉分离，自主神经功能障碍发生较早
马尾	神经根痛剧烈，肌肉萎缩明显，单侧下肢受累，各种感觉障碍，反射消失，自主神经功能障碍发生晚

（二）诊断要点

（1）病史与体检：根据感觉缺失水平、腱反射的减弱或消失、肌萎缩的分布，初步判断肿瘤所在脊髓平面的部位。

（2）影像学检查：MRI 检查是目前最有价值的辅助检查方法，CT、X 线检查、脊髓造影也可协助诊断。

（3）实验室检查：脑脊液检查示蛋白质含量增加，在 5g/L 以上，但细胞数正常，是诊断椎管内肿瘤的重要依据。但脑脊液检查可使症状加重，较少采用。

（4）病理检查：对于局部软组织肿块形成，伴肿瘤生长延伸至椎管内的，可采取 CT 引导下肿瘤穿刺活检以明确肿瘤病理类型，指导后期手术。

四、处理原则

椎管内肿瘤的有效治疗方法是手术切除。良性椎管内肿瘤经手术切除后一般预后良好；恶性椎管内肿瘤经手术切除大部分并做充分减压后辅以放射治疗，可使病情得到一定程度的缓解。

五、椎管内肿瘤的围手术期护理

（一）术前护理

1. 术前护理评估

（1）健康史。①一般情况：包括年龄、性别、文化程度、身高、体重、吸烟饮酒史等。②既往史：了解有无自身免疫性疾病史；女性有无生育史；有无其他部位的肿块和手术治疗史；有无其他伴随疾病，如糖尿病、高血压、心脏病史等。③家族史：了解家族中有无椎管内肿瘤病史。

（2）身体状况。①症状与体征：了解疼痛的部位、性质、持续时间、诱因，评估四肢肌力，有无感觉障碍及障碍类型，患者有无便秘、大便失禁、尿潴留、排尿困难、小便失禁等。②辅助检查：查看血液检查结果有无异常，查看 CT 和 MRI 结果，了解肿瘤位置及大小。

（3）心理－社会状况：了解患者及家属对疾病及手术的认知和接受程度；采取心理学专业评估量表对患者进行心理状态的科学评估，了解患者是否存在因害怕手术、担心预后而产生焦虑、恐惧等心理情绪变化；了解朋友及家属对患者的关心支持程度、家庭经济状况及承受能力；了解患者及家属对术后康复知识的了解程度。

2. 术前护理措施

（1）心理护理：向患者讲解手术的必要性、手术方式、注意事项，增强患者战胜疾病的信心。鼓励患者表达自身感受，评估患者心理问题的来源及程度，教会患者自我放松的方法，鼓励患者家属和朋友给予患者关心，以取得患者的理解和信任。

（2）营养：给予高蛋白、高热量、高维生素、低脂、易消化食物。

（3）病情观察及护理：观察并记录患者病变局部及肢体活动情况。对瘫痪患者注意观察皮肤状况并加强基础护理。

（4）术前训练：指导患者做咳嗽训练、排尿训练、轴线翻身训练等，椎管内肿瘤患者术前训练见表 6–2。

表 6–2 椎管内肿瘤患者术前训练

训练项目	训练方法
咳嗽训练	指导患者取坐位，先进行 5 ～ 6 次深而慢的呼吸，深吸气至膈肌完全下降，屏气 3 ～ 5s，身体前倾，从胸腔进行 2 ～ 3 次短促有力的咳嗽，咳嗽时收缩腹肌，或用手按压上腹部，帮助痰液咳出，促进排痰。有效咳嗽能增加肺通气量，预防术后坠积性肺炎的发生
排尿训练	让患者放松会阴部及腹部，听流水声或用温热毛巾敷下腹部，温开水清洗会阴部等，多次练习，直至能躺在床上自然排尿，防止术后发生尿潴留等
轴线翻身训练	教会患者轴线翻身的方法：让患者平卧，护士 A 站在患者所需卧位一侧，俯身，左手放于患者颈下，右手放于患者外侧肩部，让患者双手分别放于护士 A 颈后和一侧腋后，护士 B 站在患者背后，双手分别托着患者臀部及大腿，两人一起缓慢沿患者脊柱轴线用力，将患者缓缓放于侧卧位，翻身角度不大于 60°，再帮患者按摩受压处

（5）术前准备。①协助完善相关术前检查：心电图、胸部 X 线检查或 CT、血液检查等。②必要时遵医嘱行抗生素皮试，准备好术中用药、术中用血。术前 1 日备皮：颈后入路手术备皮范围为耳后连线至双肩水平；胸腰段手术备皮范围为以病变部位为中心，上下 5 个椎体，左右至腋中线；腰骶段手术备皮范围为病变腰椎以上 5 个椎体至坐骨结节处，左右至腋中线。③术前 8 ～ 12h 禁食，行快速康复患者术前 2h 可饮用术前专用营养粉，之后禁饮。④手术前一晚疼痛或入睡困难者，遵医嘱给予止痛药或安眠药。⑤术日遵医嘱测生命体征，执行术前针，更换清洁病员服，取下身上佩戴的首饰及活动义齿，准备好术中用药、病历、CT 片、MRI 片等，使用 PDA 扫码，进入手术流转，与手术室人员进行双人床旁核对，填好术前护理评估单，核对无误后进入手术室。

3. 术前健康指导

以通俗易懂的语言向患者及家属讲解疾病病因、术前有关检查项目及注意事项、麻醉知识、术后并发症的预防等，如神经根痛、运动障碍、感觉障碍、自主神经功能障碍是此类疾病的主要特征。有的患者会出现疼痛难忍、下肢冰冷、下肢麻木或蚁走感，这些征象都是肿瘤压迫脊神经根所致。术前应做好预防跌倒、压力性损伤、烫伤和其他意外的安全健康教育。

（二）术后护理

1. 术后护理评估

（1）术中情况：了解麻醉方式与效果、手术种类及病灶处理情况、术中出血与补液、输血情况。

（2）身体状况。①一般情况：评估患者肢体活动、感觉、肌力与肌张力、大小便情况、生活自理能力、疼痛、跌倒/坠床风险、压力性损伤风险、非计划拔管风险等。②伤口与引流管情况：患者伤口敷料是否干燥，引流管是否引流通畅、固定牢固，注意观察引流液的颜色、性状和量。③并发症发生情况：了解患者是否出现术后常见并发症，如椎管内出血、呼吸衰竭等。

（3）心理－社会状况：了解患者有无紧张、功能锻炼和早期活动是否配合、对出院后的继续治疗是否清楚。

2. 术后护理措施

（1）脊柱脊髓疾病术后常规护理。①全身麻醉术后护理常规：了解麻醉和手术方式、术中情况、伤口和引流情况；持续低流量吸氧及心电监护；严密监测生命体征。②肌力的观察：观察患者肢体的活动及感觉，若出现肢体麻木、疼痛、感觉平面下降或者肌力下降，应警惕术区出血或水肿压迫脊髓，应立即通知医生。③伤口观察及护理：观察伤口有无渗血、渗液，及时更换伤口敷料，必要时进行缝合。④引流管护理：创腔引流术后24～48h引流袋应与创腔位置一致，48h后可将引流袋逐渐放低，以充分引流创腔内的液体；若与蛛网膜下腔相通，则可以适当提高引流袋10～15cm。勿折叠、扭曲、压迫引流管，每日倾倒引流液。妥善固定引流管，二次固定，确保牢固；引流管长度合适，保证患者有适当的活动空间；进行翻身等护理操作时先妥善固定引流管，避免意外牵拉脱落；告知患者及家属引流管的重要性，预防非计划性拔管。观察引流液性质、颜色、量，一般手术当日引流液的颜色为暗红色，24h后颜色逐渐变浅，若24h后仍有新鲜血液流出，应通知医生，给予止血药，复查CT，必要时再次手术止血。手术2d后即可拔管，拔管后密切观察伤口敷料。⑤呼吸道管理：保持呼吸道通畅，排痰不畅者予以翻身叩背，指导患者有效咳嗽排痰，必要时进行雾化吸入，吸痰。置口咽通气管或气管插管的患者应注意呼吸频率和幅度、血氧饱和度，若呼吸困难，及时使用呼吸机辅助呼吸。⑥其他管道护理：输液管保持通畅，留置针妥善固定，注意观察穿刺部位皮肤情况；早晚行导尿管护理，保持尿道口的清洁；一般清醒患者排尿功能恢复后方可拔出导尿管，拔管后注意观察患者自行排尿情况。⑦体位护理：术后全身麻醉清醒者取去枕平卧位，睡硬板床，翻身时保持脊柱呈一条直线，高位颈段手术者不能过伸过屈颈部，卧位时保持肢体功能位。⑧疼痛护理：评估患者疼痛情况，遵医嘱给予镇痛药，并观察用药效果；采取舒适卧位；提供舒适安静的环境。⑨基础护理：做好口腔护理、导尿管护理、雾化吸入、患者清洁等。⑩饮食护理：术后 2h 清醒患者可少量多次饮水及摄入术后专用营养粉；术后 6h 可摄入流质饮食，如稀饭、鸡蛋羹等；术后 1 ～ 2d 可摄入清淡、易消化、高蛋白软食等。⑪ 皮肤护理：截瘫患者皮肤失去感觉，血液循环差，容易发生压力性损伤，协助患者至少每 2h 翻身一次，避免皮肤长期受压，对于消瘦的患者在骨隆突等受压部位给予泡沫敷贴保护，使用气垫床预防压力性损伤；给予患者营养支持，增加蛋白质、维生素摄入；加强交接班管理，班班交接皮肤。⑫ 大小便护理：清醒、肢体活动正常患者，一般术后第 1 天可拔出导尿管，拔出导尿管后应关注患者自行排尿的情况。排尿功能障碍者，留置导尿管一般不宜超过 2 周，若患者排尿功能仍未恢复，则可选择间歇性导尿的方式。留置导尿管期间，每日用温水清洁尿道口，保持饮水量达 1500 ～ 2000ml。有便秘者嘱多饮水，多摄入蔬菜、水果，尽早在床上活动或下床活动，必要时使用缓泻剂或灌肠。⑬ 功能康复锻炼：协助康复师制订肢体功能锻炼计划，教会家属学会瘫痪肢体被动运动方法；卧位时保持肢体功能位，预防关节畸形，防止肌肉萎缩。⑭ 感知障碍护理：训练感觉和知觉，如用冷水、温水刺激温度觉，用棉签刺激触觉，用针尖刺激痛觉。⑮ 心理护理：鼓励肢体瘫痪者表达自身感受，解释功能恢复的各种可能性，增强患者疾病恢复的信心，告知家属多给予患者安慰和鼓励。

（2）椎管内不同节段肿瘤术后观察要点。①颈椎术后观察要点：麻醉清醒后严密观察四肢感觉、运动、肌力等，并与术前进行对比，术后应特别注意观察呼吸情况，观察伤口周围有无肿胀，患者有无胸闷气急、呼吸困难，以防因血肿压迫颈部而影响呼吸功能。②胸椎术后观察要点：术后观察前臂、手指及下肢活动情况，术后可能出现腹胀，摄入顺气食物，避免摄入豆类等产气食物，顺时针按摩腹部，小茴香热敷，遵医嘱使用促进胃肠蠕动的药物，必要时使用肛门排气、胃肠减压排气。③腰椎术后观察要点：观察下肢肌力、肢体活动度及肛周皮肤感觉，如发现感觉障碍平面上升或肢体活动度减退，应考虑脊髓水肿或出血，应立即通知医生，对症处理。

（3）并发症的预防及处理。①椎管内血肿：观察患者肢体运动、感觉情况，若肢体运动、感觉障碍进行性加重，引流管内持续有新鲜血液流出，应立即通知医生处理。②呼吸衰竭：高位颈椎手术患者给予轴线翻身，下床活动时应佩戴颈托。密切观察患者呼吸的频率、幅度及血氧饱和度。有痰不易排出者，可行雾化吸入，以促进痰液排出。严重呼吸困难者，可行气管切开术或呼吸机辅助呼吸。③肺部感染：保持室内空气清新，定时开窗通风。指导患者做深呼吸及扩胸运动，以利于肺康复。协助患者翻身叩背。④腹胀：密切观察并询问患者有无腹胀，指导患者避免摄入豆类等产气食物，多饮水，摄入蔬菜、水果，保持大便通畅，顺时针按摩腹部，尽早在床上活动或下床活动。出现腹胀时可用小茴香热敷，遵医嘱使用促进胃肠蠕动的药物，必要时使用肛门排气、胃肠减压排气。⑤下肢深静脉血栓形成：早期活动，摄入低盐、低脂食物，多摄入蔬菜，多饮水，保持大小便通畅。肢体活动障碍者，可早期使用弹力袜。必要时适当抬高患肢。⑥废用综合征：早期进行肢体被动运动，根据病情制订合适的肢体功能锻炼计划等。

3. 术后健康指导

（1）养成良好的生活习惯，加强营养，摄入高蛋白、高热量、高维生素、高纤维素、易消化食物，多食蔬菜、水果等，忌辛辣食物、浓茶、咖啡等。

（2）下床活动时应遵医嘱佩戴颈托、胸围、腰围，以保护脊柱。

（3）感觉麻木或感觉障碍患者禁用热水袋、冰袋，防止烫伤、冻伤。

（4）瘫痪肢体要保持功能位，做好皮肤护理，预防关节畸形和压力性损伤。

（5）制订康复计划，教会患者主动运动与被动运动，促进肢体恢复。

（6）术后 3 个月复查，若有不适，及时就诊。

六、知识拓展

术中神经电生理监测概述如下。

医学及电子计算机技术的发展推动着神经外科学的迅速发展，神经外科已经过大体神经外科、显微神经外科时代，发展到微侵袭神经外科阶段，正步入分子神经外科的新时代。术中最大限度地切除病灶，同时尽可能地保护正常神经功能，避免术后神经功能缺失，提高患者生活质量，是手术治疗的最高目标。近年来，功能神经影像、神经电生理监测、术中 B 超、神经导航和 MRI 等技术的发展和应用，促进了脑功能区及重要敏感结构区病变手术由解剖模式向解剖 - 功能模式转变。

术中神经电生理监测（intra-operative neurophysiology monitoring，IONM）即手术过程中动态监测神经电生理的改变，实时监测、及时发现和避免神经损害，旨在提高手术安全性和病变切除率，提高远期治疗效果同时改善患者生存质量。脊柱脊髓手术中针对脊柱矫形、椎管内肿瘤尤其是髓内肿瘤、脊髓血管畸形、脊髓栓系松解等的手术，均可能对脊髓或神经根造成损伤，引起术后神经功能障碍。此时，动态监测躯体感觉诱发电位、肌电图、运动诱发电位有助于防止脊髓功能的不可逆性损害。

躯体感觉诱发电位（somatosensory evoked potentials，SSEP）即记录感觉传导系统对刺激的反应。电刺激周围神经引发的感觉冲动经脊髓上传至大脑，在整个传导通路的不同位置记录神经传导信号。该技术可用于评价术中可能发生缺血、损伤危险的脊髓、脑功能的完整性，常用于脊髓脊柱手术、动脉瘤夹闭术中。

运动诱发电位（MEP）是指应用电或磁刺激皮质运动区产生的兴奋通过下行传导通路，使脊髓前角细胞或周围神经运动纤维去极化，在脊髓、外周神经或肌肉记录到的电信号，主要用于监测运动神经系统的完整性。

自发性肌电图(free-run electromyogram，free-run EMG)即通过表面电极或针电极连续记录肌肉在静息状态下的电活动。

激发肌电图(triggered electromyogram，triggered EMG)是指通过电刺激外周或脊髓神经根，使该神经支配的肌肉组织收缩，从而描记到的复合肌肉动作电位。术中监测时可运用肌电图记录肌肉的活动情况，了解其神经支配的功能状态，监测神经传导的完整性。该方法常用于脑神经、脊神经监测。

（杨中善　张丽华）

第二节　颈椎病的护理

一、病因

颈椎病的发病机制现有机械压迫学说、血液循环障碍学说、颈椎不稳学说，但尚无定论。颈椎病的基本病理变化是颈椎间盘的退行性病变。颈椎间盘在承重的情况下频繁活动，容易因过多的劳损和细微创伤而发病，同时还可受先天畸形、颈椎管狭窄症、炎症等多方面影响。也有研究表明，颈椎间盘退行性病变和颈部肌肉失衡形成的恶性循环加速了颈型颈椎病的发展。

二、分类及特点

(1)颈型颈椎病：是指颈椎节退行性病变，是最常见、最早期的颈椎病。

(2)神经根型颈椎病：占颈椎病的50%～60%，是椎间盘向后外侧突出，钩椎关节或椎间关节增生、肥大，压迫或刺激单侧或双侧神经根所致。

(3)脊髓型颈椎病：占颈椎病的10%～15%，是椎体后缘的骨赘、髓核、肥厚的黄韧带及钙化的后纵韧带压迫脊髓所致。

(4)椎动脉型颈椎病：是各种机械性因素与动力性因素使椎动脉受刺激或压迫，造成椎 - 基底动脉供血不足所致。

(5)交感神经型颈椎病：是颈椎各种结构病变的刺激或压迫颈椎旁的交感神经后纤维所致。

三、诊断方法(辅助检查)

(1)X线检查：对于脊髓型和神经根型颈椎病患者，X线正侧位片可显示颈椎生理前凹减小或消失，椎间隙变窄、骨质增生、钩椎关节增生；过伸过屈位片可见颈椎不稳等征象；左右斜位片可见椎间孔变形、缩小。

（2）CT、MRI、脊髓造影：可显示脊髓受压情况。

（3）脑脊液动力学试验：可显示脊髓型颈椎病椎管内有无梗阻现象。

四、临床表现

1. 颈型颈椎病

枕部、颈部、肩部等疼痛、异常感觉，可伴有相应的压痛点。

2. 神经根型颈椎病

先有颈部疼痛、僵硬，后可放射至肩部及上肢，上肢有沉重感，上肢握力和肌力减退。皮肤可有麻木感。查体示颈肩部压痛，颈部及肩关节有不同程度活动受限，上肢牵拉试验及压痛试验为阳性。

3. 脊髓型颈椎病

手部发麻，无法做精细动作，握力减退，下肢乏力，步态不稳，有踩棉花的感觉，易跌倒，严重者会出现大小便失禁和瘫痪。

4. 椎动脉型颈椎病

主要有椎动脉缺血的表现，如眩晕、恶心、呕吐、耳鸣、耳聋、偏头痛、视物模糊或重影等；颈部有压痛、活动受限。

5. 交感神经型颈椎病

（1）出现头痛、眩晕、恶心、呕吐的症状，在颈部活动时症状会明显加重。

（2）出现失眠、多梦、记忆力减退、注意力不集中的情况。

（3）出现心慌、胸闷、心律失常、血压升高或血压降低的情况。

（4）引起听力和视力改变，导致耳鸣、耳聋以及视物模糊。

五、治疗原则

1. 非手术治疗

非手术治疗是颈型颈椎病、神经根型颈椎病以及其他型颈椎病的首选和基本疗法。生活和工作中应避免睡高枕、长时间低头等不良习惯。非手术治疗的基本疗法和应用原则如下。

（1）头牵引：以安全、有效为前提，强调小质量、长时间、缓慢、持续的原则。

（2）物理治疗：颈托制动、热疗、电疗等方法，可能有助于改善症状。

（3）运动疗法：适度运动有利于颈椎康复，不提倡颈椎过度活动。

（4）药物治疗：非甾体抗炎药、营养神经药及骨骼肌松弛药（简称“肌松药”）有助于缓解症状。

（5）传统医学：可以适度按摩，但应谨慎操作。手法治疗（尤其是旋转手法）颈椎病有造成脊髓损伤的风险，应谨慎应用。脊髓型颈椎病不宜采用此法。

2. 手术治疗

主要适用于诊断明确、经非手术治疗无效和反复发作、脊髓型颈椎病压迫症状进行性加重且症状严重影响生活者。常用的术式有颈椎间盘摘除术、前路侧方减压术、颈椎半椎板切除减压术或颈椎全椎板切除减压术、椎管成形术、植骨融合术。全身情况不耐受手术患者、颈椎病晚期患者不宜手术治疗。

六、围手术期护理措施

（一）术前护理

1. 术前护理评估

（1）评估患者的一般情况，如职业、年龄、爱好等。

（2）了解此次发病有无诱因，疼痛的部位、性质和持续时间，是否向其他部位放射，患者四肢的活动、感觉和反射情况。

（3）了解患者有无头痛、视物模糊、耳鸣、耳聋、恶心、呕吐等，有无导致症状加重或减轻的因素。

（4）评估患者的生命体征、意识状态、生活自理能力，有无大小便失禁。

（5）了解患者用药史及就医经过。了解患者有无高血压、糖尿病及心脏病等。

（6）查看患者的 X 线、CT、MRI、脊髓造影等检查结果，以判断病情、可能采取的治疗和护理措施。

（7）了解患者及家属对疾病的认知程度、家属对患者的态度、患者家庭的经济承受能力。

2. 术前护理措施

（1）气管推移训练：术前 3 ～ 5d 开始对经前路手术的颈椎病患者行气管推移训练。指导患者将右手大拇指指腹置于甲状软骨右缘，轻柔、缓慢、逐步地将甲状软骨从右侧推向左侧，这一步骤可使气管食管鞘周围的软组织松弛。待气管食管鞘周围的软组织松弛后，即可进行气管推移训练，将甲状软骨从右侧推向左侧，并超过颈部中线 1cm，3 次 / d，15 ～ 20min / 次，逐渐增加至 4 次 / d，20 ～ 30min / 次。术前 1d 停止训练，避免反应性水肿。

（2）呼吸功能训练：告知吸烟患者术前 1 周戒烟，教会患者有效咳嗽咳痰、腹式呼吸，冬季注意保暖，预防感冒。

（3）体位训练。①前路手术：患者取仰卧位，肩胛部垫 1 个枕头，使颈部稍后伸，但不要过度后伸，以免加重症状，开始时 10 ～ 30min / 次，2 ～ 3 次 / d，之后逐渐增加时间，直至每次坚持 1 ～ 2h。②后路手术：枕头放于床中间，患者俯卧其上，头颈前倾，双上肢自然后伸；小腿下方垫枕，保持膝关节适当屈曲以缓解肌肉紧张。开始时 10 ～ 30min ／次，2 ～ 3 次／ d，逐渐增加时间，直至每次坚持 2 ～ 4h。

（4）口腔准备：对于经口咽入路手术者，术前请口腔科会诊，及时处理口腔疾病及咽峡炎；术前一周给予庆大霉素联合地塞米松雾化吸入，3 次 /d；术前一周晨起及三餐后给予 0.05%氯己定漱口液含漱；入院后禁止摄入坚硬食物，使用软毛牙刷。

（5）安全管理：肌力下降或视物模糊者，注意预防跌倒和坠床；感觉异常者，防止冻伤、烫伤；吞咽困难者，指导进食应慢，少量多次，以流质或软食为主。

（6）术前准备：①遵医嘱行抗生素皮试，以备术中、术后用药，备血。②手术部位皮肤使用专用消毒液清洁消毒。③术前 8 ～ 12h 禁食，行快速康复患者术前 2h 可饮用术前专用营养粉，之后禁饮。④术前睡眠差及心理紧张者，遵医嘱给予镇静催眠药。⑤术晨遵医嘱测生命体征，更换清洁病员服，取下身上佩戴的首饰及活动义齿，准备好术中用药、病历、CT 片、MRI 片等并将其带入手术室，填好术前护理评估单并与手术室人员进行患者、药物核对，随后送入手术室。

3. 术前健康指导及心理护理

解释颈椎手术的必要性、手术方式、注意事项、麻醉方式，缓解患者心理的恐惧，增强患者治疗信心，教会患者自我放松的方法，鼓励患者家属和朋友给予患者关心和鼓励。

（二）术后护理

1. 术后护理评估

（1）评估患者的一般资料，包括麻醉方式、手术种类、术中情况、伤口、引流管类型、其他管道等。

（2）评估患者的生命体征，尤其是呼吸。经前路手术最危急的并发症是呼吸困难，多与气管受压、喉头水肿、术中损伤脊髓或移植骨块松动、脱落后压迫气管等相关。

（3）评估患者肢体活动、感觉、肌力与肌张力同术前相比有无改善，评估患者大小便情况、自理能力、疼痛程度、跌倒/坠床风险、压力性损伤风险、非计划拔管风险等。

2. 术后护理措施

（1）严密观察患者呼吸频率、节律、深度及血氧饱和度，鼓励患者深呼吸，有痰及时咳出，常规雾化，患者自诉胸闷气急、稍有烦躁时应立即通知医生。

（2）观察伤口有无渗血、渗液，若有则及时更换敷料。对于经口咽入路手术者，每班使用手电筒检查咽口情况，注意口腔护理。观察引流液的颜色、性质、量，如果引流液为鲜红色且量大，应判断有无活血；如果引流量多且为淡血性，判断有无脑脊液漏。

（3）观察患者有无声音嘶哑、饮水呛咳。若患者出现饮水呛咳，应行吞咽功能评估，根据评估结果指导患者缓慢、少量多次饮水，摄入糊状、泥状食物。

（4）评估患者四肢的运动及感觉功能、大小便情况，并与术前比较。

（5）评估患者疼痛情况，遵医嘱给予镇痛药。对有镇痛泵患者，指导其使用镇痛泵。

（6）翻身时应轴线翻身，保持头、颈、躯干在一条直线上，在搬运过程中保持颈部中立位，避免过屈、过伸，可使用沙袋固定在颈部两侧以维持颈部的稳定性。坐起或下床时应根据手术方式遵医嘱佩戴颈托。

（7）后路手术患者麻醉清醒6h后可以开始进食，由流质饮食过渡到半流质饮食，吞咽速度不应过快，可摄入高蛋白、高维生素、适量纤维素的食物，促进机体恢复，预防便秘；经口咽入路手术患者留置胃管，术后1d开始经胃管进食，术后1周视情况拔出胃管。

（8）康复锻炼见表6-3。

表6-3 康复锻炼

时间	活动方式
手术当日	颈部制动，双下肢踝关节背伸跖屈训练
术后1～3d	上肢恢复性训练：拇指对指、握拳；用力伸指训练、伸腕屈腕等上肢肌肉力量训练。下肢肌肉力量训练：踝泵运动、直腿抬高训练、股四头肌等长收缩训练
术后第4天	上肢带肌（三角肌、冈上肌、冈下肌、小圆肌、大圆肌、肩胛下肌）及肩胛部活动范围锻炼，抱腿屈膝训练

3. 术后并发症的预防与处理

（1）喉头水肿：由于术中气管受牵拉或麻醉插管刺激，患者自感有痰不易咳出、呼吸困难。术后给予雾化吸入治疗，协助翻身、叩背，保持呼吸道通畅，必要时行气管切开术。

（2）血肿压迫：伤口渗血多、引流不畅或者结扎线脱落引起血肿。患者颈部出现肿胀、肌张力增加、伤口引流管引流液较少、气管偏移，应及时通知医生并协助处理。

（3）神经损伤：伤及喉返神经时，患者可有声音嘶哑、憋气、伤侧声带麻痹等症状；伤及喉上神经时，患者出现饮水呛咳。一般术后1～2d逐渐好转或消失，护理时要加强观察。

（4）食管瘘：前路手术患者出现颈部伤口肿胀、疼痛、咽痛、发热等症状时，口服亚甲蓝检查或行食管钡餐检查等可确诊。出现食管瘘者，应禁饮禁食，给予静脉营养支持。

4. 术后健康指导

（1）改善长期低头工作的习惯，枕头高度的选择上应以头部下压后与自己拳头的高度相等为宜，休息时避免头颈过伸、过屈、过度倾斜，避免颈部受压。

（2）积极预防和治疗咽喉炎及呼吸道感染，重视颈部外伤的治疗和保健。

（3）教会患者及家属佩戴颈托的方法，讲解颈托佩戴的目的、意义、注意事项等。

（4）患者术后恢复期可学习八段锦，改善颈椎功能，锻炼颈部肌群，增加颈部肌肉力量，增加外源性稳定性。

（5）定期门诊随访，如有不适，随时就诊。

（韩克霞　张丽华）

第三节　腰椎间盘突出症的护理

一、病因及定义

腰椎间盘突出症是指椎间盘变性、纤维环破裂、髓核突出而刺激或压迫神经根、马尾神经的一种综合征，是日常生活中腰腿痛常见的原因之一。

腰椎间盘突出症的发生主要和椎间盘退行性病变（简称“退变”）、损伤、妊娠、遗传、发育异常等因素密切相关，而腰部外伤、姿势不当也能引起腰椎间盘突出症。

腰椎间盘突出症好发于青壮年，多见于男性，男女的发病比例约为 10 ∶ 1；过于肥胖或者过于瘦弱的人容易发生腰椎间盘突出症；工作姿势不良者（如驾驶员长期处于坐位和颠簸状态）以及长期从事伏案工作、长期弯腰用力的人更容易发生腰椎间盘突出症；孕妇和更年期女性容易发生腰椎间盘突出症。

二、分类

1. 根据髓核突出部位和方向分型

可以分为两大类：椎体型腰椎间盘突出症和椎管型腰椎间盘突出症。

（1）椎体型腰椎间盘突出症：①前缘型；②正中型。

（2）椎管型腰椎间盘突出症：①中央型；②中央旁型；③侧型；④外侧型；⑤最外侧型。

2. 根据病理、CT、MRI 分型

（1）膨隆型腰椎间盘突出症：纤维环部分破裂，但表面完整。髓核因压力而向椎管局部隆起，表面光滑。这种类型的突出经保守治疗大多可好转。

（2）突出型腰椎间盘突出症：移位的髓核限于较少层的纤维环内，切开纤维自行突出，纤维环完全破裂，髓核突向椎管，但后纵韧带仍然完整。此型常需手术治疗。

（3）脱出型腰椎间盘突出症：髓核穿破后纵韧带，形同菜花状，但其根部仍然在椎间隙内，需手术治疗。

（4）游离型腰椎间盘突出症：椎间盘破裂，椎间盘碎块进入椎管内或者完全游离。这种类型的腰椎间盘突出症首选手术治疗。

（5）Schmorl 结节及经骨突出型腰椎间盘突出症：前者是指髓核经上下软骨板的发育性或后天性裂隙突入椎体松质骨内；后者是髓核沿椎体软骨终板和椎体之间的血管通道向前纵韧带方向突出，形成椎体前缘的游离骨块。这两种形式的腰椎间盘突出症在临床上仅可引起腰痛，不引起神经根症状，往往不需要手术治疗。

三、临床表现

1. 症状

（1）腰腿痛：为腰椎间盘突出症患者的主要症状，以腰背部钝痛、下肢麻痛多见。

（2）神经根压迫症状：神经根所支配的肌肉出现不同程度的麻痹。

（3）马尾神经受压综合征：会阴部麻木、有刺痛感、排便和排尿功能障碍，严重时可出现大小便失禁、性功能障碍、双下肢不全瘫痪。

（4）间歇性跛行：直立或行走时，下肢有逐渐加重的疼痛、麻木、乏力、沉重感等不同的感觉，休息片刻后症状可减轻或消失，继续行走或站立则症状再次出现，患者被迫再次休息。

2. 体征

（1）压痛：在病变椎体间隙棘突旁 1cm 处有叩痛、深压痛，并可引起下肢放射痛。

（2）脊柱变形和活动受限：约 60% 的患者脊柱正常生理弯曲消失，出现腰椎前凹、侧凹或后凹，腰部各方向活动受限，以前屈最为明显。

（3）肌力、感觉和腱反射改变：神经根受压时，受压神经所支配的相应部位出现肌力减退或感觉异常、麻木，部分患者表现为跟腱反射、膝反射减弱或消失。

（4）直腿抬高试验及加强试验阳性。

四、辅助检查

（1）X 线检查：作为常规检查，能直接显示腰部有无侧突、椎体退行性病变和椎间隙有无狭窄。

（2）CT：能更好地显示脊柱骨性结构的细节，能观察椎间小关节和黄韧带的情况，可用于鉴别有无椎间盘突出和突出方向。

（3）MRI：能清楚地显示椎管的形态，可以全面观察各椎间盘退行性病变的情况，了解髓核突出的程度和位置、神经根和脊髓的受压情况，对于腰椎间盘突出症的诊断有极大帮助。

（4）脊髓造影：可直接显示有无椎间盘突出及其程度，此方法为有创操作，存在并发症，技术复杂，在临床应用较少，一般的诊断方法不能明确时才慎重使用。

（5）肌电图：可协助确定神经受损范围及程度。

五、治疗原则

1. 非手术治疗

（1）卧床休息：急性期让患者绝对卧硬板床休息。一般需卧床 2 ～ 6 周或至症状缓解，起床活动时佩戴腰围。3 个月内，不做弯腰持物动作。

（2）持续牵引：常用的牵引方式有手法牵引、骨盆牵引等。牵引的目的是减轻椎间盘的压力，促使髓核不同程度回纳；牵引可解除腰椎后关节的负荷，同时可以消除肌肉痉挛。

（3）理疗推拿和按摩：可以减轻椎间盘的压力，促进血液循环，缓解肌肉痉挛，但中央型腰椎间盘突出症者不宜推拿。

（4）经皮电神经刺激疗法：将电极放在疼痛部位的皮肤表面，将特定的低频脉冲电流输入人体，通过刺激神经减轻疼痛。

（5）药物治疗。①非甾体消炎镇痛药：用于镇痛，如布洛芬缓释胶囊、阿司匹林等。②肌松药：伴有肌肉痉挛者可以使用肌松药，如氯唑沙宗、替扎尼定等。③脱水剂：如果存在神经性水肿，可使用甘露醇等脱水剂。④糖皮质激素类药物：在无禁忌证时可短期使用糖皮质激素类药物，有效缓解炎症反应性疼痛。

2. 手术治疗

对诊断明确、症状严重、反复发作、经半年以上非手术治疗无效者，中央型腰椎间盘突出症合并马尾神经综合征、括约肌功能障碍者以及有明显的神经受累表现者，应考虑手术治疗。可根据椎间盘的位置和脊柱的稳定性选择手术类型。

（1）常规开放手术：包括全椎板切除减压术、半椎板切除减压术、椎间盘摘除术、椎体融合术等，目的是直接切除病变的腰椎间盘髓核，解除神经压迫。

（2）微创手术：包括后路椎间盘镜下椎间盘摘除术、经皮内镜下腰椎间盘摘除术、经皮椎间盘内臭氧气体注射术、经皮化学髓核溶解术、等离子消融髓核成形术、椎间盘电热疗法等。微创手术避免了常规开放手术损伤大的问题，可减少手术风险和并发症的发生。

六、围手术期护理措施

（一）术前护理

1. 术前护理评估

（1）患者的一般情况，如年龄、身高、职业和运动爱好等。

（2）评估患者有无急性腰扭伤或损伤史；有无长期腰部劳损和其他疾病史，如经常弯腰、慢性腰损伤和搬运重物；是否经常处于不良姿势或不锻炼；有无腰椎退行性病变、骨关节炎及肥胖等。

（3）评估患者腰痛或放射性疼痛的部位和范围、局部有无压痛和肿胀、腰部活动情况、有无侧突和畸形。

（4）评估患者的生命体征，下肢的运动、感觉和反射情况，走路姿势和步态，大小便情况。

（5）查看患者 X 线、CT、MRI 等检查结果。

（6）评估患者的心理状态、对疾病的认知、对治疗和护理的期望。

2. 术前护理措施

（1）术前训练：指导患者床上使用便盆；指导患者进行功能锻炼，如床上踢腿锻炼；指导患者佩戴合适的腰围。

（2）疼痛护理：急性期患者睡硬板床，卧床休息，听喜欢的音乐、看电视，教会患者调整呼吸以转移注意力、缓解疼痛，必要时遵医嘱给予止痛药。

（3）饮食护理：无特别饮食禁忌者，根据患者饮食习惯护理。忌辛辣饮食，预防便秘。

（4）术前准备：①遵医嘱行抗生素皮试，以备术中、术后用药，备血。②手术部位皮肤使用专用消毒液清洁消毒。③术前 8 ～ 12h 禁食，行快速康复患者术前 2h 可饮用术前专用营养粉，之后禁饮。④术前睡眠差及心理紧张者，遵医嘱给予镇静催眠药。⑤术晨遵医嘱测生命体征，更换清洁病员服，取下身上佩戴的首饰及活动义齿，准备好术中用药、病历、CT 片、MRI 片等并将其带入手术室，填好术前护理评估单并与手术室人员进行患者、药物核对，随后送入手术室。

3. 术前健康指导及心理护理

腰椎间盘突出症属于慢性病，对于疼痛、感觉、运动异常的患者要进行预防跌倒 / 坠床、烫伤、压力性损伤等的健康宣教。对于知识缺乏、焦虑的患者，讲解手术的目的、必要性、预后、手术过程、麻醉方式，解除患者的疑惑和顾虑。强调早期功能锻炼的意义，使患者以积极的态度参与治疗。

（二）术后护理

1. 术后护理评估

（1）一般资料：包括麻醉方式、手术种类、术中情况、术后生命体征、伤口、引流管类型、其他管道等。

（2）肢体的感觉和运动功能：评估患者下肢感觉和运动功能的改善情况。

（3）疼痛：评估患者疼痛情况，与术前相比有无缓解。

（4）括约肌功能：评估患者有无排尿困难和尿潴留，有无便秘等。

2. 术后护理措施

（1）病情观察：密切观察患者生命体征；观察伤口有无红肿、渗血、渗液；观察引流液的颜色、性质、量，引流管是否通畅、固定是否稳妥；观察有无腹痛、腹胀等。

（2）疼痛护理：评估患者疼痛评分，遵医嘱给予镇痛药，评价镇痛效果，提供安静舒适的环境。

（3）体位护理：术后患者取平卧位以减轻伤口疼痛和减少术后出血，每 2h 协助患者轴线翻身，保持脊柱呈一条直线，避免脊柱扭曲。

（4）基础护理：做好生活护理、皮肤护理、导尿管护理等。

（5）腰椎间盘突出症术后功能锻炼。

术后 1 周内踝泵运动、直腿抬高训练：踝关节的屈曲和背伸运动，预防静脉血栓。双下肢直腿抬高超过 30°，每分钟 2 次，逐渐增加抬腿幅度，避免术后神经管粘连。

术后 1 ～ 8 周腰背肌功能锻炼：指导患者锻炼腰背肌，以增加腰背肌肌力，预防肌肉萎缩和增强脊柱稳定性，一般术后 7d 开始，先用飞燕式，然后用五点支撑法，1 ～ 2 周后改为三点支撑法，每日 3 ～ 4 次，每次 50 下，循序渐进，逐渐增加次数。腰椎有感染性疾病、内固定植入物、破坏性改变、年老体弱及心肺功能障碍的患者不宜进行腰背肌功能锻炼。

术后 2 ～ 9 周行走训练：制订活动计划，指导患者按时下床活动。先穿戴好腰背支具，摇高床头，再将患者两腿放到床边。保持正确的站立姿势、挺胸收腹，避免扭转身体，遵医嘱行保护性屈伸脊柱训练，行走步态缓慢平稳，从平路行走过渡到上下坡行走，逐渐增加活动量直至正常活动。

3. 术后并发症的预防与处理

（1）伤口脑脊液漏：密切观察引流液的颜色、性质和量，观察有无头痛、恶心、呕吐等，若有则及时通知医生；指导患者取平卧位，多饮水，必要时缝合和修补硬脊膜。

（2）神经损伤：观察患者双下肢的感觉功能是否异常，如痛觉过敏或痛觉减退，指导患者卧床休息，对症治疗。

（3）感染：监测体温，观察手术伤口局部有无红肿、渗出、压痛、脓性分泌物，及时更换敷料，注意无菌操作，高热时做好物理降温，遵医嘱使用抗生素。

（4）尿潴留：记录出入量，排尿困难者可协助其床上排尿，如热敷、听流水声，以促使排尿。明显排尿困难者遵医嘱给予清洁间歇性导尿，必要时留置导尿管，加强对尿道口的护理，避免继发尿路感染。

（5）下肢深静脉血栓形成：禁止下肢静脉输液，早期进行主动运动和被动运动，如踝泵运动，密切观察患者的皮肤、皮温。发生下肢深静脉血栓形成者应抬高并制动患肢，高出心脏 20 ～ 30cm，禁止按摩、挤压、热敷患肢，避免血栓脱落，遵医嘱用抗凝药，并观察有无其他部位的出血，防止发生脑出血。

4. 术后健康指导

（1）指导患者出院后选择软硬适中的床垫睡觉，3 个月内多卧床休息，不进行重体力或负重运动。

（2）注意腰部的保暖、防寒，避免腰部长时间处于一种姿势而造成腰部劳损，卧位休息时枕头的高度应适宜，膝下可垫一小枕头，减轻腰背紧张度。

（3）保持正确的坐、走、站、下蹲及举物的姿势，穿平底鞋，避免穿高跟鞋。

（4）增加腰肌、腹肌练习，增加腰椎的稳定性，防止腰椎退行性病变，超重或肥胖者应适当控制体重，减轻腰部负荷。

（5）指导患者学习八段锦。这能有效减轻腰椎术后疼痛，改善腰椎功能，缓解抑郁。

（6）补充营养，促进机体恢复，摄入高纤维素食物，预防便秘。

（7）讲解腰围佩戴的目的、使用方法、时间等。

（8）定期门诊复查，如有不适，随时就诊。

七、知识拓展

1. 诊断

必须结合临床症状、体征和影像学检查进行综合判断，症状和体征反映的受累节段神经应与 MRI 或 CT 显示突出物压迫的神经支配区域相符。

诊断标准：①下肢放射性疼痛，疼痛位置与相应受累神经支配区域相符；②下肢感觉异常，相应受累神经支配区域皮肤浅感觉减弱；③直腿抬高试验、直腿抬高加强试验、健侧直腿抬高试验或股神经牵拉试验阳性；④腱反射较健侧减弱；⑤肌力下降；⑥腰椎 MRI 或 CT 显示椎间盘突出，压迫神经与症状、体征受累神经相符。前 5 项标准中，符合其中 3 项，结合第 6 项，即可诊断为腰椎间盘突出症（推荐级别 A，证据水平 1a）。

（2）注意事项：①腰痛不是诊断腰椎间盘突出症的必要条件，但患者常有腰痛病史；②单纯 MRI、CT 等影像学诊断不能作为诊断腰椎间盘突出症的依据（推荐级别 A，证据水平 1a）；③脊髓造影术为有创操作，不作为常规推荐（推荐级别 B，证据水平 2a）；④神经电生理检查和红外热成像检查对腰椎间盘突出症诊断意义有限，不做常规推荐（推荐级别 B，证据水平 2a）；⑤对于多节段腰椎间盘突出症，难以明确主要责任椎间盘节段时，可采用椎间盘造影术和选择性神经根阻滞术来明确责任节段。

2. 鉴别诊断

腰椎间盘突出症需要与存在腰腿痛表现的梨状肌综合征、腰椎管狭窄症、腰椎肿瘤、腰椎感染、马尾神经瘤、腰椎滑脱症、强直性脊柱炎、带状疱疹等疾病相鉴别。

（韩克霞　张丽华）

第四节　椎管狭窄症的护理

椎管狭窄症是指各种形式的椎管、神经根管以及椎间孔的狭窄，包括软组织（如黄韧带肥厚、后韧带钙化等）引起的椎管容积改变及对硬膜囊的压迫。椎管狭窄造成对脊髓、神经及血管的卡压和刺激，继发缺血及水肿改变，从而导致疼痛、麻木、肢体无力、跛行、排尿障碍、排便障碍等神经功能障碍。椎管狭窄症好发于 40 ～ 50 岁的男性，L_4 ～ L_5 和 L_5 ～ S_1 多见，其次为颈椎。

一、病因

1. 先天性椎管狭窄症

先天发育过程中椎弓根短而致椎管中央矢状径短小。椎管的前后径明显小于左右径，俗称扁平椎管，好发生于东亚人群。

2. 后天性椎管狭窄症

（1）退变性椎管狭窄症：临床上最为多见，系脊椎退变的结果，随年龄增长而发生。椎间盘突出，韧带肥厚钙化，椎板及关节增生、肥大，使椎管有效面积减小，或者椎管骨质增生、骨赘形成后进入椎管，引起相应的椎管狭窄。

（2）创伤性椎管狭窄症：急性外伤性椎间盘突出和脊柱外伤均可导致创伤性椎管狭窄症。

（3）医源性椎管狭窄症：例如全椎板切除术之后，形成瘢痕，使椎管狭窄；或椎板融合术之后，椎板相对增厚，导致局部椎管狭窄。此种情况少见。

（4）其他：脊柱结核、肿瘤等疾病均可导致椎管狭窄症。

二、分类及分型

1. 按狭窄节段分类

分为颈椎管狭窄症、胸椎管狭窄症、腰椎管狭窄症及骶管狭窄症。

2. 按椎管测量分型

1977 年，Verbiest 根据椎管中央矢状径和椎管横径的测量将椎管狭窄分为 3 型。①绝对型：椎管的中央矢状径≤ 10mm 者，为绝对型椎管狭窄。②相对型：椎管的中央矢状径≤10～12mm者，较多。③混合型：中央矢状径＜11.5mm者肯定为病理现象。如腰椎管的头侧或尾侧的中央矢状径比值＞1则为异常现象。横径：椎弓根最大距离，平均值为23mm，正常值下限为13mm（X线片为15mm）。

3. 按狭窄部位分类

（1）椎管中央狭窄：下关节突的骨赘向内侧增生肥大，使中央椎管狭窄，压迫马尾。常为椎板、黄韧带肥厚及椎间盘退变或伴有椎间盘突出所致，腰椎管前后径小于10mm应考虑为腰椎管中央部狭窄。病变初期只累及一个平面，常见于L_4～L_5，以后病变逐渐涉及以下平面，引起多平面或侧方椎管狭窄。

（2）侧方（侧隐窝、神经根管）狭窄：腰椎后小关节囊的松弛以及椎间盘退变，使椎间隙变窄，上下相邻两椎体相互靠近，后方的小关节半脱位。此时上关节突向上向前移动，使椎间孔及椎管外侧部狭窄，同时神经根被挤压在上关节突顶端、上位椎弓根及椎体后缘之间。有时下关节突内缘长出的骨赘向内突出，夹住了下一平面的神经根。CT扫描测定侧隐窝前后径小于3mm，临床有症状者可确定诊断。

（3）混合型：既有中央狭窄又有侧方狭窄的症状。

4. 基于磁共振成像的椎管狭窄分级系统

（1）Lee分级系统。0级（无狭窄）：前脑脊液间隙未消失。1级（轻度狭窄）：前脑脊液间隙轻度闭塞，但所有马尾神经可以清楚地彼此分离。2级（中度狭窄）：前脑脊液间隙中度闭塞，部分马尾聚集，无法视觉分离。3级（重度狭窄）：前脑脊液间隙严重闭塞，硬膜囊明显受压，马尾呈一束。

（2）Schizas分级系统。A级（无狭窄或轻微狭窄）：硬膜囊中前部清晰可见脑脊液，马尾神经未占据整个硬膜囊空间。B级（重度狭窄）：脑脊液在硬膜囊内表现为颗粒状外观，马尾神经占据整个硬膜囊，但仍可见。C级（严重狭窄）：脑脊液信号消失，硬膜囊为均质的灰色，硬膜囊后方可见硬膜外脂肪，马尾神经不能相互辨认。D级（极度狭窄）：脑脊液信号消失，马尾神经不能辨认，且无硬膜外脂肪。

三、临床表现与诊断方法

（一）临床表现

1. 颈椎管狭窄症

（1）感觉障碍：主要表现为四肢麻木、过敏或疼痛。主要是脊髓丘脑束及其他感觉神经纤维束受累所致，四肢可同时发病，也可一侧肢体先出现症状。大多数患者的感觉障碍先从上肢开始，尤以手臂部多发。躯干部症状有第2肋或第4肋以下感觉障碍，胸、腹或骨盆区发紧，严重者可出现呼吸困难。

（2）运动障碍：多在感觉障碍之后出现，表现为锥体束征，四肢无力、僵硬。大多数患者先出现下肢无力、沉重、脚落地似踩棉花，重者站立步态不稳，易跪地，需扶墙或持双拐行走，随着症状的加重逐渐出现四肢瘫痪。

（3）排便、排尿障碍：一般出现较晚。早期为大小便无力，以尿频、尿急及便秘多见。晚期可出现尿潴留、大小便失禁。

2. 胸椎管狭窄症

（1）下肢感觉障碍：本病发展缓慢，起初多表现为下肢麻木、无力、发凉、僵硬及不灵活。

（2）下肢肌力异常：下肢无力，行走困难，下肢肌张力增高，出现肌紧张、折刀样痉挛。

（3）神经根刺激症状：患者胸腹部有束紧感或束带感，表现为胸闷、腹胀。半数患者有腰背痛，有的时间长达数年，但仅有 1/4 的患者伴腿痛，且疼痛多不严重。

（4）脊髓、马尾功能障碍：约半数患者有间歇性跛行，行走一段距离后症状加重，需弯腰或蹲下休息片刻方能再走。较重者站立及步态不稳，需持双拐或扶墙行走。还可出现排便、排尿障碍，出现较晚，表现为大小便无力。

3. 腰椎管狭窄症

（1）一侧或双侧下肢沉、僵、无力、步态不稳。

（2）一侧或双侧下肢广泛性麻木和（或）疼痛。

（3）脊髓源性间歇性跛行。

（4）排便、排尿障碍或性功能障碍。

（二）诊断要点

（1）病史与体检：依据患者年龄、病史与体征做出初步判断，尤其是中年以上男性，伴有神经病理性疼痛、肢体感觉麻木、间歇性跛行、直腿抬高试验阳性等。

（2）影像学检查：MRI 图像清晰，立体感强，可清楚地显示狭窄的部位、范围、严重程度，有助于准确诊断。CT 扫描可清楚地显示椎管及神经根管断面形态，以及前后径和横径的大小，还能清楚地显示侧隐窝及神经根管的情况，是常用的辅助检查。X 线检查也有提示诊断价值。

脊髓造影是诊断本病较可靠的方法，正位片可清楚显示硬脊膜腔的大小，如出现条纹状或根须状阴影，表示马尾神经根有受压现象；如影柱呈节段性狭窄或中断，表示脊髓有多发性梗阻。

（3）实验室检查：必要时可进行腰椎穿刺。脑脊液化验：脑脊液蛋白可有不同程度的增加。

（4）肌电图检查：可发现神经根受损的表现，阳性率约为 80%。

（5）神经根阻滞试验：有时临床上不能定位，而影像学显示多节段狭窄，为了确定受压迫部位可进行神经根阻滞试验。

四、处理原则

本病早期以非手术治疗为主，由于本病的病理解剖基础是器质性椎管狭窄，因此保守治疗常难以解决根本问题，除非是症状较轻或发病时间较晚的老年患者，尤其是全身实质性脏器有病变的患者，对半数以上的严重病例仍应选择手术治疗。

1. 非手术治疗

（1）牵引理疗：适用于伴有颈椎间盘突出及颈椎节段性不稳的病例。热疗及传统中药热敷有一定的效果。推拿不适用于此类病例。

（2）药物疗法：口服活血化瘀药物有助于本病的症状改善，此外在病情发作时可予以解热镇痛药，并可适当应用神经营养药物。

2. 手术治疗

适用于症状严重、非手术治疗无效或效果不显著者，患者通常有中到重度的神经系统症状体征。需要指出的是，有时影像学上椎管狭窄严重、脊髓受压明显，但患者症状非常轻微，此时需谨慎，需结合患者实际判断手术与否。

五、椎管狭窄症的围手术期护理

（一）术前护理

1. 术前护理评估

（1）健康史。①一般情况：包括年龄、性别、工作、文化程度、身高、体重、吸烟饮酒史等。②既往史：一般慢性病史，如糖尿病、高血压、结核等；用药史；创伤史；脊柱脊髓相关手术史。③家族史：了解家族中是否有先天性椎管狭窄及椎管肿瘤患病史。

（2）身体状况。①症状与体征：评估患者肢体疼痛程度、肌力、感觉功能受损程度、大小便等自主神经反射情况。②辅助检查：查看 MRI、CT 等辅助检查结果，了解椎管狭窄部位、程度及神经受压程度。

（3）心理－社会状况：评估患者及家属对疾病的认知程度；患者睡眠情况，是否存在焦虑状态；以及家庭支持程度。

2. 术前护理措施

（1）观察患者生命体征的变化。对于颈段椎管狭窄者，关注患者有无呼吸困难。

（2）术前训练：①术前 3d 开始训练患者在床上大小便，指导患者便盆的使用方法，并督促患者练习床上大小便。对大小便失禁患者做好会阴部皮肤护理，预防失禁性皮炎。②术前指导正确的卧位：嘱患者卧于软硬适中的床上休息，抬高床头 20°，膝关节微屈曲，放松背部肌肉，指导患者床上锻炼腰背肌及进行直腿抬高功能锻炼。③指导患者做深呼吸、咳嗽及扩胸运动，以锻炼肺功能，预防坠积性肺炎。

（3）心理护理：保持情绪稳定，避免各类不良刺激，避免血压波动。

（4）做好安全护理，预防跌倒。

（5）术前准备同第六章第一节的术前准备。

3. 术前健康指导

（1）有下肢感觉障碍者，应控制洗脚水的温度，避免烫伤。

（2）椎管狭窄段连续累及 ≥ 3 个椎体，医生告知可能术中要内固定的，术前做好不同部位的支具，便于术后康复时佩戴，防止因活动或承重造成椎管不稳定进而导致再次发生椎管狭窄。并告知患者短期内佩戴支具的必要性，取得其配合。

（3）术前告知手术方式、体位、预计进入手术室时间及返回病室的注意事项等，避免不必要的紧张加重病情。

（二）术后护理

1. 术后护理评估

（1）生命体征：颈椎部位手术的尤其要观察患者呼吸频率、节律、深浅度有无异常，以评估有无呼吸功能受损；同时评估咳嗽反射是否良好、气道是否存在分泌物。

（2）伤口渗出情况：术后 24h 内有明显渗血，应立即通知医生检查伤口。

（3）引流情况：①对颈椎管狭窄症行颈前入路手术患者，观察发音、呼吸情况，及时发现患者继发术腔出血压迫气管引发窒息等危险征象。②评估引流液颜色及量，若色鲜红且短时间内引流量较多，应警惕术腔内出血发生。③若 24h 引流量超过 300ml，引流液呈洗肉水样，警惕脑脊液漏的发生，应及时报告医生处理。

（4）评估四肢麻木及活动障碍与术前相比有无减轻，以判断脊髓受压是否改善。

（5）评估排尿、排便是否正常，尤其是腰骶部位手术者，术后有无尿潴留、尿失禁等。

2. 术后护理措施

（1）术后常规护理同脊柱脊髓疾病术后常规护理。

（2）支具佩戴注意事项：一般而言，术中行连续 3 个脊柱节段内固定者，术后需佩戴硬质支具 4 ～ 6 周，以预防原发性损伤和术后即刻对脊柱稳定性的影响，减少因过早承重而导致再次椎管狭窄的危险。佩戴支具有利于早期下床活动，减少相关并发症的发生。颈椎段佩戴颈托，胸腰段则可佩戴高分子塑材胸腰围。起床前先佩戴好再起床，卧床后再脱下。支具佩戴时间与手术方式、内固定材料、患者年龄及自身骨质情况等都有关系，故应根据医生指导及复查结果，个性化使用。

（3）并发症的预防及处理。①神经根刺激症状：术后有肢体或局部疼痛、麻木、皮肤感觉过敏等，尤其是痛觉过敏，应及时报告医生对症处理。②术腔出血：尤其是颈前入路手术患者，术后24h内严密观察患者发音、呼吸、意识状态、伤口渗血情况，必要时床旁备吸痰装置和气管切开包。如出现发音低沉、沙哑、引流管无引流液，伴有意识水平下降，要高度重视，可能为术腔血肿压迫气管所致，严重者将窒息，应立即报告医生检查伤口情况，必要时再次手术清除血肿。③伤口脑脊液漏：术腔引流液呈洗肉水样，每日引流量超过300ml时，应报告医生，判断是否有脑脊液漏，配合医生处理，必要时再次手术，行硬脊膜修补术。④伤口感染：观察伤口有无红肿剧痛或分泌物。监测体温，是否在吸收热后仍有体温升高，注意保持环境整洁，严格无菌操作，做好高热护理。

3. 术后健康指导

（1）术后3～4个月可以适当做一些体育运动，但尽量不要弯腰搬运、肩挑、手提重物，还应避免剧烈运动和弯腰弓背等不良姿势。

（2）对于比较年轻且未生育的女性来说，建议在手术完全恢复一段时间后或术后一年再考虑生育，否则可能会导致术前症状复发，甚至加重。

（3）保持大便通畅。

（4）支具佩戴必须按要求执行：起床前先戴好支具再起床，卧床后再脱下支具。按要求佩戴3个月，之后返院复查恢复情况，再决定是否继续停用。

六、知识拓展

中医在脊柱脊髓疾病的治疗与康复护理中起着重要的作用。中国中西医结合学会联合中华中医药学会、中华医学会发布《腰椎管狭窄症中西医结合诊疗指南》。该指南涵盖腰椎管狭窄症的保守治疗及常规手术疗法，对于规范中西医结合诊疗的临床路径具有切实指导意义，值得深入学习。

（杨中善　张丽华）

第五节　脊髓栓系综合征的护理

脊髓栓系综合征（tethered cord syndrome，TCS）是指各种原因造成脊髓纵向牵拉、脊髓圆锥低位、脊髓发生病理改变而引起的神经损害症候群，包括下肢感觉、运动障碍，畸形，排便、排尿障碍等。传统上认为TCS是脊髓圆锥末端受牵拉所致，最近，其概念被扩展，包括颈段和胸段脊髓被牵拉，以及脊髓圆锥末端持续的高张力而脊髓圆锥位置正常。TCS 被认为与许多疾病有关，包括脊柱畸形、脂肪瘤、感染及肿瘤。

一、病因

（一）先天发育异常

先天性致病因素最常见，如神经管闭合不全等，称原发性 TCS。在胚胎发育早期，脊髓与椎管的长度大致相等。随后脊柱生长速度快于脊髓，造成脊髓的位置逐渐上移。在胚胎 20 周时，脊髓末端上移达 $L_3 \sim L_4$ 椎体水平，40 周时位于 L_3 椎体水平。婴儿出生时，脊髓末端位于 $L_1 \sim L_2$ 水平，出生 3 个月后，脊髓升至成人水平，即圆锥尖部位于 L_1 水平，上下不超过 1.0cm。脊髓圆锥也逐渐变细，移行为终丝（成人直径小于 2mm）。在脊髓上移过程中，如存在神经管闭合不全等病理改变，就会造成脊髓末端牵扯、回缩不良，马尾终丝被粘连、束缚及压迫，脊髓圆锥张力增加，脊髓局部血流减少，继而损害神经功能。常伴有腰骶部脊柱裂、硬膜内脂肪瘤、纤维束带、椎管内肿瘤（如皮样囊肿）等。小儿脊髓栓系综合征以先天发育异常多见。

（二）后天性因素

手术、炎症、损伤等原因引起椎管内粘连，导致脊髓牵拉，也可以导致继发性 TCS。如小儿脊髓脊膜膨出修补术后，手术部位的脊髓与硬膜易粘连，影响脊髓在生长过程中上移，可造成继发性 TCS。

二、临床表现与诊断方法

（一）临床表现

TCS 有较复杂的临床表现，TCS 既可发生于婴幼儿，亦可发生于成人；可以原发，也可以继发，常与各种先天性畸形并存。对脊髓圆锥的牵拉程度决定出现症状的年龄。当脊髓圆锥被严重牵拉时，在胎儿期或婴儿期就会出现神经损害，儿童开始直立行走时还影响脊柱弯曲度。牵拉不严重时，则仅表现为儿童时期微小的、非进行性损害。至于最轻微的牵拉，在儿童时期可无症状，直至被其他因素影响，打破了牵拉与神经功能两者之间脆弱的平衡而出现症状。

（1）多系统畸形：包括脊柱裂、脊髓纵裂、脊柱侧弯、半椎体、蝶形椎体、移行脊椎、脊髓脊膜膨出、腰骶部脂肪瘤、多毛、色素痣、骶尾部血管瘤等。下肢畸形以高弓足最多见，其次为马蹄内翻足和下肢发育不良，并且常因营养障碍而发生溃疡、感染、骨髓炎等，多久治不愈。畸胎瘤、表皮样囊肿也常引起脊髓栓系综合征。

（2）疼痛：范围可包括直肠肛门部、臀中部、尾部、会阴区、腰背部和下肢。下肢疼痛常分布广泛，有单侧根性分布表现，但多数超过单一神经根支配区，有时可与腰椎间盘突出症相混淆。疼痛常因久坐、身体过度屈曲等引起，少数有因咳嗽或扭伤后加重的情况。

（3）运动障碍：可为上运动神经元损害或下运动神经元损害。前者表现为下肢痉挛性瘫痪、肌张力增高、腱反射亢进等；后者表现为下肢软瘫、肌张力降低、肌肉萎缩、腱反射减弱甚至消失。患者常主诉进行性下肢无力和步行困难，检查发现下肢远端肌肉易受累，可有肌肉萎缩。

（4）感觉障碍：通常表现为鞍区、双下肢麻木或感觉减退、缺失。TCS 的损害主要发生于灰质，白质功能完整，故 TCS 患者很少有明显的感觉障碍平面。

（5）膀胱尿道功能障碍：膀胱尿道功能的异常可表现为尿失禁、尿频、尿急、遗尿、排尿困难等，儿童以遗尿和尿失禁多见。膀胱病变可累及上尿路功能，导致继发性的输尿管膀胱反流、双肾积水及肾功能损伤。患者常伴发肛门括约肌松弛，表现为便秘和大便失禁。

（二）诊断要点

1. 病史与体征

（1）大多数患儿的脊背外表有异常表现，如局部有毛发、色素沉着斑、小凹陷等。

（2）如合并囊性脊柱裂或脂肪瘤，可出现包块。

（3）在神经系统表现上，早期症状有遗尿、便秘、腰腿痛、下肢发育差、皮肤粗糙、皮肤温度低、虚弱无力、下肢及会阴部皮肤感觉减退。病情进一步发展出现下肢营养性溃疡、肌肉萎缩、足下垂、足内翻及尿失禁，有时大小便都失禁，严重者甚至完全截瘫。

2. 影像学检查

（1）X 线片：可见椎板缺损、纵裂骨嵴、椎体畸形及脊柱侧弯等，但 X 线片不能直接诊断 TCS。

（2）CT 及 CT 脊髓造影扫描：CT 及 CT 脊髓造影能清晰显示脂肪瘤、脊髓圆锥、马尾神经和硬脊膜之间的关系，特别是 CT 能显示骨骼畸形、脊柱裂、椎管内肿瘤等，对制订手术入路有指导作用。

（3）MRI：是诊断 TCS 的首选方法。① MRI 三维断面成像能清楚显示终丝粗大紧张的位置及程度；②显示椎管内脂肪堆积，脂肪均有特定的 MRI 信号，很容易与其他组织区分；③充分显示伴有脊膜膨出或脊髓脊膜膨出的解剖层次关系；④诊断并发肿瘤的大小、位置、性质，并发的畸胎瘤、上皮样囊肿及皮样囊肿都为胚胎性肿瘤，在 MRI 上具有特征性信号，极易鉴别。

TCS 在 MRI 上的影像特征：①低位脊髓，脊髓圆锥终端达 L_3 椎体平面以下；②终丝短而粗，直径大于 2mm；③低位脊髓在脊膜囊中背移。

（4）B 超：小儿在检查中的躁动对 MRI 的成像有很大影响，但对超声的影响较小。1 岁以下儿童、伴有脊柱裂或曾行椎板切除术的患者，超声可满意地显示椎管内病变，包括脊髓脂肪瘤、囊性脊椎裂、低位脊髓、脊髓背移和脊髓远端动脉搏动消失等，是新生儿 TCS 早期诊断的首选方法。TCS 的超声特有表现是脊髓终端腹侧前血管的搏动消失。

3. 神经电生理检查

神经电生理检查为诊断 TCS 和判断术后神经功能恢复提供了客观精确的指标，可判断神经功能损害程度及病变部位，对判断病情和估计预后具有重要意义。Hanson 等测定 TCS 患者骶反射的电生理情况，发现骶反射潜伏期缩短是 TCS 的电生理特征之一。

三、处理原则

对已明确诊断脊髓栓系综合征的患者，应积极采取手术治疗。栓系松解手术是治疗脊髓栓系综合征的唯一手段。通过手术，切断异常的终丝，松解对脊髓圆锥和马尾神经的牵拉、粘连和压迫，从而改善受损组织的血液循环，增加细胞氧化代谢，阻止脊髓神经进一步损伤，促进受损神经功能的恢复。

四、护理

（一）术前护理

1. 术前护理评估

（1）健康史。①一般情况：包括年龄、性别、文化程度、大小便情况、吸烟饮酒史等。②既往史：询问患者或患儿家属，患者是否有创伤史、脊柱脊髓相关手术史以及产检情况。③家族史：了解家族中是否有脊柱裂、脊柱侧弯、多毛症等病史。

（2）身体状况。①症状与体征：评估患者肢体疼痛程度、肌力、感觉功能受损程度、大小便情况、皮肤与毛发等。②辅助检查：查看 MRI、CT、神经电生理检查等辅助检查结果，了解神经受损程度。

（3）心理 – 社会状况：评估患者及家属对疾病的认知程度、对治疗效果的期望值以及家庭支持程度。

2. 术前护理措施

（1）皮肤护理：①观察患者腰骶部有无肿物及皮毛窦；对合并脊髓脊膜膨出的患者，观察局部有无包膜破溃及感染征象；术前备皮时，特别注意对皮毛窦区皮肤的处理，防止皮肤破损；穿宽松棉质的衣服，减少对脊膜膨出部位皮肤的摩擦，避免破溃；给患者翻身时避免拖、拉、推等动作，以免引起膨出部位出血、感染。②保持会阴部清洁干燥，预防皮肤湿疹的发生。

（2）体位训练：脊髓栓系综合征松解术大多采取后方入路，术中、术后需俯卧，术后伤口压盐袋。术前 1 ～ 2d 指导患者俯卧位训练，练习时间循序增加，以不出现身体不适为宜。根据患者情况在胸前、骨隆突处等地方垫软垫、毛巾，既能增加患者的舒适度，又能预防压力性损伤。

（3）肢体功能锻炼：对存在下肢功能障碍如肌力下降、肌肉萎缩的患者，在术前指导或协助患者进行皮肤按摩，进行主动运动及被动运动，如踝泵运动。患者肢体功能锻炼同样以不出现身体不适为宜，练习时间循序增加。

（4）盆底肌锻炼：对于有排尿、排便障碍的患者，指导患者进行盆底肌锻炼，包括以下内容。①逼尿肌练习：指导患者定时屏气，使腹部加压，以利于排尿。② Cred é 手法：指导患者手掌放在膀胱区，触摸到膀胱充盈至耻骨联合上两横指时，由膀胱底部向体部循环按摩，按摩 2min 后，双手叠放在膀胱上，缓缓向耻骨联合下方挤压膀胱，以促进尿液排出。注意按摩及挤压的手法由轻至重，重复进行，直至尿液排净。③肛提肌训练（缩肛法）：患者卧床时取仰卧位，臀部略提高，离开床面，全身放松，注意力集中在肛门处，收缩腹部、臀部及盆底肌，随呼吸一紧一松、一提一放，吸气时提肛 3s，呼气时放松，每次做 10 ～ 30 下，3 ～ 4 次 /d，有利于改善肛部的血液循环，改善肛门括约肌的功能，预防肛门松弛，有利于患者排便功能的恢复。下地活动时，指导患者提臀，脚跟抬离地面，深呼吸（腹肌注意收缩），进行肛提肌训练，每次做 10 ～ 20 下，3 ～ 5 次 /d。对于儿童患者，除进行上述训练外，也可指导其定时、定量饮水，定时排尿、排便。

（5）心理护理：保持情绪稳定，避免各类不良刺激，安慰患儿，积极引导乐观态度。

（6）做好安全护理，预防跌倒。

（7）术前准备同第六章第一节的术前准备。

3. 术前健康指导

（1）饮食指导：增加蛋白质的摄入，多摄入水果与蔬菜，保证摄入充足的水分以促进肠道蠕动，促进排便。增强机体抵抗力，以适应手术。

（2）安全指导：将开水瓶放在小儿不能够取之处，避免烫伤；下肢畸形或行走不便者，家属 24h 留陪并搀扶，预防跌倒。

（3）术前告知手术方式、体位、预计进入手术室时间及返回病室的注意事项等，避免不必要的紧张加重病情。

（二）术后护理

1. 术后护理评估

①生命体征；②伤口及引流管；③四肢肌力及感觉；④大小便情况；⑤皮肤。

2. 术后护理措施

（1）术后常规护理同脊柱脊髓疾病术后常规护理。

（2）肢体功能评估与护理：①密切观察患者双下肢感觉、运动及肢端血运情况，观察足趾和踝关节屈伸功能，与术前进行对比，了解神经功能的变化。②患者长期卧床，极易发生肌肉萎缩、关节僵硬、神经根的再粘连和脊髓栓系综合征等并发症。为避免并发症发生，术后第一日即可指导患者在床上进行肢体主动运动及被动运动，如踝泵运动、膝关节的屈曲运动等。

（3）排尿、排便训练：对存在排尿、排便障碍的患者，指导患者进行盆底肌锻炼，以促进排尿、排便。①排尿训练：术后主要锻炼患者的逼尿肌及膀胱功能。术后第一日开始夹闭导尿管，患者有尿意时开放或每 2 ～ 4h 开放一次，开放的同时督促患者有意识地做排尿动作，使膀胱有节律地充盈与排空，促进膀胱反射形成；制订饮水计划，每日饮水 1500 ～ 2000ml，按时饮水，间歇开放导尿管；必要时辅助物理治疗如超短波治疗等，有利于患者早期拔出导尿管。②排便训练：对于便秘患者，予以高纤维素、易消化饮食，嘱患者多饮水，顺时针环形按摩腹部，以促进肠道蠕动，必要时使用缓泻剂，促进排便；对于大便失禁者，继续指导患者进行盆底肌锻炼和肛提肌训练，方法与术前相同，提高肛门括约肌的控制能力，促进排便。

（4）术后并发症观察及处理。①伤口脑脊液漏：术后患者取俯卧位或侧卧位，必要时取头低脚高位，以预防脑脊液漏的发生。保持伤口敷料的干燥、整洁，严密观察，若发现敷料有渗液，观察渗液的颜色、量、性质，并及时报告医生。此外，观察并倾听患者有无头痛、头晕、恶心、呕吐等症状，如发现问题，及时遵医嘱处理。②伤口感染：部分患者术前存在皮毛窦，且伤口靠近会阴部，敷料容易被大小便污染，大便失禁者术后伤口感染的概率更大。因此要保持会阴部清洁，若发现敷料污染，应及时报告医生换药，同时遵医嘱行抗感染治疗。密切监测患者的体温变化，出现发热时应警惕伤口感染发生。观察患者伤口情况，局部出现红、肿、热、痛等表现时，可给予红外线灯照射，以促进局部血液循环，利于伤口愈合。③尿路感染：有排尿障碍的患者，术后留置导尿管时间较长，较易发生尿路感染。每日 2 次用温水清洗会阴部，嘱患者多饮水，定时夹闭导尿管或按需开放，进行膀胱功能锻炼，争取早日拔出导尿管。一般情况下留置导尿管不宜超过 4 周，若患者排尿功能仍未恢复，则可选择间歇性导尿的方式。对于大便失禁者，加强会阴部皮肤护理，保持局部清洁干燥，预防尿路感染。④压力性损伤及下肢深静脉血栓形成：做好体位护理，膝盖及骨隆突处垫毛巾或软垫，定时协助患者翻身，以预防压力性损伤的发生。患者下肢抬高，术后第 1 天嘱患者开始进行踝泵运动、小腿屈曲运动等肢体功能锻炼及肢体按摩等。尽量避免在下肢输液，患者根据病情尽早佩戴腰围下地活动，预防下肢深静脉血栓形成。

3. 术后健康指导

（1）对于排尿、排便困难及肢体功能障碍者，指导患者出院后继续坚持盆底肌锻炼及肢体功能锻炼，同时嘱患者遵医嘱按时、按量服用神经功能康复药物，定期复查，如出现复发症状，及时就诊。

（2）术后 1 个月避免剧烈活动，以防止伤口裂开。

五、知识拓展

由于低级排尿/排便中枢在腰骶段脊髓，因此脊髓栓系综合征患者多存在二便障碍，又称神经源性膀胱和神经源性肠道功能障碍。中国康复医学会康复护理专业委员会、华中科技大学同济医学院附属同济医院于 2017 年发布《神经源性膀胱护理实践指南》，从护理角度阐释神经源性膀胱的评估、处理原则与方法，推荐意见见表 6–4 和表 6–5。

表 6–4　神经源性膀胱的评定推荐意见

推荐意见	证据等级
病史采集	A
必须进行详细的病史采集，注意泌尿系统、肠道、神经系统及性功能等的既往史及现病史。注意有无血尿、尿频、尿急、尿痛及发热等可提示特异性诊断的症状	A
体格检查	A
详细检查神经系统，尤其会阴部、鞍区的感觉及反射，检查肛门直肠的感觉、肛门括约肌的收缩功能及盆底功能	A
辅助检查	A
尿常规、尿细菌培养、泌尿系超声、膀胱尿道造影、肾功能检查	A
上尿路泌尿系 MRI 或 CT 三维重建成像，可以显示肾盂输尿管积水扩张程度及迂曲状态，也能显示肾皮质的损害程度	B
尿流动力学检查	A
排尿日记	B
充盈期膀胱压力，行容量测定时，充盈膀胱速率应与生理状态尿液生成速率相似（推荐为 10ml/min），充盈膀胱所用生理盐水应加热至体温	B
影像尿流动力学检查是诊断评估神经源性膀胱的“金标准”	A

表 6-5 神经源性膀胱处理策略推荐意见

推荐意见	证据等级
神经源性膀胱治疗的首要目标是保护肾脏功能，使患者能够长期生存；次要目标是提高控尿能力、提高生存质量	A
治疗原则是确保逼尿肌压力在储尿期和排尿期都保持在低压、安全范围内	A
间歇性导尿是膀胱训练的重要方式，是协助膀胱排空的有效措施：膀胱间歇性充盈与排空有助于膀胱反射的恢复，间歇性导尿具有实施原则、应用条件与标准方法，必须遵循	A
任何辅助膀胱排空的方法如手法辅助、腹部加压排尿等都必须谨慎，避免出现不良后果，必须在尿流动力学检查允许下实施并定期随访，且随访时需做影像尿流动力学检查或膀胱尿道造影	C
留置导尿管及膀胱造瘘在原发神经系统疾病急性期短期应用是安全的，但长期使用均有较多并发症	B

（杨中善　张丽华）

第六节　小脑扁桃体下疝畸形的护理

一、小脑扁桃体下疝畸形基础知识

（一）小脑扁桃体下疝畸形解剖结构概述

小脑扁桃体下疝畸形（Arnold-Chiari malformation, ACM）是由于胚胎发育异常而使小脑扁桃体下部下降至枕骨大孔以下、颈椎管内，严重者部分延髓下段、第四脑室下部下蚓部也下疝入椎管内，是常见的先天性发育异常。小脑扁桃体下疝畸形常合并脊髓空洞及其他颅颈区畸形，又因阻碍脑脊液循环而诱发脑积水。患者可表现为枕颈部疼痛、眼球震颤及共济失调等。脊髓空洞症是脊髓的一种慢性、进行性病变，患病率为（1.9～8.4）/10 万，患者可出现感觉分离、手部肌肉萎缩及脊柱侧弯等症状。ACM 是导致脊髓空洞症的常见病因，主要与小脑扁桃体下疝所导致的枕骨大孔区脑脊液流体动力学障碍相关，56% 的 ACM 患者伴有脊髓空洞症。本病由奥地利病理学家 Hans Chiari 于 1891 年首次报道，故又称 Chiari 畸形。

（二）小脑扁桃体下疝畸形的分类及病理特点

目前大多仍沿用奥地利病理学家 Hans Chiari 的早期分型，即Ⅰ～Ⅳ型，Ⅰ型最多见（表 6-6）。

表 6-6　小脑扁桃体下疝畸形的临床病理分型

病理分型	畸形部位	合并症
Ⅰ型	小脑扁桃体向下疝入枕骨大孔≥ 5mm	常合并脊髓空洞症、轻度脑积水
Ⅱ型	Ⅰ型＋脑桥延髓下疝＋第四脑室延长，小脑后下动脉下疝	脊髓膜膨出，几乎都合并脊髓空洞症和脑积水，还有其他合并症
Ⅲ型	小脑、延髓疝入枕部或膨出的上颈段脑膜之中	严重的神经发育障碍和脑神经损害
Ⅳ型	小脑发育不全，但不向下膨出	–

小脑扁桃体下疝畸形常见于成人和儿童，女性多于男性，以中年人居多，常发生于13 ～ 68 岁（表 6-7）。

表 6-7　各型好发人群

分型	好发人群
Ⅰ型	成人、青年、少年
Ⅱ型	合并脊膜膨出的患儿
Ⅲ型	新生儿、儿童
Ⅳ型	婴儿

（三）临床表现与诊断方法

1. 临床表现

（1）脊髓空洞：表现为躯体麻木无力，节段性分离性感觉障碍，呈斗篷状分布，疼痛和温度觉丧失，但触压觉和位置觉保存。最早出现步态不稳、神经根性疼痛和（或）一侧上肢感觉迟钝，伴有麻木、无力，尤其是手部，下肢无力、痉挛、反射亢进和巴宾斯基征阳性。

（2）颅内压增高：下疝的小脑扁桃体等组织造成第四脑室正中孔阻塞，脑脊液循环通路受阻，引起颅内压增高，表现为头痛、恶心、呕吐、视盘水肿及视力下降等临床症状。

（3）枕大孔区神经压迫：Chiari 畸形造成颅后窝狭窄，继而引起枕大孔区神经压迫症状，主要包括颈神经根受损及脑膜刺激症状、枕大孔区综合征、脊髓和小脑功能障碍。

颈神经根受损及脑膜刺激症状：表现为枕部和上颈部疼痛，疼痛可放射到肩背部和臂部。常在颈部运动时，或在咳嗽、大笑和打喷嚏时诱发疼痛，常伴有手指发麻。随着病情进展逐渐出现后枕部感觉减退、颈项强直、强迫头位、上肢肌肉萎缩等。婴幼儿疼痛因无法用言语表达，表现为烦躁不安或哭闹，颈部呈拱形，躯体过伸。

枕大孔区综合征。①后组脑神经（第Ⅸ对脑神经、第Ⅹ对脑神经、第Ⅺ对脑神经、第Ⅻ对脑神经）损害：延髓麻痹发生率大约为20%，表现为声音嘶哑、饮水呛咳、吞咽障碍、环咽肌失弛缓症、舌萎缩、睡眠呼吸暂停。②延髓、上颈髓功能障碍：包括眼球震颤（上下跳动为主），感觉、运动障碍，舌肌萎缩，面部感觉减退，三叉神经痛和舌咽神经痛等；还可表现为复视、耳鸣、听力下降、眩晕和呕吐等；锥体束征和脊髓丘脑束征阳性，晚期可出现呼吸窘迫。

脊髓和小脑功能障碍：小脑性言语障碍；步态不稳，意向性震颤等；可合并脊柱侧凸、强直状态等。

其他：上肢尤其是手掌部大小鱼际肌萎缩。

2. 诊断方法

（1）X线检查：中间位、前屈位、后仰位摄片可见椎管扩大和寰枕区骨性畸形，脊髓阳性对比造影或气脑造影可显示小脑扁桃体下疝。

（2）CT：可见第四脑室扩大、脑积水和骨异常等，薄层CT更易发现颈脊柱、枕大孔区和斜坡的寰枕区骨性畸形。

（3）MRI：能清晰显示小脑扁桃体下疝及其程度、第四脑室位置、脑室大小、有无脑积水、有无脊髓空洞或积水等。

二、治疗方式

治疗原则是解除对脑干、脊髓及神经根的压迫，维持或重建颅颈区的稳定性及恢复正常的脑脊液循环。

（1）无症状者不主张预防性手术。

（2）有症状者出现顽固性头痛、神经功能受损表现，应采取手术治疗。手术目的如下。①消除枕骨大孔和上颈椎对小脑、延髓、第四脑室和脊髓等神经结构的压迫。②重建枕大池，恢复蛛网膜下腔空间，消除脑积水，改善神经症状。

手术方式包括：①颅后窝减压术；②颅后窝减压合并枕大池重建术；③空洞－蛛网膜下腔分流术。

三、围手术期护理常规

（一）患者术前评估与术前准备

1. 术前护理评估

（1）评估患者有无颈部胀痛、烧灼痛伴四肢乏力，有无放射痛；是否有手掌鱼际肌萎缩。

（2）评估患者肌力，有无肢体麻木和温觉减退。

（3）了解排便、排尿情况，评估有无排便、排尿障碍。

（4）评估有无头痛、呕吐等颅内压增高的症状。

2. 术前护理措施

（1）观察颅内压增高症状，及时发现患者 Cushing 反应，防止发生脑疝。若出现头痛、呕吐甚至意识障碍等颅内压增高的症状，及时通知医生，遵医嘱给予脱水降颅内压处理，并观察脱水的效果。

（2）冬季要注意保暖，使用热水时注意水温，先用健侧测试，避免发生烫伤。

（3）观察患者疼痛的部位、性质、程度及有无放射痛。小脑扁桃体下疝入颈椎椎管内，直接压迫延髓和上脊髓，可能影响患者的呼吸功能，应严密观察患者呼吸的频率、节律和形态的变化。

（4）对存在肢体活动障碍、肌力下降或走路不稳的患者，指导其预防跌倒的措施。

3. 术前健康指导及心理疏导

（1）指导患者练习床上排尿、排便。

（2）嘱脑积水患者保持情绪稳定，避免剧烈咳嗽、打喷嚏，勿用力排便，以免诱发颅内压增高而发生脑疝。

（3）术前应指导患者进行深呼吸及有效咳嗽的锻炼，以增加肺活量，促进痰液排出，预防术后发生坠积性肺炎。

（4）心理护理：放松心情，避免各种不良刺激，可通过听音乐、聊天等方式释放术前压力。

（二）术后评估及护理措施

1. 术后护理评估

（1）术后严密观察患者生命体征变化，尤其是观察呼吸的频率和节律，评估患者是否出现呼吸功能障碍。

（2）评估患者四肢感觉和肌力。如有感觉缺失、肌力下降等神经功能障碍，应立即报告医生。

（3）评估原有症状是否良性转归，如疼痛改善情况，肢体感觉、运动功能转归情况。

2. 术后护理措施

（1）体位护理：术后取平卧位，头部垫软枕，高度以一拳为宜，使颈部与躯干保持一条直线，以免过高引起颈部前屈，过低引起颈部向后过伸。患者侧卧位时在肩背部和腿部垫支持物，以维持侧卧姿势。术后翻身或搬动时，应保持患者头、颈、肩、躯干纵轴一致，避免旋转与振动。

（2）呼吸道护理：保持呼吸道通畅，鼓励患者主动咳嗽、排痰，对咳嗽反射迟钝和咳嗽无力者应协助其翻身、叩背，必要时给予吸痰。术后遵医嘱予以雾化吸入治疗，以湿化气道，稀释痰液，促进痰液的排出。

(3)饮食指导：鼓励患者多摄入高热量、高维生素、易消化的食物，以利于伤口愈合。

(4)颈托佩戴：手术导致脊柱稳定性下降。对于术后需佩戴颈托的患者，颈托必须个体化定制，防止因头颈部扭曲导致脊椎脱位而压迫脊髓，引起脊髓功能障碍。

(5)功能锻炼指导：鼓励患者早期进行功能锻炼，可在麻醉清醒后进行上肢和下肢的轻度伸展，以不劳累为度。若病情允许，尽早下床活动。训练时观察患者是否出现头晕、面色苍白等直立性低血压表现。

(三)并发症的预防及护理措施

(1)颅内出血：术后 24 ～ 48h 最易发生。表现为患者在麻醉清醒后又逐渐出现嗜睡、烦躁、反应迟钝甚至昏迷。术后应严密观察患者意识状态、GCS 评分、瞳孔、肢体活动的变化，如有异常，应立即报告医生，行急诊 CT 检查甚至手术的准备。

(2)头皮下积液、伤口感染：观察伤口周围有无头皮下积液，伤口局部有无红、肿、热、痛等伤口感染征象。头皮下积液常是术后继发颅内感染的主要原因之一，应及时报告医生。避免枕后部及颈部伤口长期受压，颈托大小合适，减少对伤口的压迫。

(3)颅内感染：体温升高的同时伴有脑膜刺激征阳性，脑脊液生化检查可以确诊。

(4)脑脊液漏：观察伤口敷料有无渗血、渗液，如有无色或淡红色渗出液，提示有脑脊液漏的可能，应通知医生，必要时再次缝合硬脑膜，及时更换渗湿的敷料。遵医嘱使用抗生素预防感染，必要时行腰大池置管引流。保持床单位整洁干燥，病室开窗通风，观察有无头痛、高热、颈项强直等颅内感染的征象，及时处理。

四、术后健康指导

(1)对行走不便者加强预防跌倒 / 坠床的宣教。鼓励患者保持乐观愉快的心情，寻找心理放松的方法。

(2)对感觉障碍患者，应加强安全防范与相关知识宣教。指导患者每日自我检查感觉障碍区有无受伤，注意皮肤有无发红、水疱、淤血、抓伤等情况；在拿热的碗、盆、杯及金属勺子时应戴手套，以免烫伤。

(3)指导患者合理饮食，宜食用高蛋白及富含维生素、钙、锌的食物，以提供神经细胞和骨骼肌细胞重建所必需的营养物质。

(4)对于佩戴颈托的患者，指导其坚持戴颈托 1 ～ 3 个月，避免过度扭转、过屈及过伸等损伤颈椎的动作。

(5)建议患者在康复师指导下进行肢体功能锻炼并持之以恒，以促进功能恢复。

五、知识拓展

2016版《中国颅颈交界区畸形诊疗专家共识》由中华医学会神经外科学分会、中国医师协会神经外科医师分会共同编写。该专家共识从发病特点、临床表现、病理生理、影像学检查、治疗策略、并发症及随访、最后展望等方面全方位对颅颈交界区畸形进行诠释，对该类疾病的认识、临床管理、康复具有全方位的指导作用。

（田丹英　张丽华）

第七节　脊髓损伤的护理

脊髓损伤（spinal cord injury, SCI）是外界直接因素或间接因素引起的脊髓结构、功能的损害，造成损伤平面以下不同程度的运动、感觉、括约肌及自主神经功能障碍，是一种高致残率、高病死率和高严重并发症发生率的疾病。世界范围内脊髓损伤的年发病率为（10.4～83）/100万，呈持续升高趋势。其预后与年龄、损伤平面的高低、有无髓内出血、现场急救及转运是否得当、院内是否正确处理各种并发症、早期有无采取合理的康复措施等因素有关。

一、病因

（一）创伤

最常见的脊髓损伤是脊柱骨折导致的。其次是枪伤、刀伤、挥鞭样损伤等。发达国家的创伤性脊髓损伤逐步减少，而非创伤性损伤的比例逐步增加。①直接暴力致伤：相对少见，见于外力直接作用于脊柱，击中颈后、背、腰部，导致相应部位椎板、棘突骨折，骨折片陷入椎管内。②间接暴力致伤：占绝大多数，常见于交通事故、高处坠落、建筑物倒塌、坑道塌方和体育运动。暴力作用于身体其他部位，再传导至脊柱，使之超过正常限度的屈曲、伸展、旋转、侧屈、垂直压缩或牵拉（多为混合运动），导致维持脊柱稳定性的韧带损伤或断裂、椎体骨折和（或）脱位、关节突骨折或脱位、附件骨折、椎间盘突出、黄韧带褶皱等，造成脊髓受压和损伤。损伤后不恰当搬运是常见的间接损伤。

（二）疾病

非创伤性脊髓损伤的发病率有所提高。①感染性：脊髓炎、脊髓多发性硬化症等。②血管性：动脉炎、静脉炎等。③占位性：脊柱脊髓肿瘤、椎间盘突出症、椎管狭窄症、脊椎滑脱、脊髓栓系综合征等。④退行性：脊髓型颈椎病、脊髓侧索硬化症等。

二、脊髓损伤的分级与分类

（一）分级与分类

1. 脊髓损伤神经学分类标准

目前公认的是美国脊髓损伤协会（American Spinal Injury Association，ASIA）修订的脊髓损伤神经学分类标准，见表 6-8。

表 6-8　ASIA 修订的脊髓损伤神经学分类标准

级别	损伤程度与类别	运动感觉（脊髓损伤神经平面以下）
A 级	完全性脊髓损伤	鞍区，包括 S_4 ～ S_5 区无任何运动及感觉功能保留
B 级	不完全性脊髓损伤	鞍区，包括 S_4 ～ S_5 区无任何运动功能保留，但有感觉功能保留，且身体任何一侧损伤平面以下无 3 个节段以上的运动功能保留
C 级	不完全性脊髓损伤	有运动功能保留，且单个损伤平面以下半数以上的关键肌肌力 < Ⅲ级（0 ～Ⅱ级）
D 级	不完全性脊髓损伤	有运动功能保留，且单个损伤平面以下半数以上的关键肌肌力 > Ⅲ级
E 级	完全恢复	感觉和运动功能正常

注：在 ASIA 评分系统中，损伤平面定位标准为关键肌肌力≥Ⅲ级的最低平面，上肢关键肌群包括屈伸肘肌群（C_5/C_6）、伸腕肌群（C_6）。下肢关键肌群包括屈髋、伸膝、踝背屈肌群（$L_2/L_3/L_4$），指长伸肌（L_5），踝跖屈肌（S_1）。

2. 按损伤程度分级

Frankel 脊髓损伤分级法见表 6-9。

表 6-9　Frankel 脊髓损伤分级法

等级	功能状态
A 级	损伤平面以下深浅感觉完全消失，肌肉运动功能完全消失
B 级	损伤平面以下运动功能完全消失，仅存某些感觉包括骶区
C 级	损伤平面以下仅某些肌肉有运动功能，无有用功能区存在
D 级	损伤平面以下肌肉功能不完全，可扶拐行走
E 级	深浅感觉、肌肉运动及大小便情况良好，可有病理反射

注：该表缺乏反射及括约肌判断，尤其对膀胱括约肌、直肠括约肌状况的表达不清晰，有一定的缺憾。

（二）分期

1. 脊髓休克期的表现

脊髓在受到创伤时可发生功能的暂时性抑制，脊髓突然失去了高级中枢的调节，神经元的兴奋性处于极度低下状态，表现出感觉、运动、反射和自主神经系统的功能变化，称为脊髓休克。脊髓休克期的长短不同，在脊髓震荡及不完全脊髓损伤时，可无休克期或极为短暂。损伤平面越高，损伤越严重，休克期越长，有时甚至长达 8 周。脊髓休克的标志是骶段神经功能完全丧失，即肛门区域感觉、运动和反射（肛门反射、球 - 肛门反射）完全消失。损伤平面以下没有任何感觉、运动或者反射。

2. 脊髓休克期后的表现

（1）完全性脊髓损伤：病理上对应的脊髓连接全部中断，损伤平面以下完全瘫痪，深浅感觉完全丧失，肌力 0 级。损伤平面以下感觉和运动功能均丧失，包括最低骶髓节段（S_4 ～ S_5）感觉和运动功能丧失。

（2）不完全性脊髓损伤：损伤平面以下保留感觉和（或）运动功能。依脊髓损伤的程度和部位不同，临床表现有很大的差异，感觉和运动功能在损伤早期即可开始恢复，恢复越早，预后越好。

三、临床表现与诊断方法

1. 临床表现

（1）上颈段脊髓损伤（C_1 ～ C_4）：此段脊髓上端与延髓相连，故损伤后部分患者可合并有延髓甚至脑干损伤的临床表现。上颈髓损伤时，常有颈枕部疼痛，颈部运动受限。C_1 ～ C_2 损伤时患者大多立即死亡。C_3 ～ C_4 神经组成膈神经，此平面受损多出现膈肌和肋间肌瘫痪，患者不能自主呼吸，损伤平面以下表现为四肢上运动神经元性瘫痪。

（2）下颈段脊髓损伤（C_5 ～ C_8）：此段损伤多引起四肢瘫痪，双上肢为弛缓性瘫痪，双下肢为痉挛性瘫痪，损伤平面以下感觉丧失。

（3）胸段脊髓损伤：常有根性疼痛，病变水平以下各种感觉减退或丧失，大小便出现障碍，运动障碍表现为双下肢上运动神经元性瘫痪。脊髓休克期中可出现交感神经阻滞综合征，血管张力丧失，脉搏徐缓下降，体温随外界的温度而变化；脊髓休克期过后可出现总体反射。总体反射是指损伤部位以下皮肤或黏膜受到刺激时，如足底触觉刺激、痛觉刺激，呈髋关节 / 膝关节屈曲、踝关节跖屈或缓慢回缩运动（三屈征），两下肢内收，腹肌收缩，反射性排尿和阴茎勃起等。

（4）腰骶段脊髓损伤（L_1 ～ S_3）：按临床表现分为腰髓损伤、脊髓圆锥损伤和马尾损伤三部分。T_{10} 以下椎体损伤致脊髓损伤时，表现为双下肢弛缓性瘫痪，提睾反射、膝反射消失，腹壁反射存在，Babinski 征阳性；脊髓圆锥损伤不引起下肢运动麻痹，下肢无肌萎缩，肌张力及腱反射无改变，肛门反射减弱或丧失，肛周包括外阴部呈马鞍形感觉障碍，出现无张力性神经源性膀胱，常伴有性功能障碍（如阳痿）、直肠括约肌松弛及臀肌萎缩；L_1 以下椎体骨折或脱位，伤及马尾神经，多出现不完全性神经根性损伤症状，表现为下腰部、大腿、小腿及会阴部的自发性疼痛，两侧常不对称，双下肢肌力弱，常伴有肌萎缩，跟腱反射消失，膝反射减弱，括约肌、性功能障碍及营养障碍常不明显。若马尾神经未完全断裂，经过神经再生，可完全或大部分恢复功能。

2. 诊断要点

（1）神经系统检查：脊髓神经损伤诊断时应该对运动、感觉、反射和自主神经系统等四项内容分别予以检查，详细记录检查结果，以便日后比较。左右两侧的损伤平面常不一致，因此应对左右两侧分别检查和记录。感觉检查：美国脊髓损伤协会（ASIA）推荐检查身体两侧各 28 个皮区关键点。运动检查：肌力按 0 ～ 5 级记录。

（2）影像学检查：X 线检查和 CT 检查为最常规的检查手段，可发现损伤部位的脊柱骨折或脱位。若椎间盘和韧带结构的损伤病变不明显，这 2 项检查可能无法发现，称为无放射线检查异常的脊髓损伤（spinal cord injury without radiographic abnormality，SCIWORA），多见于颈椎外伤。MRI 可以了解脊髓损害变化，包括脊髓受压程度、脊髓信号强度、信号改变范围和脊髓萎缩情况等。

（3）电生理检查：体感诱发电位检查（SEP）和运动诱发电位检查（MEP）可了解脊髓功能状况。前者检查脊髓感觉通道功能，后者检查锥体束运动通道功能，两者均不能引出者为完全性截瘫。

四、处理原则

1. 非手术治疗

（1）固定和制动：一般先采用枕颌带牵引或持续颅骨牵引，以防因损伤部位移位而发生脊髓再损伤。

（2）甲泼尼龙冲击疗法：只适用于受伤 8h 以内者。按每千克体重 30mg 剂量一次性给药，15min 静脉注射完毕，休息 45min，休息的同时静脉使用保护胃黏膜的药物，以免大剂量激素引起胃肠道并发症。在以后 23h 内以 5.4mg/（kg•h）剂量持续静脉滴注，同时使用心电监护仪密切观察生命体征变化。大剂量甲泼尼龙能阻止类脂化合物的过氧化反应和稳定细胞膜，从而可减轻外伤后神经细胞变性，减少组织水肿，改善脊髓血流量，预防损伤后脊髓缺血进一步加重，促进新陈代谢和预防神经纤维变性。

（3）高压氧治疗：一般伤后 4 ～ 6h 应用。高压氧用 0.2MPa 氧压，1.5h/ 次，10 次为 1 个疗程。

2. 手术治疗

手术只能解除对脊髓的压迫和恢复脊柱的稳定性，目前还无法使损伤的脊髓恢复功能。手术的途径、方式视骨折的类型和致压物的部位而定。手术指征包括：①脊柱骨折 – 脱位，有关节突交锁者；②脊柱骨折复位不满意或仍有脊柱不稳定因素存在者；③影像学显示有碎骨片凸出至椎管内压迫脊髓者；④截瘫平面不断上升，提示椎管内有活动性出血者。

五、护理

（一）术前护理

1. 非手术治疗 / 术前护理评估

（1）健康史。①一般情况：包括年龄、性别、婚姻和职业等。②外伤史：应详细了解患者受伤的时间、原因和部位，受伤时的体位、症状和体征，搬运方式，急救情况，有无昏迷史和其他部位复合伤等。③既往史与服药史：评估患者既往健康状况，有无脊柱受伤或手术史，近期是否因其他疾病而服用激素类药物，以及应用的剂量、时间和疗程。

（2）身体状况。①症状与体征：生命体征与意识，如评估患者的呼吸、血压、脉搏、体温和意识情况。排尿和排便：了解有无尿潴留或充盈性尿失禁，尿液颜色、量和比重变化，有无便秘或大便失禁。皮肤组织损伤：受伤部位有无皮肤组织破损、肤色和皮温改变、活动性出血及其他复合型损伤的迹象。腹部体征：有无腹胀和麻痹性肠梗阻征象。神经系统功能：躯体痛觉、温觉、触觉及位置觉的丧失平面及程度，肢体运动、反射和括约肌功能损伤情况。②辅助检查：了解有无 X 线、CT、MRI 及其他有关手术耐受性检查（心电图、肺功能检查）等的异常发现。

（3）心理 – 社会状况：了解患者对疾病的认知程度，对手术和疾病预后有何顾虑和思想负担；了解朋友及家属对患者的关心、支持程度；家庭对手术的经济承受能力。

2. 术前护理措施

（1）院前急救搬动转运和护理：①搬运工具应为硬板床或硬板担架，避免用软垫、床单、毛毯等，搬运时应保持患者头、颈、躯干在一条直线上，用力均匀，避免拖、拉等暴力动作，禁止单人背送。②搬运过程中应严密观察患者生命体征和全身状况的变化，保持呼吸道通畅。若合并胸腹腔脏器损伤或创伤性休克，应立即建立静脉通路，处理紧急情况，抢救生命。同时严密观察伤口出血及局部疼痛和躯体感觉、运动功能的变化。运送过程中，注意保暖，避免热敷，以防烫伤。③搬运颈椎损伤患者时至少 3 人一起搬运，其中 1 人固定头部，同时头部两侧置沙袋固定，最好用支具固定，避免用力托起或扭转头部，防止颈段脊髓损伤引起呼吸肌麻痹而突然窒息。

（2）非手术治疗护理措施 / 术前护理措施。①体位护理：脊髓损伤患者应睡硬板床。睡硬板床期间，预防压力性损伤。应用轴线翻身法，即保持头、颈、躯干在一条直线上，不可扭曲颈部、脊柱，防止脊髓再次损伤。故应 2 ～ 3 人站在患者一侧，托起患者同时移动翻转。②严密观察四肢活动，监测感觉平面是否上升；观察意识状态、生命体征的变化，尤其是呼吸节律和血压的变化；及早发现脊髓休克等异常状况，对血压低者给予升压药物，维持平均动脉压在 80mmHg 以上。③保持呼吸道通畅，尤其是高位颈段脊髓（C_1 ～ C_4）损伤患者，若咳嗽、咳痰障碍，应遵医嘱湿化气道，按需吸痰。④疼痛护理：脊髓损伤后的疼痛主要分为伤害性疼痛和病理性神经疼痛。无禁忌证时，针对引起疼痛的原因遵医嘱对症处理并观察止痛效果。⑤心理护理：脊髓损伤后，患者出现下肢甚至四肢瘫痪，严重丧失生活自理能力，心理会产生巨大的波动，甚至出现轻生念头。因此，护士要耐心倾听患者的诉求，尊重患者，取得患者的信任，适时给予心理干预，减轻患者绝望、轻生等不良情绪。鼓励家属及朋友多关心鼓励患者，使患者能感受到亲情的温暖，减少后顾之忧，减轻其焦虑、孤独、被抛弃的情绪，增强患者对临床诊疗、护理、功能训练的依从性。同时，移开水果刀等尖锐物品，加强巡视，严密交接班，以防意外事件发生。

3. 术前健康指导

（1）指导患者进行呼吸功能训练，如深呼吸、缩唇呼吸、腹式呼吸、主动咳嗽等。指导患者戒烟。

（2）指导患者进行膀胱功能训练和直肠功能训练。对留置导尿管者，进行间歇性导尿，定时夹闭导尿管，每 4 ～ 6h 开放 1 次；对便秘患者，可以使用开塞露润滑肠道，刺激直肠功能的恢复。

（3）指导患者进行预防下肢深静脉血栓形成的训练。做踝泵运动及双下肢的主动运动、被动运动，预防血栓。

（二）术后护理

1. 术后护理评估

（1）术中情况：了解患者手术和麻醉的方式与效果，病变组织修复情况，术中出血、补液、输血情况和术后诊断。

（2）身体状况：评估生命体征是否平稳，意识是否清醒；躯体感觉、运动和各项生理功能恢复情况；有无呼吸系统或泌尿系统功能障碍、压力性损伤等并发症发生。

（3）心理 - 社会状况：了解患者有无焦虑、抑郁、自暴自弃等负性情绪；康复训练和早期活动是否配合；对出院后的继续治疗是否清楚。

2. 术后护理措施

（1）术后常规护理同脊柱脊髓疾病术后常规护理，重点做好基础护理以及呼吸道管理，保持呼吸道通畅。对有排痰障碍者，遵医嘱予以雾化吸入，湿化气道，按需吸痰。必要时早期进行气管切开，做好气管切开的护理。

（2）并发症的预防与处理。

呼吸系统并发症：脊髓损伤后常见的呼吸系统并发症包括肺部感染、肺不张、呼吸衰竭、胸腔积液等，其中肺部感染为最主要的并发症，也是脊髓损伤急性期患者死亡的主要原因之一。应指导患者进行呼吸功能训练，如吹气球、缩唇呼吸、深呼吸等，以增强肺功能。对咳痰无力、排痰障碍者，可给予雾化吸入，湿化气道，及时吸痰，以保持呼吸道通畅。对开放气道及呼吸机辅助呼吸的患者，注意无菌操作和手卫生，做好人工气道的护理，预防呼吸机相关性肺炎的发生。

压力性损伤：①定时翻身，避免皮肤长时间受压。②及时评估压力性损伤高风险因素，对高风险患者采取针对性皮肤护理保护措施，使用预防性敷料，降低剪切力与摩擦力。

深静脉血栓形成：①给患者穿梯度压力弹力袜；②双下肢气压式血运仪治疗；③指导患者进行踝泵运动训练；④必要时遵医嘱应用预防血栓的药物。

自主神经反射异常（autonomic dysreflexia，AD）：这是发生在脊髓损伤尤其是损伤平面在 T_6 以上患者中的一种急性自主神经功能紊乱，是严重且需紧急处理、可能导致脑出血和死亡的并发症。①主要症状和体征：剧烈的头部跳痛，伴有视物不清、恶心、胸痛和呼吸困难。突发性高血压；成人收缩压和（或）舒张压升高至基线以上 20 ～ 40mmHg、青少年收缩压升高至基线以上 15 ～ 20mmHg、儿童 15mmHg 以上可能是 AD 发作征兆。脉搏缓慢或变快，伴有面部潮红、多汗，有时出现皮疹。消化道功能紊乱：腹胀、肠鸣音减弱或消失。②诱因：主要诱因为尿潴留和便秘。其他诱因还有尿路感染、深静脉血栓形成、压力性损伤、疼痛刺激、灌肠、妊娠、分娩等，损伤平面以下有害刺激均可能诱发。③预防和处理措施：抬高床头或取坐位，按需或定时更换体位。监测生命体征。消除诱因：对便秘者予以腹部顺时针环形按摩及使用润滑剂协助通便；对尿潴留者进行诱导排尿或导尿，帮助排空膀胱；对胃肠排空障碍者，给予胃肠动力药，必要时暂禁食，进行胃肠减压处理。血压高者若收缩压＞ 150mmHg，遵医嘱使用药物降压，协助患者直位坐起，床头抬高至少 45°。

泌尿系统并发症：患者出现发热及寒战，即使无明显尿频、尿痛，仍应考虑存在尿路感染，可完善尿常规及尿培养等检查以明确诊断。可采取如下预防措施。留置导尿管护理：保持引流通畅，每日早晚分别用温水清洁会阴部；及时倾倒引流袋内的尿液，引流袋应保持在患者耻骨联合以下位置，防止尿液逆流；使用抗反流引流袋，每周更换 1 次，硅胶导尿管每 4 周更换 1 次。应协助患者多饮水，每日饮水量在 2000ml 以上。

间歇性导尿护理：①第一阶段开始间歇性导尿的时机多选在脊髓损伤后的早期，即 1 ～ 2 周。首先使用膀胱容量测定仪测定膀胱容量，以指导间歇性导尿。②第二阶段制订饮水计划。每日液体摄入量应严格控制在 2000ml 以内，为 1500 ～ 1800ml。具体方案如下：早、中、晚液体摄入量各为 400ml。可在 10:00、16:00 和 20:00 分别饮水 200ml，20:00 至次日 6:00 不再饮水。液体应包括所有的流质，如粥、汤、果汁等，不要饮利尿饮品。均匀摄入，避免短时间内大量饮水，以免膀胱因不能排尿而过度充盈，损伤其功能。③第三阶段严格执行饮水计划，遵循导尿时间表，每小时平均饮水 80ml，每 4 ～ 6h 导尿一次，每次导尿量最好不超过 400ml；导尿时间宜安排在起床前、餐前、睡前，每次导尿前检查并确定膀胱最高点，可用四指向下轻压膀胱，起到刺激和压迫膀胱排尿的作用。

3. 术后健康指导

（1）活动指导：病情允许时，指导患者练习床上坐起，学习使用轮椅、拐杖或助行器等移动工具，练习上下床和行走。患者下地时应有专人保护，清除地面障碍物，以防跌倒。坐位、下床时需佩戴脊柱支具 3 个月或遵医嘱使用。

（2）指导间歇性导尿：鼓励上肢功能良好的患者尽早开始自我清洁间歇性导尿。若患者无法实施，则指导患者家属进行间歇性导尿，防止因长期留置导尿管引起泌尿系统感染。

（3）复诊指导：告知患者定期返院复诊，随时监测病情变化。若出现脊柱局部疼痛或四肢感觉、活动能力下降等不适，应及时就诊。

六、知识拓展

美国脊髓损伤协会（ASIA）2021 年发布《成人脊髓损伤神经源性肠道功能障碍的管理：卫生保健人员的临床实践指南》，全面阐述神经源性肠道功能障碍的治疗和护理措施。德国学者 Kurze I. 等于 2022 年发布《脊髓损伤神经源性肠道功能障碍的管理指南》，制订了神经源性肠道功能障碍的治疗“金字塔”，见图 6–1。

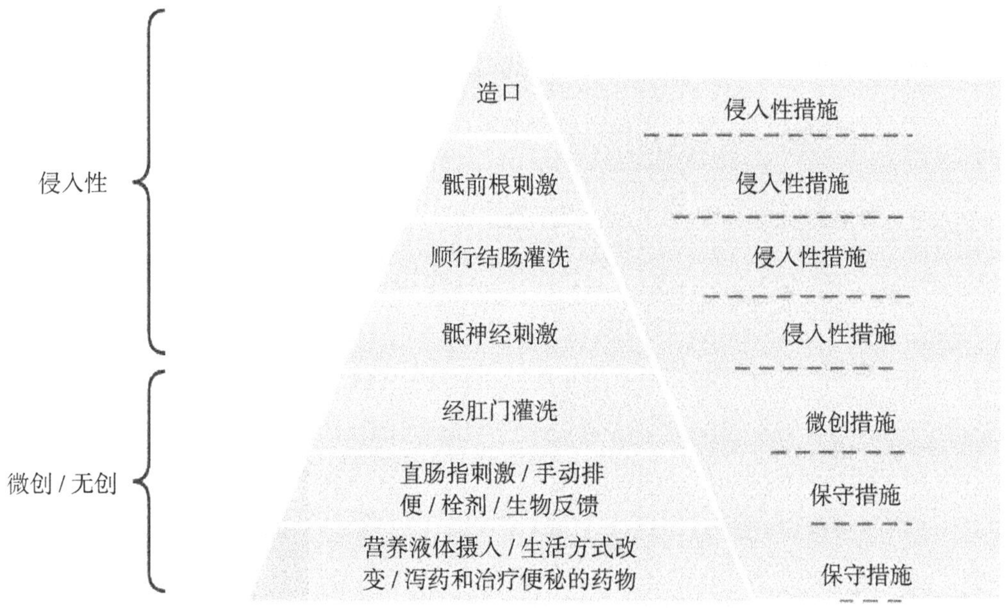
侵入性
微创 / 无创
造口
侵入性措施
骶前根刺激
侵入性措施
顺行结肠灌洗
侵入性措施
骶神经刺激
侵入性措施
经肛门灌洗
微创措施
直肠指刺激 / 手动排便 / 栓剂 / 生物反馈
保守措施
营养液体摄入 / 生活方式改变 / 泻药和治疗便秘的药物
保守措施

图 6–1　神经源性肠道功能障碍治疗“金字塔”

（杨中善　张丽华）

参 考 文 献

[1] 李乐之，路潜．外科护理学 [M].7 版．北京：人民卫生出版社，2021.

[2] 乐革芬，范艳竹，任学芳．神经外科亚专科护理学 [M]. 武汉：华中科技大学出版社，2023.

[3] 王国斌，张英泽．外科医生手册 [M]. 北京：人民卫生出版社，2017.

[4] 何永生，黄光富，章翔．新编神经外科学 [M]. 北京：人民卫生出版社，2014.

[5] KIM JH, VAN RIJN RM, VAN TULDER MW, et al. Diagnostic accuracy of diagnostic imaging for lumbar disc herniation in adults with low back pain or sciatica is unknown; a systematic review[J]. Chiropr Man Therap, 2018, 26:37.

[6] 杨留志，曹景雷，杨娜．微创或开放手术治疗 70 例腰椎间盘突出症病人疗效比较 [J]. 中国疼痛医学杂志，2017, 23（8）:622–624.

[7] 吴肇汉，秦新裕，丁强．实用外科学（上册）[M]. 北京：人民卫生出版社，2017.

[8] 李健．脊柱微创外科手术学 [M]. 北京：人民卫生出版社，2009.

[9] 北京医学会骨科分会微创学组，首都医科大学骨外科学系微创学组．内镜辅助后入路腰椎管狭窄减压手术专家共识（2022）[J]. 中华腔镜外科杂志（电子版），2022（6）:321–326.

第七章
功能神经外科疾病的护理

第一节　运动障碍性疾病的护理

一、基础知识

运动障碍性疾病又称锥体外系疾病，是一组常见的神经系统疾病，主要表现为随意运动调节功能障碍，而肌力、感觉和小脑功能不受影响。一般而言，黑质病变时出现运动减少、肌张力升高体征，代表性疾病为帕金森病；尾状核、壳核病变时出现运动增加、肌张力降低等症状，可见于手足徐动症、扭转痉挛；丘脑病变时可出现特发性震颤；苍白球病变时可引起肌张力障碍。

解剖结构概述如下。

基底核的解剖：基底核（或基底节）是位于近大脑半球底部的皮质下核团，与大脑皮质、丘脑、脑干等脑区紧密相连。基底核的功能涉及自主运动的控制、程序和习惯学习、认知以及情感等。

基底核由尾状核、豆状核、屏状核和杏仁核（或杏仁体）组成，其中，豆状核又分为壳核与苍白球。尾状核与壳核合称为新纹状体，苍白球为旧纹状体。

新纹状体与苍白球是基底核中两个重要的中继核团，通过神经纤维与感觉运动皮质、丘脑、黑质等其他脑区形成复杂的神经环路，对协调运动、情感、认知、学习、记忆等高级神经功能具有重要的作用。

二、分类及病理特点

（一）病因

运动功能的调控是由锥体系统、基底核和小脑密切配合才得以完成的，这三者并非各不相关的独立系统，而在功能上是一个不可分割的整体。运动障碍性疾病（即锥体外系疾病）主要源于基底核功能紊乱。

（二）分类及分型

1. 帕金森病

帕金森病又称震颤麻痹，是一种常见的中老年神经系统退行性疾病，临床表现为震颤、肌强直、动作迟缓、姿势平衡障碍等。该病多见于中老年人，我国 65 岁以上人群患病率约为 1.7%，男性稍高于女性。

2. 原发性震颤

原发性震颤也称特发性震颤，是一种常见的具有遗传倾向的运动障碍性疾病，震颤是本病唯一的临床表现。本病可见于任何年龄，多见于中老年人，有家族史者发病年龄较早。

3. 肌张力障碍

肌张力障碍是指由于主动肌和拮抗肌不协调收缩或过度收缩引起的、以异常动作和姿势性障碍为特征的运动障碍性疾病。发病率位列帕金森病、原发性震颤之后，为第三大运动障碍性疾病。

4. 肌阵挛

肌阵挛有多种分类方法。一种重要的分类方法是根据分布特点来区分，包括局灶性、多灶性、轴性、节段性和全身性。在症状性肌阵挛中，运动障碍常继发于其他疾病或由药物引起，比如肌阵挛作为药物的副作用出现，或在肝脏和其他代谢性脑病患者中看到扑翼样震颤。

5. 舞蹈症

典型的舞蹈症指的是不自主运动或舞蹈样动作。尽管有“优雅”的舞蹈特征，但实际上每个单独的动作都具有痉挛性特点。这些痉挛性运动形成了一系列从一个身体部位到另一个身体部位的不可预测的、无节奏的不自主运动。

6. 抽动症

与肌阵挛和舞蹈症一样，抽动是突然发生的，可以根据两个特征将抽动症与肌阵挛和舞蹈症区分开来：抽动在很大程度上是可以抑制的，至少在短时间内可以；并且患者通常在抽动之前会有强烈且不断增加的不适感，这种不适感需要通过实际动作来缓解。

三、临床表现及诊断方法

（一）临床表现

1. 帕金森病

（1）静止性震颤：静止时出现的粗大节律的震颤，多数从手指开始，呈“搓丸样”动作，逐渐累及一侧肢体，并向对侧发展。早期于静止时出现，运动时减轻或消失；晚期在运动时也不消失。

(2)肌强直：患者肢体被动运动时有均匀阻力，呈铅管样强直，若合并震颤则为齿轮样强直。

(3)运动减少：患者上肢不能做精细工作，书写困难，字越写越小，称“小写症”。

(4)姿势步态异常：中晚期患者因平衡功能减退而出现姿势步态不稳，容易跌倒，甚至发生骨折。

(5)其他症状：除上述运动症状外，还有非运动症状，如精神方面有抑郁、焦虑、认知障碍、睡眠紊乱；自主神经功能症状有多汗、垂涎、便秘；感觉障碍有麻木、疼痛、痉挛、嗅觉障碍等。

2. 原发性震颤

原发性震颤具有起病隐匿、进展缓慢等临床特点。震颤是本病唯一的症状，主要表现为姿势性震颤与动作性震颤，常见于一侧或双侧上肢，头部偶有受累，下肢受累少见。

3. 肌张力障碍

(1)扭转痉挛：是指全身性扭转性肌张力障碍。起病时表现为局限性肌张力障碍，以后可波及全身。临床上以四肢、躯干甚至全身的剧烈而不随意的扭转运动和姿势异常为特征。

(2)Meige综合征：主要表现为眼睑痉挛和口－下颌肌张力障碍，可分为三型，即眼睑痉挛、口－下颌肌张力障碍、眼睑痉挛合并口－下颌肌张力障碍。

(3)痉挛性斜颈：以胸锁乳突肌、斜方肌为主的颈部肌群阵发性不自主收缩，引起头向一侧扭转或阵挛性倾斜。

(4)手足徐动症：是指由纹状体变性引起的以肢体远端为主的缓慢弯曲的蠕动样不自主运动，掌指关节常过度伸展并扭转，呈佛手样姿势。

(5)书写痉挛：仅在书写时手和前臂出现的肌张力障碍和异常姿势，表现为手臂僵硬、握笔不自如、写字变形、手腕屈曲、肘部不自主地向外弓形抬起，患者常不得不用另一只手写字，而与书写无关的动作则表现正常。

4. 肌阵挛

肌阵挛是指突然发生的、短暂且剧烈的运动。生理性肌阵挛的典型例子是人们在入睡边缘时出现的抽搐样运动(睡眠抽搐或催眠抽搐)。肌阵挛抽搐通常是“积极的”，即由肌肉收缩引起；也可能是“消极的”，因突然失去张力导致，也称为扑翼样震颤。肌阵挛可以自发地出现(静止时)，也经常在运动期间出现(动作性肌阵挛)，通常会恶化，也可以由外部触觉或声音刺激诱发(反射性肌阵挛和惊吓反射)。惊吓反射由突然的刺激(主要是声音刺激)触发的短暂且通常对称的运动组成，也被认为是肌阵挛的一种。

5. 舞蹈症

舞蹈症的一个典型特征是运动不持久，这可以通过要求患者长时间保持某种姿势（如伸舌或保持侧向凝视）或检查肌力的波动来识别，如握住患者的手感觉手掌握力的变化程度。

6. 抽动症

抽动可分为简单抽动、复杂抽动。简单的运动性抽动（如眨眼、做鬼脸、耸肩）和简单的发音性抽动（如吸鼻子、清嗓子）通常只涉及单个肌肉或局部肌肉群。相比之下，复杂的运动性抽动会累及多组肌肉群，使其以一种协调有序的方式运动（如跳高、跳跃），而复杂的发音性抽动表现为有具体意义的发声（如使用秽语或脏话咒骂，称为“秽语症”）。

（二）辅助检查

（1）血、脑脊液检查：帕金森病患者的常规检查均无异常，脑脊液中的高香草酸（HVA）含量可降低；检查肝肾功能、电解质、血糖、甲状腺功能、血清铜蓝蛋白、药物、毒物等，以排除代谢、药物、毒物等因素引起的震颤；对疑患继发性肌张力障碍者进行血细胞涂片，以排除神经棘红细胞增多症、遗传性代谢疾病等。

（2）影像学检查：由于功能神经外科疾病多无明确的病变，CT、MRI 主要用于排除颅内、脊髓继发性病变，立体定向头架安装后的定位以及术后随访；PET、SPECT 用于评估黑质纹状体多巴胺能通路的功能，排除帕金森病等多巴胺能神经元变性相关疾病。

（3）神经电生理监测：是功能神经外科疾病的重要检查方法。可通过各种神经电生理技术监测神经系统功能的完整性。术中神经电生理监测可避免手术操作对神经系统的损伤，协助手术医生辨别重要的功能结构以及判断手术进程。常用的包括躯体感觉诱发电位、运动诱发电位、脑干听觉诱发电位以及视觉诱发电位。肌电图可记录震颤的存在、测量震颤的频率并评估肌电暴发模式，在震颤的神经电生理评估中被广泛应用。

（4）脑电图：是将大脑神经元的生物电活动通过脑电描记器加以记录和描记，是从颅外头皮或颅内记录到的局部神经元电活动的总和。

四、治疗

1. 药物治疗

运动障碍性疾病早期多采用药物治疗。

（1）帕金森病：口服药物包括抗胆碱药，如苯海索、金刚烷胺、复方左旋多巴等。

（2）原发性震颤：普萘洛尔和扑米酮是治疗原发性震颤的一线用药和基本用药，普萘洛尔和扑米酮对震颤症状的改善均有效且稳定，二者可同时使用，对肢体震颤的疗效好于单药治疗，且不良反应无明显叠加。其他可能有效的药物包括阿普唑仑、阿替洛尔、加巴喷丁、索他洛尔、托吡酯等。

（3）肌张力障碍：根据治疗药物的种类主要分为抗胆碱药（如苯海索）、肌松药（如巴氯芬）和肉毒毒素，抗癫痫药（如苯二氮䓬类、卡马西平和苯妥英钠）和抗多巴胺药（如丁苯那嗪）也有少量应用。

（4）肌阵挛：功能性肌阵挛的治疗应采取多学科诊疗模式，遵循个体化、综合性原则。

（5）舞蹈症：现有丁苯那嗪及氘取代物氘丁苯那嗪被批准用于治疗，解决了治疗药物缺乏的问题。近年来有多种药物，如缬苯那嗪、盐酸贝伐他洛尔和 EHP-102 已获孤儿药资格，抗精神病药物中利培酮和奥氮平目前也用于治疗（超说明书用药）。

（6）抽动症：多巴胺受体阻滞剂、单胺能拮抗剂、左乙拉西坦、去甲肾上腺素类药物均可治疗抽动症。

2. 手术治疗

（1）帕金森病的手术治疗方法主要有神经核团毁损术和脑深部电刺激术（DBS），DBS 靶点主要包括苍白球内侧部（GPi）和丘脑底核（STN），目前认为这两个靶点对震颤、强直、运动迟缓均有显著疗效，而 STN-DBS 在显著减少抗帕金森病药物剂量上更具优势。

（2）原发性震颤最常用的 DBS 靶点为丘脑腹中间核（VIM），也有后丘脑下区域（PSA）为 DBS 靶点的病例报道。除 DBS 外，射频丘脑切开术、伽玛刀丘脑切开术以及 MRI 引导下的聚焦超声丘脑切开术等术式也对原发性震颤有安全有效的治疗效果。

（3）对于严重或保守治疗无效的肌张力障碍患者，随着医学界逐渐认识到 GPi 等神经核团在肌张力障碍性疾病发生和发展中的重要作用，GPi-DBS 近年来不断地被用于肌张力障碍的外科治疗。

DBS 是目前治疗运动障碍性疾病的前沿手段之一，该手术借助立体定向技术向患者脑内特定神经核团或组织（靶点）置入电极，通过规律释放特定参数的电信号，刺激靶点处的神经核团，对该处电活动进行调控并沿神经通路下传，调节感觉运动功能，改善运动障碍性疾病患者的症状。DBS 治疗的优势在于微创、可控、可逆，便于对患者进行个体化精准调控。然而 DBS 治疗也有不足之处，如价格相对昂贵、长期治疗过程中需更换电池以及存在手术感染、皮肤破溃、电极裸露、导线断裂等风险。使用心脏起搏器的患者，禁忌行 DBS。

3. 多学科治疗模式

多学科治疗模式包括药物治疗、手术治疗、肉毒毒素治疗、运动疗法、心理干预、照料护理等。因此，组建包括神经内科医生、功能神经外科医生、神经心理医生、康复医生乃至社区全科医生等的多学科医生团队，可以更有效地治疗和管理患者，更好地改善患者的症状和提高患者的生活质量。

五、围手术期护理

（一）术前护理

1. 术前评估

（1）一般评估：①既往史、过敏史、用药史、家族史、月经史；②生活自理能力、皮肤、饮食、睡眠、潜在护理风险及心理－社会状况等。

（2）专科评估：①有无外伤史、颅脑手术史、颅脑病变；②生命体征、意识状态、瞳孔、四肢肌力；③患者跌倒风险、营养等状态；④有无抑郁、焦虑、认知障碍、睡眠紊乱、感觉障碍（如麻木、疼痛等）。

2. 术前护理措施

（1）完善术前准备。①术前1d：通知禁食水。②术晨：备皮（整个头部、胸部皮肤清洁）。留置导尿管，医生安装立体定向头架，行头颅CT检查，将数据导入手术计划系统，采集图像，与入院做的头颅MRI进行图像重建，计算靶点。

（2）术前心理护理：对患者进行全面的心理评估，主动与患者交谈，向其介绍手术的目的、方法，了解其心理状态，术前告知手术方式、体位、预计进入手术室时间，鼓励患者树立战胜疾病的信心，消除其紧张、恐惧、焦虑的心理，同时要正确掌握患者的手术期望值，并告知术后可能发生的情况，在交流过程中适当降低患者的心理预期，为术后的护理及康复奠定基础。

（3）对术前睡眠质量欠佳者，遵医嘱给予助眠药，保证充足的睡眠。

3. 术前健康指导

（1）饮食指导：给予富含维生素、蛋白质的食物，保证每日摄入充足的热量。鼓励患者多饮水，嘱其多摄入水果及绿色蔬菜。对于帕金森病患者，合理给予高热量、高维生素、低盐、低脂、适量优质蛋白质的食物。因蛋白质中的一些氨基酸成分会影响左旋多巴进入脑部，故不宜盲目给予过多的蛋白质。

（2）用药指导：告知患者及家属服用药物的重要性，督促患者按时服药。如服用左旋多巴者，应服药半小时后进食。若患者服药后不自主症状加重，可在进食时服药，通过延缓药物吸收减轻症状。术前1d停药，以便术中观察效果。

（3）预防外伤：做好防止跌倒的安全提示与指导，协助患者洗漱、进食、沐浴、如厕。使用保护性床栏，患者下床时有专人陪护；保持病房地面干燥。

（4）肢体功能锻炼：早期患者注意保持身体和各关节的活动强度与最大活动范围，以预防肢体挛缩、关节僵直的发生。告知晚期患者家属给予患者被动关节活动、按摩四肢肌肉，以促进肢体的血液循环，注意动作轻柔。

（二）术后护理

1. 术后评估

生命体征、意识状态、瞳孔、四肢肌力、伤口情况、术前阳性体征的改善情况、生活自理能力、皮肤、管路、饮食、睡眠、排泄、潜在护理风险及心理－社会状况。

2. 术后护理措施

（1）体位护理：遵医嘱抬高床头15°～30°，次日给予半坐卧位，以利于颅内静脉回流，减轻脑水肿。术后下床活动时按照“三步起床法”进行，注意安全，防止跌倒。

（2）伤口观察：测量脉冲发生器植入处周围皮肤隆起范围并标记，观察局部皮肤有无出血、红肿、渗液，如有异常，及时报告医生。

（3）饮食护理：饮食宜清淡，注意摄入均衡营养，多食用鱼类等高蛋白食物和蔬菜瓜果等高纤维素食物以促进肠蠕动，防止便秘；避免摄入过冷、过热食物及刺激性食物。

（4）心理护理：加强与患者的沟通交流，态度和善，耐心倾听患者主诉，了解患者的生理和心理需求，评估患者心理状态，采取针对性心理疗法，强调理解和关心，帮助患者消除紧张、焦虑等不良情绪，以利于术后恢复。

3. 术后并发症的预防及护理

术后并发症有血肿、感染、癫痫等。

（1）观察有无意识障碍、一侧瞳孔散大、瞳孔对光反射减弱或消失、血压升高、呼吸深而慢、一侧肢体活动障碍等症状，一旦出现，提示颅内出血，应立即报告医生予以处理。

（2）观察脉冲发生器植入处周围皮肤有无出血、红肿、渗液，监测体温，如有异常，及时报告医生。

（3）观察癫痫发作的先兆症状（如幻听、幻视、幻嗅、恐惧、急躁、出汗、恶心等）、类型、持续时间，遵医嘱吸氧，按时给予抗癫痫药，保持呼吸道通畅，注意患者安全，避免外伤。

（三）术后健康指导

（1）术后程控启动前仍需继续服药，不得随意增减药量。

（2）告知患者注意居室温度、湿度、通风及采光。注意保暖，预防感冒。

（3）鼓励患者进行肢体功能锻炼。防止卧床期间压力性损伤、深静脉血栓的发生。

（4）指导家属关注患者情绪波动，为患者创造良好的亲情氛围，使患者有康复的信心。

（5）脑深部电刺激术后的特殊注意事项：①仪器植入体内后，在左侧耳后及颈部皮下有电极连接线，左侧胸部皮下有脉冲发生器的电池。避免颈部大幅度活动，以免拉断电极连接线；避免参加对抗性较强或瞬间爆发的体育运动如打乒乓球、打羽毛球等，以避免电极脱落、移位和折断；避免撞击胸部电池植入处皮肤，以免损坏电池。②术后体内植入的仪器处于关机状态，无治疗作用；1个月左右复诊，由医生调整刺激参数，此后医生定期通过网络远程调控随访，不需要再次返院。③告知携带脑深部刺激系统仪器患者，仪器开机状态下不能通过或接触电磁安检仪（如地铁、火车站或机场的安检门）、手持式扫描仪；安检时可出示患者识别卡，请安检工作人员进行手检；植入体内的电极和脉冲发生器具有一定的抗磁性，不影响使用家用电器如微波炉、电冰箱、洗衣机。④禁止接触高电场或磁场，尤其是头颈部、耳后及左侧胸部设备植入区域，避免电疗及热疗等理疗。

（6）定期门诊复查，动态了解肝肾功能、血常规等指标的变化。若患者出现外伤、骨折、运动障碍加重，及时就诊。

六、知识拓展

（一）昏迷应急预案

（1）每天检查轮椅、平车、氧气瓶等转运设施设备完好情况，每周检查急救车中物品及药品的有效期、数量，及时补充和更换。

（2）定期举行昏迷患者应急预案演练，人人知晓处理流程。

（3）如发现患者昏迷，立即启动应急反应系统。

（4）保持患者呼吸道通畅：平卧，头偏向一侧或取侧卧位，及时清除口鼻腔分泌物和吸痰，给予氧气吸入，并立即报告医生。

（5）迅速建立静脉通道，遵医嘱应用强心药、升压药，纠正休克。

（6）完善相关检查，给予对症治疗。

（7）严密监测生命体征及意识、瞳孔变化，观察有无恶心、呕吐及呕吐物的性质与量，准确记录液体出入量。

（8）准备好抢救药品和物品，随时做好抢救准备。

（9）查找病因，针对病因治疗。

（二）昏迷处理流程（图 7-1）

患者突然发生昏迷

↓

评估患者生命体征，通知医护人员

↓

立即就地让患者平卧，将头偏向一侧，取出假牙，清除口鼻腔分泌物、痰液和呕吐物等

↓

医生评估患者情况后，用平车转运患者至病床上，通知患者家属

↓

保持平卧，保持呼吸道通畅，行心电监护，吸氧

↓

建立静脉通路，遵医嘱完善相关检查，针对昏迷病因准确用药，予以留置导尿

↓

密切观察生命体征，记录病情变化和处理经过

图 7-1　昏迷处理流程

（三）帕金森病药物使用原则

（1）尽早用药：疾病早期，患者的病变较轻，大多只局限于黑质变性和神经细胞导致多巴胺合成减少阶段，此时用药治疗可有效缓解病情，抑制病情迁延，对于帕金森病患者的康复有很大帮助。

（2）联合用药：是治疗帕金森病的一种有效方法，从治疗、调理等多角度出发，以对因治疗和对症治疗的综合治疗方法为主，真正从根本上纠正疾病，有助于患者尽早康复，且联合用药的治疗方法副作用相对较小。

（3）个体化用药：帕金森病的药物治疗要以个体化用药为原则，根据患者的病情及个体健康状况，综合制订系统的药物治疗方案，以保证用药方法的准确性。

（4）药量逐渐增加：帕金森病患者的药量控制要有一定的规律，要根据患者的具体情况，从小剂量开始，按照一定的规律逐渐增加药量，直至达到维持有效剂量，千万不可开始服药即以大剂量为主，否则很可能造成耐药性等不良后果而影响治疗效果。

（孔淑清　黄叶玲　骆丽）

第二节　药物难治性癫痫的护理

一、基础知识

癫痫是由不同病因引起的脑部神经元高度同步化，常由自限性的异常放电引起，是以发作性、短暂性、重复性及通常为刻板性的中枢神经系统功能失常为特征的综合征。2005年，国际抗癫痫联盟提出了新的癫痫定义，认为“癫痫是一种脑部疾病，其特点是脑部持续存在易导致癫痫反复发作的易感因素，这种发作引起神经生物、认知、心理和社会后果，诊断要求至少有一次癫痫发作”。尽管目前多数癫痫患者的癫痫发作经药物治疗可得到控制，但抗癫痫药对一部分患者的治疗效果不佳，癫痫发作难以控制。2010年，国际抗癫痫联盟提出了药物难治性癫痫的定义，认为2种适当的抗癫痫药单用或联合应用失败的称为药物难治性癫痫。药物难治性癫痫患者占癫痫患者的20%～30%。

二、分类及病理特点

药物难治性癫痫的病理组织学涵盖广泛的疾病谱系，包括发育畸形、肿瘤、缺氧、外伤、感染、血管异常等。2017年，Blumcke等回顾性分析了欧洲国家近万例药物难治性癫痫患者的病理组织学，占前三位的依次是海马硬化（36.4%）、脑肿瘤（23.6%）以及皮质发育畸形（malformation of cortical development，MCD，19.8%）。

三、临床表现及诊断方法

（一）临床表现

1. 部分性发作

（1）单纯部分性发作：部分运动性发作，即肢体局部抽搐；体觉性发作，即肢体麻木感或针刺感；自主神经发作，即面色潮红、多汗、呕吐等；精神性发作，遗忘症（临床表现为急性起病的短期记忆障碍，远期记忆保留，可以出现时间及空间定向障碍）。

（2）复杂部分性发作：以意识障碍为主要特征。

（3）部分性发作继发全面性强直－阵挛发作。

2. 全身性发作

发作表现为肌痉挛、失神发作、阵挛发作、强直发作等。

（二）辅助检查

1. 脑电图

脑电图可为癫痫的诊断治疗提供非常重要的信息，如明确癫痫发作类型、确定癫痫起源部位及有无外科适应证等。

2. 视频脑电图

视频脑电图是在长程脑电图监测的基础上增加 1 ～ 2 个摄像头，同步拍摄患者的临床情况，可通过录像观察发作时的临床表现，与同步脑电图记录进行对照分析，能更准确地判断发作性质和发作类型。

3. 影像学检查

（1）CT：可初步判断颅内是否有器质性病变及病变部位。

（2）MRI：为癫痫的病因诊断提供了直观、清晰的解剖形态学图像，磁共振波谱对癫痫手术中言语区和运动区的定位有很大帮助。

（3）正电子发射断层成像（PET）：癫痫病灶可以是高代谢灶也可以是低代谢灶，发作期或发作后早期多表现为高代谢灶，发作间期主要表现为低代谢灶。

（4）单光子发射计算机断层成像（SPECT）：主要反映局部脑组织的血流情况。脑血流在发作期表现为高灌注，发作间期表现为低灌注。

（5）血药浓度监测：可提高抗癫痫药的疗效和安全性。

四、治疗

1. 药物治疗

巴比妥类药物、卡马西平、丙戊酸钠等抗癫痫药。

2. 手术治疗

对于使用抗癫痫药治疗后症状无法缓解或无法耐受药物副作用、癫痫频繁发作的患者，可考虑手术治疗。手术方式包括颞叶切除术、癫痫病灶切除术、胼胝体切开术、迷走神经电刺激术等。

五、围手术期护理

（一）术前护理

1. 术前评估

（1）询问患者发病时间，了解患者癫痫发作的频率、发作形式和持续时间。

（2）询问患者有无头晕、心慌、疲惫等前驱症状。

（3）了解发作时的伴随症状，如意识改变、尖叫、发绀、口吐白沫、大小便失禁及眼球转动等。

（4）询问患者发病前后有何不适，了解发作期及发作后的精神、心理和躯体情况，如有无头痛、疲惫、恐惧、受伤等。

（5）评估患者有无意识障碍及意识障碍程度。

（6）询问患者既往身体情况，了解有无脑部疾病。

（7）询问患者是否接受过药物治疗，了解患者的用药情况，是否遵医嘱用药，有无自行停药、减药或换药等。

2. 术前护理措施

（1）一般护理：①病房安静、整洁，避免声光刺激，床旁备压舌板。②选择宽松、质地柔软的衣物。③癫痫发作时，立即协助患者平卧，头下垫薄枕或者协助患者侧卧，松解腰带、领口，保持呼吸道通畅，同时给予氧气吸入。④观察抗癫痫药的副作用，如过敏、皮疹、血氨升高等，及时通知医生处理。

（2）病情观察及护理：①观察癫痫发作的前驱症状，如易激惹、心神不宁、心情烦躁及思想、感情、精力等方面出现障碍。②监测患者的生命体征和瞳孔变化，保持呼吸道通畅。③监测癫痫的发作频次、发作时的表现、发作持续时间、是否发生自伤或他伤行为以及发作后的恢复程度等，进行及时、准确、完整的记录，并及时通知医生。

（3）视频脑电图监测的护理注意事项：①监测前向患者及家属介绍视频脑电图监测的目的、检查方法，并向患者及家属解释此项检查没有痛苦、没有创伤，消除患者的恐惧心理。②指导患者在监测期间遵医嘱停用抗癫痫药。③监测中护士加强巡视，观察并满足患者生活所需，检查电极有无脱落、错位，胶布固定松紧是否适宜。监测过程中嘱患者按时进餐，以免空腹后血糖偏低对脑电图结果造成影响。④备好抢救用品。监测过程中如有癫痫发作，护士要迅速赶到患者床旁，观察并记录发作情况，保证患者发作的临床表现信息得到全面捕捉。如患者在进食时发作，护士应及时将患者口中的食物清理干净，协助患者平卧、头偏向一侧，以免误吸。癫痫发作中避免强行按压患者肢体，避免骨折发生。⑤监测完毕，取下电极或电极帽，协助患者用温水浸湿头皮，用少量洗发水清洗头皮。对出现压痕及水疱的患者，通知医生，予以碘伏消毒，保持干燥，同时向患者及家属做好解释工作。

3. 术前健康指导

（1）饮食指导：因高浓度的钠盐可致神经元过度放电，故饮食应清淡少盐，避免过饱。豆类和谷物类食物可补充癫痫患者锰的摄取不足。避免过量饮水造成膀胱过度充盈而诱发神经元异常放电。

（2）安全指导：易碎危险品放置在远离患者的位置，避免患者癫痫发作时触碰而受到伤害，指导患者在出现前驱症状时立即卧床或在安全的地方躺下，同时向身边的人呼救。

（3）疾病知识指导：向患者介绍疾病知识、手术方案及注意事项，嘱患者按时服用抗癫痫药，做好充分的手术准备，保持轻松愉悦的心情，树立战胜疾病的信心。有研究指出，即使在被告知手术能够有效控制癫痫发作并且并发症发生率极低的前提下，仍有一半的患者拒绝脑部手术。需要关注这一部分患者，通过适宜的心理疏导和支持，让更多可通过手术缓解的患者得到治疗。

（二）术后护理

1. 术后评估

（1）评估患者意识状态、瞳孔、生命体征及肌力变化。

（2）评估患者癫痫症状是否有所好转。

（3）评估术后是否存在营养不良、压力性损伤及血栓形成等风险。

2. 术后护理措施

（1）病情观察：术后密切观察患者意识状态、瞳孔、言语功能、生命体征及肌力变化。右侧颞叶切除术后容易出现抑郁，应关注患者情绪变化，预防意外。言语障碍常在术后 2 ～ 4d 出现，1 周左右能恢复。

（2）体位管理：将床头抬高 15° ～ 30°，保持呼吸道通畅。

（3）管道护理：保持引流管通畅，避免引流管弯折、扭曲、牵拉，观察并记录引流液的颜色、性质和量；注意无菌操作。

（4）伤口护理：保持伤口敷料清洁干燥，如有渗液，及时通知医生并更换。

（5）癫痫处理：对于术后即刻发生的癫痫，若为短暂的全身性发作，可不必处理，其余情况遵医嘱给予适量的抗癫痫药。

（6）其他：注重术后营养支持及镇痛，这能够为患者提供各项生理活动所需能量，减少疼痛引起的一系列应激反应，稳定患者身体功能。

3. 术后并发症的预防及护理

（1）颅内出血：密切观察引流液的颜色、性质和量，如引流量多或颜色逐渐加深，常提示颅内出血，应立即报告医生。

（2）伤口感染：密切监测体温，严格无菌操作，做好高热护理。

（3）早期复发：术后早期癫痫复发，应做好安全防护，防止坠床；密切观察意识状态、瞳孔变化，给予吸氧及生命体征监护。

（4）偏瘫：观察患者肌力，及时进行功能锻炼，预防失用性萎缩及下肢深静脉血栓形成。

（5）其他：迷走神经电刺激术后除了早期可能并发伤口感染外，参数调整期还可出现电流刺激引起的声音嘶哑及喉咙、胸部的针刺、麻木感等不适，一般在 1 周内症状可明显减轻或消失。

（三）术后健康指导

（1）癫痫患者可遗留言语笨拙，鼓励患者进行言语训练，先锻炼单字发音，逐渐锻炼词语发音，最后为整句表达。指导家属可以通过聊天的方式恢复患者的言语功能，与患者沟通时要有耐心。

(2)癫痫患者的用药要严格，必须遵医嘱按时、按量服药，切忌漏服，提高服药依从性，自行调整剂量或忽然停药可诱发癫痫持续状态或药物难治性癫痫。

(3)癫痫发作时协助患者平卧，防止跌伤或伤人。

(4)术后 6 ～ 12 个月进行神经精神学评估。

(5)行迷走神经电刺激术后至少 2 周才可启动脉冲发生器。避免剧烈活动，预防电极折断、移位或脉冲发生器功能障碍。

六、知识拓展

抗癫痫药物使用原则如下。

(1)正确用药：治疗癫痫的药物很多，根据患者的身体情况和病情不同，需要正确选择适合患者的药物，以起到较好的治疗效果。

(2)单药治疗：在用药时，尽量采用一种药物进行治疗，剂量根据发作情况适当增加或减少，可以控制病情。

(3)合理服药：患者在服药时应注意谨遵医嘱，不可擅自改动用药的时间和剂量，以免对身体造成伤害。

(4)保持监测：根据患者用药后的情况，对患者的病情进行长期监测，并及时调整治疗方案，有利于病情的控制。

(5)注意副作用：部分癫痫患者服用药物可能会产生恶心、头晕、失眠、嗜睡等副作用，需要对药物进行调整，以免出现不适症状。

（孔淑清　黄叶玲　骆丽）

第三节　面肌痉挛的护理

一、基础知识

面肌痉挛又称面肌抽搐或半侧颜面痉挛，是指一侧面肌肌肉出现阵发性、节律性的抽搐、痉挛或强直性发作，从一侧眼轮匝肌开始，逐步向下扩展到半侧面肌，波及口轮匝肌和面部表情肌，严重者引起面部疼痛，影响视觉、言语和睡眠。女性患者多见，通常在中年后出现。

解剖结构概述如下。

面肌又叫表情肌，系颜面的皮肌。面肌起自颅骨，止于面部皮肤。此肌收缩时面部出现皱褶，改变口裂、眼裂形状，以表达喜、怒、哀、乐等各种感情，并参与语言和咀嚼等活动。面肌主要分布在眼、鼻、口周围，呈环状或辐射状，环状肌有关闭裂口的作用，辐射状肌有开大裂口的作用。肌肉有额肌、颞肌、颊肌、枕肌、口轮匝肌、眼轮匝肌等。面肌受面神经支配，故面神经损伤后出现面神经麻痹，周围性麻痹与中枢性麻痹表现不同。

二、分类及病理特点

（一）病因

原发性面肌痉挛的病因未明，以往认为特发性面肌痉挛、少数双侧性面肌痉挛可为家族性；继发性面肌痉挛继发于其他疾病，如桥小脑角区占位、肉芽肿等。面肌痉挛的异常神经冲动可能是面神经上某些部位受到椎－基底动脉系统的动脉硬化性扩张或动脉瘤的压迫等病理性刺激的结果。本节主要阐述原发性面肌痉挛。

（二）分类及分型

按 Cohen 等制订的痉挛强度分级，可分为以下五级。

0 级，无痉挛。

1 级，外部刺激引起瞬目增多或面肌轻微颤动。

2 级，眼睑、面肌自发轻微颤动，无功能障碍。

3 级，痉挛明显，有轻微功能障碍。

4 级，严重痉挛和功能障碍，如患者因不能持续睁眼而无法看书、独自行走困难。

三、临床表现及诊断方法

1. 临床表现

最初常影响一侧眶周（眼轮匝肌），之后波及同侧面肌如皱眉肌、额肌、颧肌、笑肌、口轮匝肌，甚至面神经支配的颈阔肌，表现为眶周不规则痉挛，引起眼睑闭合，下部面肌痉挛牵扯颊部、下颌或抬高嘴角。随病程进展，可出现联带运动。疲劳、焦虑、应激、阅读、驾驶等可诱发，一般在睡眠时消失，只有极少部分睡眠时可存在，偶与疼痛有关。慢性病例常出现单侧面肌无力。

2. 辅助检查

（1）肌电图（EMG）：若为面肌痉挛，肌电图检查有纤维震颤和肌束震颤异常改变。

（2）脑电图：显示节律或频率的异常改变。

（3）影像学检查（CT、MRI）：排除颅内病变，术前 TOF-MRA 有助于判断责任血管。

（4）神经电生理监测：术中行神经电生理监测，可以判断三叉神经的完整性或监测脑干听觉诱发电位以保护听力。

四、治疗

1. 药物治疗

卡马西平、苯妥英钠、巴氯芬及各种镇静类药物，对少数患者可减轻症状。

2. 理疗或针灸

应用钙离子透入疗法或平流电刺激，可减轻症状。

3. 肉毒毒素治疗

痉挛肌肉注射A型肉毒毒素治疗的机制是肉毒毒素可以阻断神经肌肉的传递，降低面肌痉挛的程度，但不影响正常的神经传导。

（1）注射部位：面神经在通过腮腺后分成末梢分支，呈扇形分布于面部表情肌。注射范围可根据面肌痉挛的部位选择。

（2）疗效：目前报道的随访时间较短，早期完全缓解者达80%～100%，一般12～16周肉毒毒素代谢后症状复发时需重复注射。

4. 手术治疗

对内科保守治疗疗效不佳的患者可采取手术治疗，显微血管减压术（MVD）是目前首选的外科治疗方式，具有创伤小、神经血管功能保留好以及治愈率高等特点。

五、围手术期护理

（一）术前护理

1. 术前评估

（1）病因及危险因素：患者的年龄、性别、工作性质，有无情绪紧张、过度疲劳等。

（2）既往史：如身体各系统伴随疾病、过敏史、外伤史、手术史等。

（3）局部症状：评估患者面部有无肌肉抽搐及抽搐的程度、部位和持续时间；是否伴有面部疼痛；有无肌肉瘫痪等症状。

（4）心理状况：评估患者有无焦虑、恐惧心理。

2. 术前护理措施

（1）心理护理：向患者介绍疾病知识、治疗方法及术后康复情况，缓解其紧张、焦虑的情绪。

（2）术前一晚及术晨护理：保证良好的睡眠，对入睡困难者可给予助眠药；术晨遵医嘱剃头（无须剃光头）；体温升高或女性患者月经来潮时，应延迟手术。

3. 术前健康指导

（1）预防跌倒：患者可能因不能持续睁眼而跌倒风险高，指导预防跌倒的方法。

（2）适应性训练：教会患者自行调整卧位和床上翻身的方法，教会患者正确深呼吸、咳嗽、咳痰的方法并进行训练。

（二）术后护理

1. 术后评估

（1）评估患者意识状态、瞳孔、肌力、生命体征。

（2）评估患者有无疼痛及疼痛的部位、性质、持续时间。

（3）评估患者面部肌肉抽搐较术前有无缓解。

（4）评估患者有无颅内低压症状。

2. 术后护理措施

（1）病情观察：密切观察患者生命体征、意识状态、瞳孔变化。观察有无继发性出血，了解有无头痛、恶心等不适症状。

（2）体位护理：术后取平卧位，头偏向手术一侧，绝对卧床 3d，禁止快速转动头部。出现恶心、呕吐时，协助患者取侧卧位。

（3）伤口和引流管的护理：观察伤口及周围皮肤有无发红，观察伤口愈合情况，保持伤口敷料清洁干燥。如留置引流管，注意观察引流液的颜色、性质和量，保持引流通畅，及时记录。

（4）脑脊液漏的护理：若患者耳鼻道流出淡黄色清水样液体，考虑为脑脊液漏，需进行相应护理。

（5）后组脑神经受损的护理：观察有无面瘫、声音嘶哑、饮水呛咳等症状，对症护理。用洼田饮水试验或标准吞咽功能评估量表（SSA）进行吞咽功能筛查，洼田饮水试验或 SSA 评估 2 级以上进行容积 - 黏度吞咽测试，根据测试结果调整进食的一口量和食物性状，并进行吞咽功能训练，必要时可鼻饲饮食。

3. 术后并发症的预防及护理

（1）颅内低压症状：根据病情去枕平卧 1 ～ 3d，若血压偏低可适当加快补液速度，指导多饮水，症状严重时可饮淡盐水。

（2）后组脑神经受累：不完全面瘫者应注意口腔和眼部卫生，遵医嘱使用营养神经药。

（3）听力下降：避免使用损害听力的药物，保持病室安静，同情关心患者并给予细心的照顾，与其沟通时站在健侧。

（4）脑脊液漏：指导患者勿用力咳嗽或用力排便，以免增加脑脊液漏及增高颅内压。避免挖耳抠鼻，头下枕无菌治疗巾，预防颅内感染，做好体温监测。

（三）术后健康指导

（1）饮食指导：忌辛辣刺激性食物，忌烟酒，进食后漱口，保持口腔清洁。

（2）用药指导：术后遵医嘱服药，指导患者服药的时间、剂量，不可随意调整剂量和停药。

（3）日常生活指导：迟发性面瘫可能在术后 1 个月之内出现，应注意面部保暖，注意季节冷暖变化，外出时避免面部受风，洗脸水不可过热，一般 50℃左右，一天可多次热敷，同时适当力度按摩面部。规律作息，切忌熬夜，加强锻炼，如可进行游泳等，有助于减轻面肌痉挛。

六、知识拓展

（一）处理流程（图 7-2）

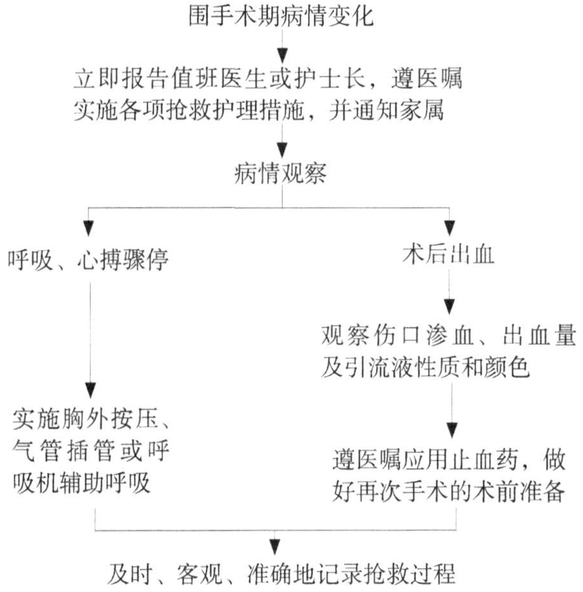

图 7-2 处理流程

（二）镇静药物使用原则

（1）注意用量：镇静药物能够起到镇静安神的效果，可以用来改善精神方面的疾病，患者用药时需要遵医嘱控制用量，避免过量使用，否则可能会给身体带来伤害。

（2）注意用药后的身体变化：如果出现了头晕、嗜睡等症状，应及时就诊。

（3）避免进行危险作业：在用药期间应做好相关的防护措施，避免驾车，避免爬高或者进行高空作业等，以免出现明显的眩晕感。

除此之外，需要注意饮食、注意休息、注意控制情绪等。镇静药物可能会给肝肾功能带来一定的损伤，不建议肝肾功能不全的患者使用。

（孔淑清　黄叶玲　骆丽）

第四节　精神疾病和癌性疼痛的护理

一、精神疾病的护理

（一）基础知识

精神疾病主要是指精神活动即认知、情感、意志和行为等方面的异常，具有以下特点：症状的出现不受患者意识的控制；症状一旦出现，难以通过转移注意力令其消失；症状的内容与周围客观环境不相称；症状会给患者带来不同程度的社会功能损害。

研究发现，精神分裂症患者的大脑结构与正常人略有不同。首先，一些精神分裂症患者表现出边缘系统和颞叶结构的缩小，同时半球不对称现象更加明显。此外，精神分裂症患者的海马、额叶皮质、扣带回和内嗅脑皮质等脑区的细胞结构出现了紊乱。这些结构上的异常可能与精神分裂症患者认知和感知方面的问题有关。

（二）分类及病理特点

1. 病因

精神疾病是一类复杂的疾病，绝大多数病因不明。现有的研究提示该病的发生发展可能与遗传、神经、发育异常、感染、脑和内脏器官疾病等因素有关，同时还受到社会、心理等环境因素的影响，是生物、心理、社会交互作用的结果。

2. 分类及分型

（1）国家管理的六大类精神疾病为精神分裂症、分裂情感性障碍、持久的妄想性障碍（偏执性精神病）、双相（情感）障碍、癫痫所致精神障碍、精神发育迟滞伴发精神障碍。

（2）参照世界卫生组织提供的精神病分级标准进行分级，主要按照病情的严重程度以及危险性分级，一共可分为 6 级。

0 级：患者发病时不存在以下 1 ～ 5 级的任何行为。

1 级：患者发病时只是口头言语上威胁他人、大喊大叫等，没有打砸行为。

2 级：不仅存在言语上的威胁，而且有明显的打砸行为，主要是针对财物。其打砸行为发生或局限在家里，如果有别人劝阻，患者能停止正在发生的行为。

3 级：除上述行为外，可出现不分地点、场合地对财物的打砸行为，对于他人的劝阻置之不理，很难终止打砸行为。

4 级：加重，可出现持续不断地对人、对物的打、砸、抢等行为，甚至可出现自杀、自伤行为，对于他人的劝阻置之不理，仍然持续自己的行为。

5 级：最严重的级别，患者会不分地点场合地持械，如钝器、锐器等，进行任何暴力行为，或者有纵火、爆炸等行为，严重威胁到人民生命安全和社会安定等。

（三）临床表现及诊断方法

1. 临床表现

（1）认知和认知过程的障碍。①感觉障碍：感觉过敏、感觉减退、感觉倒错、内感性不适或体感异常。②知觉障碍：错觉、幻觉和感知综合障碍，听幻觉、视幻觉和内脏性幻觉，视物变形、空间知觉障碍等。③思维障碍：思维联想过程障碍和思维内容障碍。④注意力和记忆障碍：记忆力增强、注意力减弱或注意力涣散。⑤智力障碍：智力低下和痴呆。⑥自知力障碍：无判断病情恶化、好转或痊愈的自知力。⑦定向力障碍：主要是对时间、地点、人物缺乏正确的判断能力。

（2）情感和情感过程的障碍：如躁狂症、抑郁症、焦虑症、恐惧症、易激惹、强制性哭笑、情感迟钝或淡漠、情感协调性障碍、情感退化等。

（3）意志和行为障碍：表现为兴奋状态、木僵状态、违拗症、被动性服从和刻板动作。

（4）意识障碍：意识水平下降和自我意识障碍。

2. 辅助检查

（1）头部 CT、头部 MRI、脑电图检查，以排除器质性精神障碍。

（2）功能性磁共振成像（functional magnetic resonance imaging，fMRI）、SPECT、PET 有助于对脑组织的功能水平进行定性分析，甚至定量分析，有助于我们进一步理解精神疾病的神经生理基础。

（3）各种精神量表和神经心理量表。

（四）治疗

1. 药物治疗

抗精神病药，如奥氮平、利培酮、喹硫平等。药物治疗是改善精神障碍的主要措施，但由于社会对精神疾病的负面评价与反应，治疗期间需要辅以护理，满足患者的心理需求，以更好地控制病情。

2. 心理治疗

可综合运用认知疗法、支持性心理治疗、行为治疗等。

3. 手术治疗

手术患者必须诊断明确，符合国际疾病分类（international classification of diseases，ICD）第 10 版（ICD-10）或《中国精神障碍分类与诊断标准》第 3 版（CCMD-3）或美国精神病学会诊断标准《诊断与统计手册：精神障碍》第 4 版（DSM-IV）的标准，病程较长，其他常用精神疾病治疗方法（心理治疗、药物治疗、电休克治疗等）未能奏效的难治性病例，而且，手术审批必须有伦理委员会和机构审查委员会的参与，必须特别注意知情同意程序，避免治疗性误解。对于复杂病例，功能神经外科医生应与精神科团队成员一起寻求生物伦理学家的建议和帮助。

常见手术方式如下。①开放式手术：额叶基底部切除术、前扣带回切除术和杏仁核切除术。②立体定向毁损术。③立体定向放射治疗。④脑深部电刺激术（DBS）。⑤迷走神经刺激术（VNS）。

（五）围手术期护理

1. 术前护理

（1）术前评估：①进行神经心理学评估，包括患者当前认知能力、精神状态、有无自杀倾向、人格和人际交往功能、手术目标和期望、治疗依从性以及家庭或其他社会心理支持水平。②评估患者生活自理能力及配合能力；评估患者营养状况。③评估患者的用药情况，如抗癫痫药及抗精神病药等。

（2）术前护理措施：①密切观察并记录患者的生命体征变化。②做好安全护理。详细向患者及家属介绍医院制度，不私自外出。自我行为控制能力差的患者，远离开水瓶、热水器及水果刀等物品，防止意外伤害。③保持情绪稳定，避免不良刺激。④严密巡视有自杀倾向的患者，及时告知主管医生，做好交接班和记录。

（3）术前健康指导：①向患者及家属介绍疾病知识、治疗方法、手术方式及术前、术后的注意事项。②告知患者及家属术前保持良好的心理状态，必要时可遵医嘱使用镇静药物，保持良好心情，树立战胜疾病的信心。

2. 术后护理

（1）术后评估：①评估患者的意识状态、瞳孔、生命体征和肢体运动、感觉功能。②评估患者的伤口情况。③评估患者的心理状态。④评估患者营养风险、血栓形成风险、跌倒风险等。

（2）术后护理措施：①观察患者生命体征、瞳孔、意识状态及精神状况。②术后抬高床头15°～30°，患者头偏向健侧。③对疼痛者评估其疼痛的部位、性质及持续时间，予以对症处理。若头痛伴随呕吐、生命体征改变，警惕颅内压增高。④用药指导：术后应继续遵医嘱服用抗精神病药，且术后用药上需请有丰富经验的精神科医生协助处理。口服药应看服到口。⑤心理护理：向患者及家属讲述手术的过程，提供确切的临床信息，以减轻患者及家属的焦虑情绪，询问患者术后的主观感受。

（3）术后并发症的预防及护理。①伤口感染：观察伤口有无红肿热痛，倾听患者的主诉症状，遵医嘱使用抗生素。②出血：颅内出血或脉冲发生器植入部位皮下出血。严密观察患者意识状态及瞳孔、肌力变化，若出现意识水平下降、瞳孔不等大等颅内压增高及脑疝表现，考虑为颅内出血，立即通知医生处理。观察胸部脉冲发生器植入部位伤口敷料有无渗血、渗液或疼痛、肿胀。③癫痫：术后遵医嘱使用抗癫痫药。一旦癫痫发作，保持呼吸道通畅，紧急处理。④扣带回综合征：立体定向毁损术后可能出现扣带回综合征，表现为高热、拒食、小便失禁、无动性缄默等。高热一般发生在术后 3 ～ 5d，体温最高可达到 39 ～ 40℃。小便失禁一般在术后 7d 内可恢复，给予尿路护理，保持会阴部清洁干燥，及时更换衣物，预防尿路感染及失禁性皮炎。对严重拒食的患者行鼻饲饮食。⑤抑郁：表现为沮丧、悲观、对疾病的过度担忧。可服用小剂量抗抑郁药物，同时给予心理疏导。⑥ DBS 术后还可能出现导线折断、皮下蜂窝织炎等，当患者导线植入部位出现红肿等不适时，需仔细查看，辨别原因。

3. 术后健康指导

（1）疾病知识指导：向患者及家属介绍疾病的相关知识，告知患者保持良好心态，积极配合治疗及护理。

（2）用药指导：继续应用抗精神病药，依病情酌情减量。精神疾病立体定向手术一般采用多靶点组合毁损术，因此术后一般给予抗癫痫药治疗 6 个月。

（3）根据患者精神疾病的类型，于手术后 2 周、1 个月、3 个月、半年、1 年随访，结合相应量表如抑郁量表、耶鲁 - 布朗强迫量表等评价结果，总结经验，提高疗效。

（4）DBS 术后的注意事项参见第七章第二节中 DBS 术后的注意事项。

（5）疗效评定：精神外科术后疗效评定应由数名富有经验的精神科医生、精神外科医生和神经心理医生共同参与，评定过程应严肃、科学和认真负责。

中国精神疾病外科治疗联盟根据精神疾病相关评价量表，参照家属意见，建议术后至少 1 年方可评定疗效，分为总疗效评定和靶症状疗效评定。

总疗效评定：结合临床疗效总量评表（Clinical Global Impression, CGI）的评分结果，将每例患者疗效评价分为 5 级。

Ⅰ级（恢复）：症状完全消失，功能正常，能适应生活，不需要任何治疗。

Ⅱ级（显著进步）：症状基本消失，功能基本正常，能适应生活，不需要任何治疗，或在药物维持剂量（相当于氯丙嗪每日 100mg）治疗下达到Ⅰ级水平。

Ⅲ级（进步）：症状仅见减轻，功能有所缺陷，在生活适应方面还有各种问题或在较大量药物治疗下达到Ⅱ级水平。

Ⅳ级（无效）：症状无变化。

Ⅴ级（恶化）：症状恶化。

以上Ⅰ级、Ⅱ级、Ⅲ级为有效；Ⅳ级、Ⅴ级为无效。

靶症状疗效评定；可在总疗效评定外，重点评价靶症状变化，疗效评价分为 5 级。

Ⅰ级：不用药物或其他治疗，该症状完全消失。

Ⅱ级：该症状基本消失或在维持剂量药物治疗下症状完全消失。

Ⅲ级：该症状减轻或部分消失或在维持剂量药物治疗下症状消失。

Ⅳ级：症状无变化。

Ⅴ级：症状恶化。

二、癌性疼痛的护理

（一）基础知识

癌性疼痛是恶性肿瘤产生的疼痛的总称，包括恶性肿瘤直接引起的疼痛和治疗过程中引起的疼痛。剧烈疼痛常伴有情绪反应，如恐惧、焦虑、紧张、不安、失眠，甚至产生自杀的倾向，控制疼痛有时甚至是患者唯一诉求。

（二）分类及病理特点

1. 病因

癌性疼痛的原因可分为三类：肿瘤直接引起的疼痛，约占88%；治疗引起的疼痛，约占11%；肿瘤间接引起的疼痛，约占1%。

2. 分类及分型

（1）肿瘤直接引起的疼痛。①组织毁坏：当肿瘤侵及胸膜、腹膜、神经，或侵及骨膜、骨髓腔使压力增高甚至发生病理性骨折时，患者可出现疼痛，如骨肿瘤所致的骨痛、肺癌侵及胸膜可致胸痛、肺尖部肿瘤侵及臂丛神经可出现肩臂疼痛等。②压迫：脑肿瘤可引起头痛及脑神经痛；鼻咽癌颈部转移可压迫臂丛神经或颈丛神经，引起肩臂疼痛、颈痛；腹膜后肿瘤压迫腰腹神经丛，可引起腰腹疼痛。神经组织受肿瘤压迫时常被侵袭。③阻塞：空腔脏器被肿瘤阻塞时，可出现不适、痉挛；完全阻塞时可出现剧烈绞痛。另外，乳腺癌腋窝淋巴结转移时，可压迫腋窝淋巴及血管引起回流阻塞，出现患肢手臂肿胀、疼痛。④肿瘤溃烂，经久不愈，发生感染时可引起剧痛。

（2）治疗引起的疼痛：是癌症治疗的常见并发症，如放射性神经炎、口腔炎、皮肤炎、放射性骨坏死产生的疼痛；放疗、化疗后出现带状疱疹产生的疼痛；化疗药物外渗引起组织坏死产生的疼痛；化疗引起的血栓性静脉炎、中毒性周围神经炎产生的疼痛；乳腺癌根治术中损伤腋窝淋巴系统产生的手臂肿胀、疼痛；术后伤口瘢痕、神经损伤等产生的疼痛。

（3）肿瘤间接引起的疼痛：前列腺癌、肺癌、乳腺癌、甲状腺癌等出现骨转移会引起剧烈的疼痛。

（三）临床表现及诊断方法

1. 临床表现

（1）全方位疼痛：是晚期癌症疼痛多方面因素的结果，包括躯体、心理、社会和精神因素。

（2）势不可挡的疼痛：在疼痛持续数周或数月之后，特别是伴有失眠时，很难精确描述疼痛的部位或性质。

（3）伴有强烈的自主神经功能紊乱：在大多数患者中，对持续疼痛的反应是自主神经性的。患者表现为焦虑，或焦虑与抑郁同时存在。在所有势不可挡的疼痛病例中，存在“失眠→疲乏→疼痛→失眠”的恶性循环。

（4）伴有心理异常：如焦虑、抑郁。

（5）伴躯体化症状：癌性疼痛影响情绪和信心，有些患者通过躯体化症状表达消极情绪。

（6）社会性疼痛：癌症患者意识到自己将要因死亡而和家属离别时，可出现与预期或实际的分离、丢失有关的痛苦。

（7）精神性疼痛。

2. 辅助检查

CT、B 超、核素检查、MRI、X 线检查等有助于确定肿瘤的部位及性质。对于骨转移，核素检查可较早地提供明确诊断的依据。行鞘内药物输注系统植入术（IDDS）的患者还需行脊柱 MRI，以确定穿刺部位无肿瘤侵犯、无椎体及附件破坏导致的穿刺受限、椎管内无占位性病变、脑脊液回流通畅。

（四）治疗

癌性疼痛一般以药物治疗为主，手术治疗时往往需要结合患者的全身状况及生存期。明确患者的疼痛原因并给予治疗后，必须对镇痛效果及疼痛缓解程度予以评价，优化治疗方案。

对于可能治愈的癌症患者，确切有效的止痛可以明显改善患者的一般情况，使其顺利完成临床放疗、化疗等抗肿瘤治疗计划，达到治愈的目的。对于难以治愈的患者，有效的止痛可以使其获得较为舒适的带瘤生存体验，提高生存质量，并可能延长生存期。《癌性疼痛规范管理办法》明确指出，对于癌性疼痛要更加重视非药物镇痛方式的应用和专科护理能力的提升，且护理作为与患者关系最为密切的一环，扮演着重要角色。

1. 癌性疼痛的药物治疗原则

（1）尽量口服给药，长期用药，减少依赖性和成瘾性。

（2）有规律按时给药。

（3）按阶梯给药，根据 WHO 推荐的癌性疼痛“三阶梯疗法”给药。

（4）用药应该个体化。

（5）注意使用抗焦虑药、抗抑郁药和激素等辅助药物，可提高镇痛效果。

2. 癌性疼痛药物治疗的“三阶梯疗法”

（1）第一阶梯：非阿片类镇痛药。用于轻度癌性疼痛患者，主要药物有阿司匹林、对乙酰氨基酚等，可酌情应用辅助药物。

（2）第二阶梯：弱阿片类镇痛药。用于当非阿片类镇痛药不能满意止痛时或中度癌性疼痛，主要药物有可待因。一般建议与第一阶梯药物合用。两类药物作用机制不同，第一阶梯药物主要作用于周围神经系统，第二阶梯药物主要作用于中枢神经系统，二者合用可增强镇痛效果。根据需要也可以使用辅助药物。

（3）第三阶梯：强阿片类镇痛药。用于治疗中度或重度癌性疼痛，第一阶梯和第二阶梯药物疗效差时使用，主要药物为吗啡，也可酌情应用辅助药物。

3. 手术治疗

（1）破坏性手术：主要有脊神经后根切断术、脊髓前外侧束切断术、脊髓前联合切断术、脊髓后正中点状切开术、丘脑破坏术等。其中多数因副作用大，现已很少使用。

（2）刺激性手术：包括脊髓电刺激术和脑深部电刺激术。

（3）鞘内药物输注系统植入术（implantable dr ug delivery system,IDDS）：手术方式为将鞘内药物输注系统的药物输注泵植入腹部皮下，连接输注导管，在腰腹部皮下隧道潜行，导管末端在 T_7 ～ T_8 胸椎水平椎管内。优点在于鞘内注射镇痛药用量小，精准、持续、可控，且不良反应更小，可明显改善患者的生存质量。

IDDS 适应证：①采用多模式治疗方法后癌性疼痛未得到充分控制者；②接受阿片类药物等治疗虽有效，但无法耐受其不良反应者；③自愿首选 IDDS 治疗的癌性疼痛患者。

IDDS 禁忌证：①患者不愿意接受治疗；②感染者（穿刺部位感染、败血症等）；③凝血功能异常者；④脑脊液循环不通畅者、椎管内转移者等为相对禁忌证。

（五）围手术期护理

1. 术前护理

（1）术前评估：①评估患者的意识状态及精神状况、心理状态。②评估患者疼痛的程度、性质、部位、持续时间和药物使用情况。③评估患者的凝血功能、营养状况、生活自理能力和血栓风险等。④评估手术区域皮肤有无硬结、破溃、感染。⑤评估患者家庭成员支持情况。

（2）术前护理措施：①密切观察并记录患者的生命体征变化。②保持患者情绪稳定，避免不良刺激。③遵医嘱口服止痛药对症治疗，镇痛药应遵医嘱逐渐酌情递增，保持环境整洁、安静舒适。④放疗和化疗后护理：化疗药物可抑制骨髓，引起低血压，应在治疗前后监测血常规、凝血功能及血压。化疗药物使用后易出现胃肠道反应，应指导患者饭后服药，加强管理。放疗患者头皮放射性损伤可有头皮肿胀感，甚至疼痛难忍。护士应主动关心，严格无菌操作；伤口敷料保持干燥，包扎不宜过紧；合理使用抗生素。⑤对消瘦患者做好皮肤护理和基础护理，预防压力性损伤。

（3）术前健康指导。①饮食指导：指导患者多摄入营养丰富、高蛋白、高热量、易消化的食物。②用药指导：继续使用止痛药，依病情酌情递增。③呼吸训练：指导深呼吸、缩唇呼吸、腹式呼吸等，预防术后坠积性肺炎。

2. 术后护理

（1）术后评估：①评估患者的意识状态、瞳孔、生命体征和肢体运动、感觉功能。②评估患者的疼痛较之前有无缓解以及疼痛的部位、性质、程度。③评估患者的心理状态。④评估患者营养风险、血栓形成风险、跌倒风险等。

（2）术后护理措施：①行 IDDS 术后保持伤口敷料干燥，观察伤口有无渗血。②术后当日或第 1 天由医生开启皮下药物注射泵电源，观察药物镇痛的效果及副作用，若出现呼吸抑制或其他药物不良反应，应立即通知医生，调整药物剂量。③衣着应宽松柔软，减少对腰腹部皮肤的刺激。④指导患者进行肺部功能锻炼及下肢功能训练，预防坠积性肺炎和下肢深静脉血栓形成。病情允许时早期下床活动。⑤做好心理疏导。倾听患者对疼痛治疗效果的感受，积极给予干预。

（3）术后并发症的预防及护理：①脊神经后根切断术的常见并发症有运动和感觉障碍，脑脊液漏、伤口感染等少见。术后应密切观察患者肢体运动和感觉功能，观察伤口敷料，如有异常，及时告知医生处理。②行脑深部电刺激术后可能发生出血、癫痫、伤口感染等，做好观察及护理。③ IDDS 相关并发症：a. 与手术操作相关的并发症，如皮下血肿、感染、脊神经损伤、脊髓损伤等。术后应密切观察植入处皮肤及伤口有无红肿疼痛、渗血、青紫等情况；观察患者下肢肌力，若出现肢体肌力下降或麻木，应立即通知医生。b. 与药物相关的并发症，主要为呼吸抑制。应注意观察患者呼吸的频率、节律以及深度，观察血氧饱和度，如有异常，及时通知医生处理。c. 与仪器相关的并发症，如导线折断、仪器故障等。应指导患者避免剧烈活动，避免碰撞仪器植入区域。

3. 术后健康指导

（1）饮食指导：指导患者摄入营养丰富、易消化、高热量的食物。当放疗和化疗引起呕吐、食欲不佳时，可遵医嘱对症使用止吐药，缓解不适症状。

（2）下肢深静脉血栓形成的预防：进行踝泵运动、直腿抬高锻炼，预防下肢深静脉血栓形成。适当多饮水，保持足够的液体摄入量。

（3）指导患者及家属植入泵后药物输注时长和电池使用期限。在药物即将输注完毕时，仪器会报警，报警后剩余药液仅能维持数日，患者需在药物输注完毕前及时到医院更换药液，避免药物用尽后突然停药引起的药物反跳现象。若在使用过程中疼痛控制效果变差，需到医院在专门仪器下调节药物泵入速度。

（4）其他：注重休闲娱乐，避免不良情绪的感染，保持良好的生活习惯。

三、知识拓展

（一）出现精神症状时的应急预案

（1）保持镇静，安抚患者，将患者安置于单间。

（2）通知医生及护士长，向医务处和护理部、保卫处汇报备案。

（3）嘱家属 24h 双人留陪。同时采取必要的安全防护措施，移走室内可能危及生命的物品，如剪刀、水果刀、开水瓶等，以免患者自伤或伤害他人。

（4）保持环境安静，减少激惹，如患者出现伤人、毁物等过激行为，可考虑使用约束器具，以防发生意外。

（5）遵医嘱正确使用镇静药。密切观察患者病情、生命体征及用药后反应，并做好记录。

（6）待患者情绪稳定后，与患者及家属积极沟通，协助医生请专科会诊，必要时转专科医院治疗。找出发病诱因，避免诱因再次出现，建立全面支持系统。

（7）了解患者既往史，指导患者按时用药，防止复发。

（二）出现精神症状时的处理流程（图 7–3）

患者出现精神症状

↓

保持镇静，安抚患者，将患者置于单间

↓

通知医生及护士长，同时向医院汇报

↓

嘱家属双人留陪，采取必要的安全防护措施，以免患者自伤或伤害他人

↓

保持环境安静，减少激惹，患者出现过激行为时，可使用约束器具，以防意外发生

↓

遵医嘱使用镇静药物，密切观察患者病情及用药后反应，并做好护理记录

↓

待患者情绪稳定后积极沟通，找出发病诱因，避免诱因出现，建立全面支持系统

↓

了解患者既往史，指导患者用药，防止再发

图 7–3　出现精神症状时的处理流程

(三)镇痛药物使用原则

(1)按时使用药物:在医生的指导下按时服用药物,保证药物在血液中浓度充足,这样才可以起到止痛的效果。部分人不按时使用止痛药,导致疼痛感时有时无,无法完全缓解。

(2)按照合理阶梯用药:在使用止痛药的过程中,需要依照止痛的程度来选择。一般止痛药存在阶梯性,部分止痛药止痛效果明显,但是副作用较大。此时需要结合病情,选择适宜的止痛药。如果所用的药物无法起到止痛效果,再选择其他止痛效果强的药物,但是需要注意其副作用。

(3)联合用药:止痛药在使用时需要结合实际的病情,必要时联合用药来起到止痛效果。针对中度或者重度的身体疼痛,最好使用 2 种以上的止痛药物,这样可以减轻身体疼痛感,降低并发症的发生率,将疾病风险降低。

(4)交替用药:一般来说,止痛药最好交替使用。研究发现,长期使用某一种止痛药物,身体容易产生耐药性,可以明显感觉到止痛效果慢慢减弱。此时,部分人会增大剂量来起到止痛的效果,但是副作用会加大,因此需要使用其他止痛药来帮助缓解疼痛。

(5)药物剂量:止痛药虽然可以缓解身体疼痛,但是需要注意其剂量,在保证身体安全的前提下,剂量由大到小,直到起到止痛效果为止。

(孔淑清　黄叶玲　骆丽)

参考文献

[1] 于炎冰,张建国,刘如恩,等.功能神经外科[M].武汉:华中科技大学出版社,2023.

[2] XIE XY,LIN GZ,HUANG Q,et al. Opinions and clinical practice of functional movement disorders:a nationwide s urvey of clinicians in China[J].BMC Neurol, 2021, 21:435.

[3] GIBSON J S,CLAASSEN D O.State-of-the-art pharmacological approache es to reduce chorea in Huntington' s disease[J].Expert Opin Pharmacother,2021,22(8):1015.

[4] GRIGORIADIS D E,SMITH E,HOARESR J,et al.Pharmacologic character rization of valbenazine(NBI-98854)and its metabolites[J].J Pharmacol Exp Ther,2017,361(3):454.

[5] GAMEZ J,CALOPA M,MUÑOZ E, et al.A proof-of-concept study with SOM13355 (bevantolol hydrochloride)for reducing chorea in Hunington' s disease[J].Br J Clin Pharmacol,2023,89(5):1656.

[6] PRUS N,GRANT A C.Patient beliefs about epilepsy and brain surgery in a multicultural urban population[J]. Epilepsy Behav,2010,17(1):46–49.

[7] 王燕，石晓燕，王佳音 . 脑卒中继发癫痫临床护理中应用综合护理干预的效果 [J]. 医学美学美容，2019,28(14):96–97.

[8] 徐军 , 胡忠波 , 高阳 , 等 . 面肌痉挛患者微血管减压术前 3D 打印技术的应用效果 [J]. 山东医药 ,2019,59(9):69–71.

[9] 田欢 . 舒适护理在面肌痉挛手术患者围术期中的效果及对心理状态的影响 [J]. 实用医技杂志，2021,28(05)：684–686.

第八章
脑脊髓血管病的护理

第一节 急性闭塞性脑血管病的护理

一、基础知识

急性闭塞性脑血管病是指发生在 6h 以内的闭塞性脑血管病，包括脑血栓和脑栓塞，其中伴有大血管闭塞的急性缺血性卒中是最为严重的类型。脑血栓是脑血管在动脉粥样硬化等原因的基础上发生血栓性闭塞。脑栓塞时脑血管本身无明显病变，栓子来自脑外的循环系统，比脑血栓起病更急。

（一）解剖结构概述

脑部血管系统：主要由颈内动脉系统和椎－基底动脉系统组成，负责向大脑半球、间脑、脑干和小脑供应血液。这些血管系统为大脑提供必要的氧气和营养物质，维持大脑的正常功能。

主要动脉如下。①颈内动脉：从颈总动脉发出，供应大脑半球前 2/3 和部分间脑，主要分支包括眼动脉、脉络膜前动脉、后交通动脉和大脑前动脉等。②大脑中动脉：作为颈内动脉的直接延续，大脑中动脉是供应大脑半球血液的最粗大的动脉，平均管径约 4mm，主要供应大脑半球上外侧面的大部分和岛叶。大脑中动脉分为皮质支和中央支，皮质支分布于大脑半球的表面，而中央支则深入大脑内部，供应基底核、内囊等结构。③椎动脉：起自锁骨下动脉，两侧椎动脉经枕骨大孔入颅后合成基底动脉，供应大脑半球后 1/3 及部分间脑、脑干和小脑。

（二）分类及病理特点

1. 病因

急性闭塞性脑血管病的发病基础主要是血栓形成和血栓栓塞，如因脑血管局部狭窄或阻塞，脑侧支循环不良，可引起急性脑梗死。严重脑缺血可诱导相关区域神经细胞凋亡，最终造成不可逆的神经功能障碍甚至死亡。

2. 分类及分型

（1）大脑前动脉闭塞：主要影响额叶、基底节前部、扣带回等区域，表现为以对侧下肢为主的偏瘫、上肢偏瘫较轻、意识障碍、尿失禁等。

（2）大脑中动脉闭塞：是最常见的脑血管闭塞类型，影响大脑半球的大部分区域，表现为对侧上肢与下肢相同程度的偏瘫、偏身感觉障碍、对侧同向偏盲等。

（3）大脑后动脉闭塞：影响枕叶、颞叶后部及脑干上部，可能导致对侧同向偏盲、象限盲或皮质盲，也可出现失认、失用、失读和失写等症状。

（4）椎－基底动脉闭塞：主要影响脑干、小脑、枕叶等部位，表现为眩晕、呕吐、四肢瘫、共济失调、瞳孔缩小、意识障碍等。

（三）临床表现与诊断方法

1. 临床表现

急性闭塞性脑血管病的临床表现与脑缺血的部位、程度、持续时间、供血范围以及侧支循环的代偿能力相关。

（1）短暂性脑缺血发作（TIA）：因短暂性缺血引起脑、视网膜和耳蜗等功能障碍，少有意识改变，可出现短暂面瘫、手足乏力、单眼黑矇、头晕、短暂失语等，可在 24h 内完全恢复，不留后遗症。

（2）可逆性缺血性神经功能缺失（RIND）：神经功能障碍表现持续超过 24h，但不超过 3 周。如超过 3 周，则属永久性脑缺血。

（3）脑梗死：TIA 和 RIND 出现后短期内是脑梗死的高发期，9% ～ 20% 的患者最终演变为脑梗死，其中约 20% 发生于 1 个月内，约 50% 发生于 1 年内，常突发疾病。

（4）边缘性梗死：形成从额叶到枕叶的镰形缺血灶。

（5）腔隙性梗死：占脑梗死的 12% ～ 25%。可隐匿起病、无症状或表现为神经功能障碍。

（6）血管综合征：脑梗死引起相应血管供血区脑组织缺血表现，如单眼视力减退或失明，神经精神障碍，对侧偏瘫，偏身感觉障碍和偏盲，言语、感觉和运动障碍，认知功能改变等。

早期发现脑梗死症状，可采用 FAST 评估法。F（face）：患者出现面部麻木、不对称和口角歪斜，尤其单侧。A（arm）：患者上肢麻木，双手无法平举，尤其单侧。S（speech）：患者言语含糊或困难。T（time）：如出现上述任一症状或伴视野缺损、眩晕应立即就医。

2. 辅助检查

（1）头颅 CT 和头颅 MRI：是目前诊断脑缺血的主要手段，可显示梗死灶。脑梗死后 24h 至 4 周内 CT 上病变呈扇形低密度改变及脑回状不均匀强化灶。脑梗死后半小时头颅 MRI 即可有异常发现。

（2）CT 血管造影（CTA）或磁共振血管成像（MRA）：在临床上的应用比较广泛，有助于对脑缺血原因进行分析。在诊断颅内动脉狭窄或闭塞性疾病时，CTA 比 MRA 具有更高的敏感性和特异性。

（3）磁共振扩散加权成像（DWI）：能早期诊断脑缺血，能够在超早期（起病半小时内）发现脑缺血灶；可鉴别新旧梗死灶，有助于预后的判断。

（4）超声成像：是目前首选的筛查及辅助诊断方法。超声成像技术的发展有助于对动脉斑块的形态和性质进行更精确的分析，指导临床治疗。

（5）脑血管造影：目前是诊断血管狭窄的"金标准"，可动态观察并直接显示闭塞血管，了解血管狭窄情况、血管腔内血栓情况和侧支循环情况。

（6）心脏超声检查：缺血性卒中患者后期的死亡通常由冠状动脉疾病或心肌梗死引起，心脏栓子可能来源于各种心脏病。

3. *治疗*

采用溶栓剂溶解血栓，使血管再通，从而达到恢复脑血流的目的，是治疗急性闭塞性脑血管病的最理想的措施。

4. *静脉溶栓*

发病 4.5h 内给予重组组织型纤溶酶原激活剂（rtPA）静脉溶栓。研究显示溶栓时间越早，患者获益越大。

5. *动脉溶栓*

动脉溶栓所需剂量相对较小，需正确地选择溶栓对象，确保治疗成功和避免出现并发症。

6. *血管内介入治疗*

血管内介入治疗采用支架拉取或者导管抽吸的方法，将闭塞血管开通，使用可回收支架装置为机械取栓的首选。常用的机械取栓技术包括：球囊扩张术、支架植入术等。血管内介入治疗成为前循环急性大血管闭塞性缺血性卒中的首选治疗方案。

二、围手术期护理

（一）快速分诊

（1）快速识别卒中的临床表现。

（2）立即通知急性卒中小组（AST）。AST 成员必须包括具有卒中治疗经验和专业知识的人员。AST 可为卒中患者争取时间，改善预后。

（二）溶栓前准备

（1）给予心电监护，测双上肢血压、指脉氧饱和度，测快速血糖、体重。

（2）建立 2 条静脉通路，原则上不使用葡萄糖溶液，除非低血糖患者。

（3）检查各项血液指标，如血常规、生化指标、凝血功能等。

（4）急诊影像学检查。

（5）治疗知情同意书签字。

（三）溶栓时护理

（1）重组组织型纤溶酶原激活剂（rtPA）的使用剂量根据体重计算，每千克体重 0.9mg，最大剂量为 90mg。记录输注开始及结束时间，结束后给予生理盐水冲管。

（2）输注过程中专人看护，注意观察药物不良反应，如过敏反应、神经功能恶化、意识障碍加重、持续血压升高＞ 185/110mmHg、严重全身出血等。发现后须立即停药。

（3）溶栓后 24h 内密切监测生命体征变化和神经功能状态，尤其注意血压变化。如发现异常，及时通知医生，复查 CT。

（4）溶栓后最初 24h 尽量避免静脉或动脉穿刺，避免留置鼻饲管。溶栓结束 30min 内避免留置导尿管。如有必要，则在溶栓前留置。

（5）绝对卧床休息，取头低位。戴冰帽降温以缩小梗死范围，避免脑血管再损伤。

（6）避免情绪激动，对低氧血症患者给予持续低流量吸氧。

（四）溶栓后护理

（1）溶栓后严格卧床 24h，肢体处于功能位。之后取半卧位，协助翻身，叩背排痰，防止坠积性肺炎发生。

（2）宜摄入高热量、高蛋白、高维生素、易消化的食物。不宜摄入过硬、过烫、刺激性强的食物，以防消化道出血。进行吞咽功能评估，以防误吸。

（3）护理操作时动作应轻柔，防止出血。拔针后局部压迫时间＞ 2min，采用留置针输液，减少穿刺次数。

（4）言语障碍患者可进行唇舌运动、发音训练等言语康复锻炼。

（5）瘫痪肢体早期被动运动，抬高患肢，预防深静脉血栓形成。

（6）做好基础护理，防止压力性损伤。

（7）保护眼睛，闭合眼睑，预防眼部并发症。

（五）血管内介入治疗护理

（1）患者取平卧位，穿刺侧肢体遵医嘱制动 6 ～ 12h，禁做屈髋屈膝动作。

（2）观察血压、意识状态、瞳孔，进行 GCS 评分，如发现异常，及时通知医生。

（3）观察穿刺点渗血、皮下血肿情况，测足背动脉搏动，防止压迫过度或不足。

（4）注意足部保暖，观察足温，避免末梢循环供血不足。

（5）密切观察言语、运动及感觉功能变化，及时发现异常，避免病情加重。

（六）并发症护理

（1）再灌注损伤：溶栓后血管再通，缺血脑组织会出现再灌注损伤，可加重脑水肿或引起出血性转变。严密观察患者病情变化，监测血压，如出现癫痫、肢体运动障碍、颅内压增高等表现，及时通知医生，避免医源性治疗延误。

（2）脑出血：是溶栓治疗中常见且最严重的并发症，表现为脑内血肿和出血性梗死。遵医嘱正确使用脱水剂，同时监测血压、血糖变化。

（七）健康指导

1. 治疗前

（1）患者入院时病情较重，宣教内容不宜过多，以精简为主。待病情稳定后，再进行详细指导。

（2）告知患者与疾病发作密切相关的病因、诱因及脑血管意外的治疗方法和转归，使患者情绪稳定。

2. 治疗后

（1）避免做升高颅内压和血压的动作，如用力咳嗽、排便、打喷嚏等。

（2）指导预防压力性损伤和便秘的方法。

（3）指导服用抗血小板药的注意事项及观察药物不良反应，如注意黏膜出血点、消化性溃疡、黑便。服用他汀类降血脂药时应注意肌痛、横纹肌溶解等不良反应，定期随访肝功能、心肌酶谱。

（4）出院后注意预防卒中的可控危险因素，戒烟限酒，适度锻炼，控制体重，采取低盐低脂饮食等。

（5）神经功能障碍患者进行康复锻炼。

（6）自我监测血压、血糖，每年随访血脂变化，如出现早期脑梗死表现，立即拨打120急诊就医。

三、知识拓展

使用抗凝药物患者的注意事项如下。

（1）可以使用软毛的牙刷、电动剃须刀；注意动作轻缓，不要过猛，避免跌倒、碰撞以及可引起身体伤害的剧烈运动；保持大便通畅，预防便秘；使用锋利工具时戴手套，以免割伤出血。

（2）遵医嘱用药，不自行增减药物剂量或品种，例如各类西药、中成药、中草药、维生素等，不擅自服用保健品或以保健品替代药品，这可能会影响抗凝药物的治疗效果或增加出血风险。

（3）如漏服药物，在当天想起时及时补服，如果当天错过，第2天服用正常剂量即可，不可在第2天服用双倍剂量，否则会导致药物在血液中浓度过高，增加出血风险。

（4）定期监测凝血指标、肝功能、肾功能、血常规、尿常规、粪常规等，以便了解是否需要增减或停用抗凝药物。如长期未进行监测，可能肝肾功能已发生异常而不知，导致出血风险增加；或有隐匿性出血未发觉而导致病情加重。

（5）每次就诊时，应详细告知医生自己正在使用的抗凝药物，尽量避免使用与抗凝药物有潜在相互作用的药物。若需手术，需要和医生确认是否需要停用抗凝药物以及停用时间，若不停药，可能会增加出血风险；若停药过早，可能导致血栓栓塞事件的发生。

（6）使用抗凝药物期间，需要均衡饮食，尤其是服用华法林的患者。有些食物会减弱华法林的作用，有些食物会增强华法林的作用，若饮食波动较大，会导致治疗效果下降或增加出血风险。

（7）戒烟、限酒。吸烟会增加血栓栓塞的发生风险，降低抗凝药物的治疗效果。酒精会增强某些抗凝药物的作用，增加出血风险。每日饮酒量不宜超过1瓶啤酒（250ml）或1杯葡萄酒（100ml）或1小杯白酒（30ml）。

（8）如果出血量持续增加，或者范围扩大，需及时就医以明确是否需减量或停药。

（9）如果出现不明原因的头痛、晕厥、咯血、呕血或呕出咖啡渣样内容物、大便呈红色或柏油样（发黑发亮）、尿液呈深红色或棕色、皮肤大面积瘀斑、出血量多或出血不止，请立即停药并就医。

（10）如果出现不明原因的腹痛、言语不清、走路不稳、视物模糊、胸闷、胸痛、呼吸困难、肢体疼痛、肿胀等，请立即就医。

（闵琦晖　黄叶玲　骆丽）

第二节　颈动脉狭窄的护理

一、基础知识

颈动脉狭窄性疾病指可引起卒中和短暂性脑缺血发作的颈动脉狭窄和（或）闭塞。颈动脉狭窄与脑缺血性疾病特别是卒中有着十分密切的关系。颈动脉狭窄是多种原因引起的颈动脉管腔狭窄，导致颈动脉血流动力学改变，可引起一系列临床表现。

解剖结构概述如下。

颈动脉是人体头颈部的重要血管之一，负责向脑部供应血液。它起源于主动脉弓，位于颈部两侧。颈动脉在颈部位置较浅，容易通过触摸感知其搏动。形态上，颈动脉呈圆柱形，管径相对较大，以适应脑部对血液的高需求。

颈动脉的分段基于颈动脉的行程和毗邻结构，具体如下：

C_1 段（颈总动脉）：从主动脉弓开始，至颈动脉分叉处结束。

C_2 段（颈内动脉起始段）：从颈动脉分叉处开始，至颅底。

C_3 ～ C_7 段（颈内动脉颅内段）：包括颅内段的所有分支和分叉。

颈动脉的主要分支包括颈外动脉和颈内动脉。颈外动脉主要负责向头面部供应血液，分支包括甲状腺上动脉、舌动脉、面动脉等。颈内动脉则向大脑半球前 2/3、间脑和部分中脑提供血液，主要分支包括大脑中动脉、大脑前动脉等。

二、分类及病理特点

1. 病因

颈动脉粥样硬化是颈动脉狭窄最常见的病因。颈总动脉分叉部形成粥样硬化性斑块，造成血管狭窄是缺血性卒中的重要病因。颈动脉纤维肌肉发育不良、外伤和自发原因发生颈动脉内膜剥离也可造成颈动脉狭窄。

2. 分类及分型

（1）轻度：颈动脉管腔狭窄＜ 30%。

（2）中度：颈动脉管腔狭窄 30% ～ 69%。

（3）重度：颈动脉管腔狭窄 70% ～ 99%。

（4）闭塞前状态：颈动脉管腔狭窄＞ 99%，未完全闭塞。

（5）完全闭塞：颈动脉完全闭塞，未见血流通过。

三、临床表现与诊断方法

1. 临床表现

（1）无症状颈动脉狭窄：根据血管阻塞程度以及侧支循环的情况，脑缺血表现程度不一。研究表明，颈动脉管腔狭窄＜ 70% 时，脑血流量可保持不变。当颈动脉管腔狭窄≥ 70%，颈动脉管腔横切面减少 90% 时，可引起脑血流量显著减少。如有丰富的侧支循环，可不引起任何神经功能障碍表现。患者通常于无意中或体检时发现。

（2）有症状颈动脉狭窄：短暂性脑缺血发作（TIA）可引起脑、视网膜和耳蜗等功能障碍。如一过性黑矇，短暂性言语障碍，肢体一过性麻木、无力等，多数患者数分钟后缓解，一般不超过 24h。可逆性缺血性神经功能缺失（RIND）的神经功能障碍持续超过 24h，但不超过 3 周。也可出现病变对侧偏瘫、偏身感觉障碍和对侧同相偏盲、言语障碍、感觉障碍、运动障碍、认知功能改变等相应供血区脑组织缺血的表现。

2. 体征

部分患者颈动脉搏动减弱；可闻及血管杂音，但狭窄严重时可不闻及；突发血栓的患者，血管杂音可突然消失。

3. 辅助检查

（1）超声成像：颈动脉超声是颈动脉狭窄的首选检查。可采用彩色多普勒超声和高分辨率 B 型超声准确评估颈动脉狭窄程度，测量血管壁直径，并对血管病灶进行三维重建，指导临床治疗。用于初筛、术中监测和术后随访。

（2）CT 血管造影（CTA）或磁共振血管成像（MRA）：在临床上的应用比较广泛，有助于对脑缺血原因进行分析。在诊断颅内动脉狭窄或闭塞性疾病时，CTA 比 MRA 具有更高的敏感性和特异性。

（3）脑血管造影：作为诊断的“金标准”，可直接显示闭塞血管，了解血管狭窄情况、血管腔内血栓形成情况和侧支循环情况。

四、治疗

1. 药物治疗

主要是针对颅内动脉粥样硬化性疾病的基础治疗。对需进行血管内治疗且有症状的患者，应在治疗前 3 个月联合服用阿司匹林与氯吡格雷，同时纠正高血压，调节血脂，控制血糖以及戒烟。

2. 外科治疗

（1）颈动脉内膜切除术（CEA）不仅能够增加脑血流量，而且能消除潜在的脑血栓和栓塞的根源，可预防卒中发生。

（2）颈动脉狭窄血管内支架成形术（CAS）有微创、便捷、局部神经损伤较少等优点。

五、围手术期护理

（一）术前护理

1. 术前护理评估

（1）评估患者视力、肢体功能、言语功能等情况。

（2）了解患者起病时间、脑缺血症状持续时间和发作频率。

（3）询问患者既往史，如高血压、心脏病、血液系统疾病、糖尿病等。

（4）评估患者生命体征、高血压控制情况、感染症状、有无癫痫发作。

（5）了解患者吸烟史、酗酒史、肥胖、服用避孕药等会诱发脑缺血的因素。

（6）对术前行抗血小板聚集和抗凝治疗者，询问过敏史及用药史。

2. 术前护理措施

（1）观察患者生命体征、意识状态、瞳孔变化，关注言语功能与肢体功能变化。若症状加重、持续时间增加，警惕出现新的脑梗死。

（2）观察患者症状变化情况，如视力下降、认知功能障碍等，及时通知医生确认是否为脑缺血灶扩大。

（3）监测心率、血压、血糖变化，了解心功能相关指标，戒烟戒酒。

（4）有跌倒风险患者注意安全，给予跌倒、坠床等相关预防措施及宣教。

（5）使用抗凝药时，需监测凝血功能，密切观察患者皮肤、黏膜、牙龈、消化道等出血倾向，注射后适当延长按压针眼时间。

3. 术前健康指导

（1）术前告知患者手术及麻醉方式、体位、预计进入手术室时间、返回监护室的注意事项等，避免不必要的紧张情绪加重病情，提高手术配合度。

（2）告知患者不论是短暂性脑缺血发作还是完全性卒中，及时治疗可降低脑缺血或脑梗死的再发率，增强患者手术信心。

（二）术后护理

1. 术后护理评估

（1）评估患者生命体征、瞳孔、意识状态，并注意观察神经功能情况，包括认知功能、言语功能、肢体活动。

（2）评估颈部伤口渗出情况，引流管是否通畅及引流液的颜色、性质和量。

（3）评估穿刺点压迫方式、渗血情况、穿刺侧肢体足背动脉搏动情况及足温。

（4）评估心脏功能，水、电解质是否平衡。

（5）评估患者生活自理能力、跌倒风险、压力性损伤风险。

2. 术后护理措施

（1）颈动脉内膜切除术后，抬高床头 15° ～ 30°，避免颈部过伸及过度扭转。血管内支架成形术患者取平卧位，避免髋部弯曲。

（2）饮食清淡、富有营养、低盐低脂，对糖尿病患者遵医嘱给予糖尿病饮食。

（3）注意控制补液速度，匀速补液。对心脏病史患者调节补液速度在 100 ～ 150ml/h。

（4）遵医嘱监测心率、血压、中心静脉压等，注意水、电解质平衡。

（5）控制血糖，定时监测，遵医嘱按时服用降糖药及注射胰岛素。

（6）使用抗凝药后，护理操作宜轻柔，注射后延长按压针眼时间，并观察药物不良反应，如消化道出血、黑便等。

（7）肢体功能障碍患者，在生命体征平稳后，应尽早开始康复功能锻炼。

（8）每日实施人文关怀，评估患者需求并解决，讲解术后康复要点，增强患者的信心，使其积极乐观地面对术后生活。

3. 术后并发症的预防和护理

（1）脑缺血及脑梗死：为 CEA 的主要并发症。应严密观察病情变化，及时发现神经功能障碍的表现。

（2）心肌梗死：倾听患者主诉，了解患者心脏功能及实验室指标。围手术期正确给药，持续低流量给氧，匀速补液。

（3）血流动力学不稳定：患者可出现术后低血压、高血压和高灌注综合征。术后尤其注意血压变化，遵医嘱控制收缩压在 120 ～ 130mmHg，不低于 100mmHg。保持大便通畅，保证充足睡眠。

（4）伤口出血或感染：观察伤口敷料情况、引流量。监测体温，注意保持环境整洁，严格无菌操作，做好高热护理。

（5）脑神经损伤：术后发生率为 5% ～ 20%，绝大多数的神经功能损伤是暂时的。

（6）颈动脉再狭窄：多发生在术后 6 ～ 12 个月。

4. 术后健康指导

（1）按时服药，术后常规使用抗血小板聚集药物，如阿司匹林。注意观察皮肤黏膜有无出血症状、黑便或大便隐血阳性，如有异常，及时门诊就医。

（2）做好血压、血糖、血脂管理。规范治疗高血压、糖尿病、高脂血症等。

（3）养成良好的生活习惯，戒烟限酒，饮食宜清淡、富有营养。

（4）适量运动，控制体重。肢体功能障碍患者坚持功能锻炼，循序渐进。

（5）保持大便通畅。

（6）颈动脉内膜切除术后 6 个月复查颈部 CTA，必要时复查 DSA。颈动脉狭窄血管内支架成形术后 3 个月复查 DSA。

（闵琦晖　黄叶玲　骆丽）

第三节　烟雾病的护理

一、基础知识

烟雾病是一种以双侧颈内动脉末端、大脑中动脉和大脑前动脉起始部慢性进行性狭窄或闭塞为特征，并继发引起颅底异常血管网形成的脑血管病。由于这种颅底异常血管网在脑血管造影图像上形似烟雾，因此称为烟雾病。烟雾状血管是扩张的穿通动脉，起侧支循环的代偿作用。该病可合并动脉瘤及动静脉畸形。

解剖结构概述如下。

大脑动脉环又称 Willis 环，是一个由多条重要脑血管组成的解剖结构，位于脑底部，主要负责大脑半球前部血液供应的调节与分配。当某条脑血管出现病变或闭塞时，大脑动脉环可通过代偿功能维持大脑的血液供应，减轻脑组织缺血的损伤。在烟雾病中，大脑动脉环的代偿功能尤为重要。

烟雾病主要涉及颈内动脉远端和大脑中动脉、大脑前动脉近端等部位的病变。这些动脉是大脑血液供应的主要通道，一旦发生狭窄或闭塞，将严重影响大脑的血液供应。在烟雾病中，这些动脉的内膜和中膜增厚，导致管腔狭窄甚至闭塞，进而引发一系列临床症状。

烟雾病最显著的特征是在颅底形成异常的血管网，这些血管网由众多细小、脆弱的血管组成，形似烟雾，因此得名“烟雾病”。这些异常的血管网主要是颈内动脉等主干血管发生病变后，大脑为维持正常的血液供应而形成的代偿性改变。这些异常血管网形态各异，可以呈树枝状、蜂窝状、珊瑚状等多种形态，共同特点是细小、脆弱，容易发生破裂出血。

二、分类及病理特点

（一）病因

烟雾病的病因尚不明确。发病有一定的家族聚集性，有家族史的人群发病率更高。发病因素可能与免疫介导和炎症反应、自身抗体、遗传有关。

（二）分类及分型

1. Suzuki 分类标准

Ⅰ期：病变缓慢发展，侧支血管起代偿作用，如代偿不足则引起缺血性发作。

Ⅱ期：侧支吻合系统代偿性扩张，在颅底形成异常血管网。

Ⅲ期：随着病程发展，颈内动脉血流进一步减少，侧支吻合网变得更为明显，开始在脑血管造影中显示出来。

Ⅳ期：侧支之间吻合增多，早期脑内侧支吻合系统作用逐渐减弱。

Ⅴ期和Ⅵ期：通过颈外动脉系统，脑部得到足够的供血，缺血性发作逐渐减少，甚至痊愈。

2. Matsushima 分型标准

Ⅰ型（TIA 型）：TIA 或者 RIND 发作每个月 ≤ 2 次，无神经功能障碍，头颅 CT 无阳性发现。

Ⅱ型（频繁 TIA 型）：TIA 或者 RIND 发作每个月＞2 次，无神经功能障碍，头颅 CT 无阳性发现。

Ⅲ型（TIA- 脑梗死型）：脑缺血发作频繁，有神经功能障碍，头颅 CT 可见低密度梗死灶。

Ⅳ型（脑梗死 -TIA 型）：脑梗死起病，以后有 TIA 或 RIND 发作，偶尔可再次出现脑梗死。

Ⅴ型（脑梗死型）：脑梗死起病，可反复发生脑梗死，但无 TIA 或 RIND 发作。

Ⅵ型（出血型或其他）：侧支烟雾血管破裂出血或者微小动脉瘤破裂出血，并且无法归纳在上述各类中。

三、临床表现与诊断方法

（一）临床表现

（1）脑缺血：短暂性脑缺血发作（TIA），常与过度紧张、哭泣、剧烈运动及过度通气有关。由于缺血发作短暂，患者就诊时或入院时症状已消失。

（2）可逆性缺血性神经功能缺失（RIND）：临床表现与 TIA 相似，但 RIND 的症状持续时间较长，一般超过 24h，可达数天。

（3）脑梗死：主要表现为偏瘫、肢体麻木无力、口角歪斜，严重者会出现意识障碍，甚至脑死亡。

（4）脑出血：半数以上患者初发为蛛网膜下腔出血，少数伴脑实质出血。突发头痛、意识障碍、偏瘫、失语等，部分患者可能还会发生反复出血。

（5）癫痫：一部分患者以癫痫发作起病，出现部分性发作或全身大发作症状。

（6）不随意运动：一般出现在单侧肢体，表现为舞蹈样动作。面部不随意运动在烟雾病患者中较为少见，睡眠时不随意动作消失。

（7）头痛：部分患者伴有头痛，头痛的原因可能与颅内供血减少有关。

（8）智力下降：烟雾病患者由于脑缺血而存在不同程度的智力下降。脑缺血程度越严重，对智力的影响越大。

（二）辅助检查

（1）头颅 CT：Matsushima 分型Ⅰ型和Ⅱ型患者的 CT 可以是正常的。Ⅲ型和Ⅳ型患者可见单一或多发梗死灶。增强 CT 显示颈内动脉远端、大脑前动脉和大脑中动脉近端缺失。病变后期影响到 Willis 环，并且在颅底出现烟雾状血管。

（2）头颅 MRI 和磁共振血管成像（MRA）：常作为首选的检查，可显示基底节多发、点状的流空现象以及颅内动脉远端、大脑前动脉、大脑中动脉近端的正常流空现象消失。MRA 可显示 Willis 环的信号强度改变，以及烟雾状血管的点状信号改变。

（3）脑电图：过度换气期间，出现高电压慢波，在换气结束 20 ～ 60s 可再次出现高电压慢波，这种情况为“重建现象”，见于 75% 儿童患者，是烟雾病的特征性变化。

（4）脑血流和脑代谢评价：对指导诊断、选择最佳治疗方案及观察疗效具有非常重要的意义。

（5）数字减影血管造影（DSA）：是诊断烟雾病的“金标准”。典型的表现为双侧颈内动脉床突上段狭窄或闭塞；基底部位出现纤细的异常血管网，呈烟雾状；广泛的血管吻合，约 25% 的患者椎－基底动脉系统亦存在狭窄或闭塞。DSA 还可用于评价烟雾病的进展变化，用于血管重建的术后评价。

四、治疗

1. 药物治疗

主要是对症处理。有缺血症状的患者可考虑使用阿司匹林、噻氯匹定等药物；癫痫患者可使用抗癫痫药。目前尚无有效的药物能够降低烟雾病患者的出血发生率。

2. 外科治疗

目前绝大多数的烟雾病采用外科治疗。因烟雾病有进展性，故诊断明确后应立即手术。手术方法包括三类。

（1）直接血管重建手术：颞浅动脉－大脑中动脉分支吻合术，最常用；枕动脉－大脑中动脉分支吻合术，在颞浅动脉细小时采用；枕动脉－大脑后动脉吻合术。

（2）间接血管重建手术：包括脑－硬脑膜－动脉血管融合术（EDAS）；脑－肌肉血管融合术（EMS）；脑－肌肉－动脉血管融合术（EMAS）等。

（3）组合手术：颞浅动脉－大脑中动脉分支吻合术＋脑－硬脑膜－肌肉血管融合术（STA-MCA+EDMS）。

五、围手术期护理

（一）术前护理

1. 术前护理评估

（1）评估患者意识状态、言语沟通情况。

（2）了解患者起病情况，如入院时症状已消失，需询问首次发病的年龄、发病的方式（缺血性或出血性）、发作的次数、严重程度、神经功能障碍表现、诱发因素和发生时间等。

（3）评估疼痛的部位、性质和程度。

（4）评估生命体征，特别是血压控制情况、波动范围、用药史。

（5）了解烟雾病伴随疾病，如动脉瘤。

2. 术前护理措施

（1）观察患者生命体征变化，定时测量血压，观察瞳孔及意识状态。

（2）观察患者症状变化，如头痛、意识障碍、肢体乏力、失语、癫痫等症状。

（3）发生过脑出血的患者，应卧床休息，抬高床头 15° ～ 30°，翻身等操作时动作宜缓慢，保护头部，以免加重脑出血。

（4）偏瘫患者注意安全，预防跌倒，预防下肢深静脉血栓形成。

（5）患者保持情绪稳定，避免各类不良刺激，避免血压波动。

（6）避免患儿哭闹引起过度换气而诱发短暂性脑缺血发作（TIA）。

3. 术前健康指导

（1）术前告知患者手术方式、体位、预计进入手术室时间、返回监护室的注意事项等，避免不必要的紧张情绪加重病情，提高手术配合度。

（2）告知多数伴头痛的烟雾病患者在术后头痛即自行消失，增强患者手术信心。

（二）术后护理

1. 术后护理评估

（1）评估患者生命体征、瞳孔、意识状态，尤其注意血压变化。

（2）评估伤口渗出情况，引流管是否通畅及引流液的颜色、性质和量。

（3）评估患者症状改善程度。

（4）评估患者生活自理能力、跌倒风险、压力性损伤风险。

2. 术后护理措施

（1）抬高床头 15° ～ 30°，头部偏向健侧以减少患侧伤口压迫。

（2）避免使用弹力帽按压伤口，戴眼镜的患者去除患侧眼镜腿，以免妨碍血管重建，阻断血流。

（3）观察患者生命体征、瞳孔、意识状态，尤其注意监测血压。观察言语反应、肢体运动反应。

（4）保持环境安静，减少刺激，避免患儿哭闹。

（5）搬动患者时，应使头颈成一条直线。避免头颈部扭转或过度振动。

（6）每日实施人文关怀，评估患者需求并解决，讲解术后康复要点，增强患者的信心，使患者积极乐观面对术后生活。

3. 术后并发症的预防和护理

（1）脑梗死：TIA 的同一症状反复发作，且持续时间长、不可恢复者，应考虑脑梗死。应严密观察病情变化，护理操作时动作应轻柔，避免反复刺激。

（2）伤口感染：监测体温，注意保持环境整洁，严格无菌操作，做好高热相应护理。

（3）过度灌注综合征：可表现为同侧额颞和眶周的波动性头痛或弥漫性头痛、高血压、颅内高压、脑水肿及癫痫等。密切观察病情变化及神经功能障碍表现。准确记录液体出入量，合理安排补液量及输液速度，匀速输液。遵医嘱控制血压在 60 ～ 80/120 ～ 140mmHg，维持 CVP 在 8 ～ 12mmH_2O。

（4）继发性脑出血：若患者出现渐进性意识障碍、肢体活动障碍、瞳孔不等大、血压进行性升高或者伤口引流量持续增多、颜色变红，应及时通知医生，行头部 CT。避免颅内压增高因素，保持大便通畅，预防呕吐。

4. 术后健康指导

（1）保护头部，防止外伤，避免引入的颅内血管受到外伤后供血通路阻断，造成严重后果。

（2）术后 1 ～ 3 个月避免剧烈运动，睡眠时尽量保持健侧卧位。

（3）忌暴饮暴食，饮食宜清淡、富有营养。

（4）保持大便通畅。

（5）术后 3 个月或 6 个月复查 DSA 或 CTA、MRA。

（6）分期手术患者有下列情况的应先手术：反复 TIA、优势半球，脑血流动力学研究显示脑血流量和灌注储备量严重减少。一般在首次间接血管重建手术 6 个月后，神经系统症状和体征稳定后，行另一侧手术。

（闵琦晖　黄叶玲　骆丽）

第四节　高血压脑出血的护理

一、基础知识

高血压脑出血（hypertensive intracerebral hemorrhage，HICH）是一种由脑血管破裂引起脑实质内出血的自发性脑血管病，具有高血压特性。高血压脑出血是一种高发病率、高致残率和高致死率的脑血管病，起病急骤、病情凶险、死亡率高，是常见的危害人类健康的严重疾病，也是急性脑血管病中最严重的一种。

解剖结构概述如下。

脑部供血系统：主要由两侧的颈内动脉和椎 – 基底动脉组成。颈内动脉负责供应大脑半球前 3/5 的血液，包括大脑前动脉、大脑中动脉等分支。椎 – 基底动脉则主要供应大脑后 2/5 的血液，包括大脑后动脉、小脑上动脉等分支。这些血管共同构成了一个复杂的网络，为大脑的各个区域提供必要的血液和氧气。

出血易发区域：高血压脑出血通常发生在脑部的一些特定区域，其中最常见的是基底节区。基底节区包括豆状核、尾状核和丘脑等结构，它们位于大脑半球的内侧，紧邻大脑中动脉和大脑前动脉的分支。由于这些区域的血管较为细小且密集，加之高血压状态下血管壁的脆性增加，因此容易发生破裂出血。此外，脑桥、小脑等部位也是高血压脑出血的常见发生区域。

二、病因

HICH 主要发生在脑内动脉发出的穿通支分布区域，这些动脉穿通支分出时通常与载体血管成 90°，特别容易受到高血压的影响。当患者情绪激动、过度脑力或体力活动以及其他因素引起血压剧烈升高时，脑血管易破裂出血。

三、临床表现与诊断方法

（一）临床表现

HICH 常发生于用力或情绪激烈时，如情绪激动、过度兴奋、屏气用力排便或精神紧张、气候变化时，出血前常无预感，突然发生，起病急骤，往往在数分钟到数小时内发展至高峰。

1. 典型表现

HICH 的典型表现是与受累脑区相对应的局灶性神经功能障碍急性发作。

2. 神经系统症状和体征

通常在几分钟或几小时内逐渐加重。如果出血达到很严重的程度，可出现头痛、呕吐和意识障碍。15%左右的患者会并发癫痫发作，尤其是出血比较表浅而非深部时。如果有脑室内出血，患者可能会主诉颈部僵硬并在体格检查时发现有脑膜刺激征。

HICH 患者不同出血部位的症状及体征如下。

（1）壳核、基底节区。①凝视病灶：头和眼转向出血病灶侧。②三偏征：偏瘫、偏身感觉障碍、偏盲。③失语。

（2）脑桥：①双侧肢体瘫痪；②双侧瞳孔针尖样改变；③一侧后枕部剧烈头痛伴频繁呕吐。

（3）小脑：①发音含糊；②眼球震颤；③病侧肢体共济失调。

（4）脑叶皮质下出血：无特异性临床表现。

（5）脑中央区：偏瘫、偏身感觉障碍，特别是两点分辨觉丧失。

（6）枕顶叶：同向偏盲。

（7）额叶：强握反射、吸吮反射、排尿困难、淡漠、反应迟钝。

(二)辅助检查

(1)CT：为首选检查方法，具有便捷、敏感、经济、高效的优点，是急性脑出血影像学诊断中最重要、最基础的检查手段。CT能确定出血的位置和出血量大小，以及脑内容物是否移位(脑疝)。除非患者有严重贫血，超急性期脑出血表现为高密度影，严重贫血者可能出现等密度影。

(2)MRI：诊断急性HICH有高达100%的敏感性和准确性，但检查费用较高、耗时较长，且对患者的状态和耐受性有更高要求，不推荐作为首选检查方法。

(3)CTA：是重要的补充检查，不仅有助于明确患者HICH的诊断及颅内血管情况而且有助于预测血肿扩大风险，为制订下一步治疗方案提供及时有力的证据。

(4)其他：磁共振血管成像(MRA)和DSA在HICH的鉴别诊断中有重要价值。

四、治疗

1. 一般治疗

包括血压管理、颅内压管理、控制癫痫及止血等。

(1)保持安静，减少不必要的搬动，保持呼吸道通畅。

(2)将收缩压控制在140mmHg的安全范围。治疗脑水肿，降低颅内压。

(3)对所有HICH患者都应进行颅内压(ICP)的评估和判断，及时对颅内高压进行处理，防止发生严重的颅内高压甚至脑疝。

(4)甘露醇和高渗盐水等药物可减轻脑水肿，降低ICP，减少脑疝发生风险。可根据具体情况选择药物的种类、治疗剂量及给药次数。

对于血肿累及皮质区的HICH患者，可以预防性使用抗癫痫药。

2. 手术治疗

去骨瓣开颅血肿清除术、立体定向血肿抽吸术、小骨窗开颅血肿清除术、血肿钻孔引流术以及神经内镜下血肿清除术等。

五、围手术期护理

(一)术前护理

1. 术前护理评估

(1)了解患者高血压病史、血压控制情况以及起病情况。

(2)评估患者意识状态、肢体功能及言语功能。

(3)评估患者生命体征，尤其是血压；观察瞳孔大小及瞳孔对光反射。

(4)对已行气管插管和机械通气的患者，评估患者呼吸形态、咳嗽反射等，评估患者是否存在呼吸机抵抗等。

（5）吞咽困难较常发生，应评估患者是否存在吞咽障碍。

（6）评估患者是否发生癫痫以及癫痫发生的诱因、持续时间、部位等。

（7）评估镇静患者的镇静深度。

（8）评估患者的生活自理能力、跌倒风险、压力性损伤风险、非计划性拔管风险等。

2. 术前护理措施

（1）将床头抬高30°，绝对卧床休息，减少不必要的搬动。

（2）密切观察生命体征、意识状态、瞳孔、肌力变化，警惕生命体征紊乱、颈项强直、呼吸骤停等脑疝表现，做好急救准备。

（3）保持呼吸道通畅。

（4）控制血压，保持收缩压＜140mmHg，降低颅内压，保证脑灌注压。

（5）避免引起出血加重的因素，如血压急剧波动、疼痛、抽搐、情绪激动等。必要时，遵医嘱予以轻度镇静。

（6）保持颈静脉通畅：保持头部正中位，避免过度扭转患者头部，避免使用气管导管固定器和捆绑固定胶带。

（7）预防误吸，暂时禁食禁饮（即完全无经口摄入），直到评估了吞咽功能。

（8）防止跌倒、坠床。

（9）进行术前准备。

3. 术前健康指导

（1）告知患者及家属手术方式、体位、预计进入手术室时间、返回监护室的注意事项等，缓解患者紧张、焦虑的情绪。

（2）安全宣教，避免跌倒、坠床以及误吸等可能影响患者预后的不安全事件发生。

（3）介绍治疗成功案例，增强患者信心。

（二）术后护理

1. 术后护理评估

（1）评估患者意识状态、肢体功能及言语功能。

（2）评估患者生命体征、血压是否维持在适宜范围。观察瞳孔大小及瞳孔对光反射。

（3）评估患者咳嗽反射、呼吸形态以及血氧饱和度等，避免因缺氧导致肺性脑损伤。

（4）评估患者吞咽功能。对因吞咽困难留置鼻胃管患者，评估胃潴留及胃肠蠕动情况。

（5）评估患者是否发生癫痫以及癫痫发生的诱因、持续时间、部位等。

（6）评估镇静患者的镇静深度。

（7）评估伤口渗出情况，评估引流管是否通畅以及引流液的颜色、性质、量。

（8）评估患者症状改善情况。

（9）评估患者生活自理能力、跌倒风险、压力性损伤风险、非计划性拔管风险等。

2. 术后护理措施

（1）病情观察：观察并记录GCS评分、瞳孔、生命体征、疼痛、肢体功能及言语功能。

（2）体位护理：抬高床头30°～45°，如需移动患者，注意避免骨窗处受压。肢体摆放于功能位，保证体位舒适。

（3）控制血压：控制血压在140/90mmHg以内，有糖尿病和慢性肾脏疾病者血压控制在130/80mmHg以内。血压波动幅度不宜过大，避免因平均动脉压过低以及脑灌注压低而影响脑组织灌注，导致脑缺血缺氧。在降压治疗期间，应严密观察血压的变化，避免血压波动，每隔5～15min进行一次血压监测。

（4）导管护理：保证负压引流管、Ommaya引流管及其他引流管通畅，注意引流速度，观察并记录引流液的颜色、性质、量，避免引流过快、过多。Ommaya引流高度可高于侧脑室平面10～15cm或遵医嘱。

（5）液体出入量管理：准确记录出入量，遵医嘱监测电解质，避免水、电解质紊乱。

（6）饮食护理：摄入高蛋白、高热量、高纤维素食物。如患者吞咽障碍，经鼻胃管/鼻空肠管进食，做好管道护理，避免误吸、非计划性拔管的发生。

（7）皮肤护理：避免发生压力性损伤。

3. 术后并发症的预防和护理

（1）下肢深静脉血栓形成：根据患者下肢深静脉血栓形成的风险评估，合理采取预防措施。对于高危患者，遵医嘱使用联合治疗方案（加压和抗凝药）。使用渐变弹力袜可有效预防患者术后下肢深静脉血栓形成，若无特殊禁忌证，有下肢深静脉血栓形成风险的患者均应使用，鼓励行动不便的患者进行早期运动及肢体功能锻炼。

（2）肺部感染：指导患者有效咳嗽方法，鼓励患者咳嗽、咳痰，清除呼吸道分泌物。鼓励患者进行深慢呼吸，协助翻身、叩背，必要时进行胸部物理治疗。进行肺部听诊，根据呼吸音及患者血氧饱和度情况，必要时予以吸痰。鼻饲前确定胃管在胃内，必要时监测胃残余量，如有胃潴留应暂缓进食，避免误吸。

4. 术后健康指导

（1）疾病指导：遵医嘱按时服用降压药，控制血压在140/90mmHg以内。口服抗凝药预防血栓的患者，脑出血和复发的风险较高。年龄越大、出血量越大、术前GCS评分越低，疾病预后越差。

（2）康复指导：早期进行康复训练对患者回归社会有很大帮助。指导患者及家属进行主动运动及被动运动。建议遵从康复师指导，家庭成员给予支持，进行针对性康复训练。

（3）饮食指导：摄入低盐、低脂、高蛋白、高热量、高纤维素的食物。服用排钾利尿剂降压者，适量补充含钾食物。对于经鼻胃管进食患者，告知患者及家属鼻饲液制作、保存和喂养的注意事项。在康复师评估吞咽功能的基础上，适时拔出胃管，逐渐恢复经口进食。

（4）安全指导：患者因肢体功能障碍、服用降压药、直立性低血压、虚弱等情况，易发生跌倒、坠床，指导患者及家属预防跌倒、坠床的措施。如患者行去骨瓣减压术，可通过戴帽子等保护骨窗。患者因吞咽障碍、排泄障碍等，使用鼻胃管、导尿管甚至气切套管时，可采用图文和（或）视频宣教资料，告知患者及家属管道使用注意事项，避免误吸、意外拔管等不安全事件发生。

（5）随访：遵医嘱定期随诊。行去骨瓣减压术患者，如无禁忌证，3～6个月后可行颅骨修补术。

六、知识拓展

高血压用药原则如下。

（1）长期服药是根本：高血压是一类常见的慢性病，目前尚无根治方法。为了稳定血压，高血压患者需要长期接受药物治疗。一般急性期高血压患者入院治疗，主要服用短效降压药；而当患者病情稳定出院后，居家时主要服用长效降压药。科学服用降压药，坚持长期用药，才能够确保患者维持理想的血压水平。

（2）循序渐进固疗效：在高血压患者降压治疗期间，通常采取循序渐进的方式逐渐增加药物剂量，直至患者病情稳定，达到预期的降压效果。

（3）剂量合理才安全：高血压患者服用降压药时，服用剂量必须遵医嘱，避免私自改变剂量。

（4）个体化治疗需谨记：不同高血压患者的治疗方案往往存在一定程度的差异性。患者在服用降压药时，切忌受主观错误认识的影响，而出现用药依从性问题。

（5）联合用药收效好：大量研究表明，高血压患者在常规服用单一药物的基础上联合其他种类降压药进行治疗，往往能够取得相比服用单一药物更加理想的治疗效果。

（6）找准用药时间点：高血压患者在合适的用药时间内服药，往往能够取得良好的疗效。根据血压值在不同时间的波动情况，可将高血压分为三类，第一类是常规高血压人群，这类患者的血压波动特征是从早到晚，机体血压均处于较高水平，建议这类患者在血压出现高峰前的 1 ～ 2h 内用药；第二类患者血压随时间的波形变化特征是早高晚低，为“勺形高血压”，建议这类患者早晨醒来后即服用降压药；第三类高血压人群白天血压值低，晚间血压值高，为“反勺形高血压”，建议这类患者服用降压药的时间可定为下午 2 ～ 4 时，或睡前用药，能够更好地控制血压。

（7）其他细节需牢记：高血压患者需要长期规范用药，只有这样，才能更好地稳定血压值，避免各类并发症的发生。在规范用药的同时，需提高患者对疾病和用药知识的了解程度。患者需认识到在服药期间应该戒酒，禁止食用高脂食物，并注意禁食一些有风险的水果。除此之外，用药后还需要注意休息，避免用药后短期内剧烈运动。高血压患者增强用药安全意识，规范用药，才能保障获得良好的疗效。

（史鹏举　黄叶玲　骆丽）

第五节　自发性蛛网膜下腔出血的护理

一、基础知识

颅内血管破裂后，血液流入蛛网膜下腔称为蛛网膜下腔出血（subarachnoid hemorrhage，SAH），临床上将 SAH 分为外伤性与非外伤性两大类。非外伤性 SAH 又称自发性 SAH，是一种常见且致死率极高的疾病，病因主要是颅内动脉瘤，是严重损伤中枢神经系统并对全身多个器官产生病理影响的急性脑血管病。

解剖结构概述如下。

蛛网膜下腔是位于蛛网膜与软脑膜之间的潜在腔隙，其中充满了脑脊液。蛛网膜下腔是一个连续的腔隙。蛛网膜下腔在颅内形成多个小的腔隙，这些腔隙被称为蛛网膜下池。

蛛网膜下腔中分布着大量的血管和神经纤维。这些血管主要负责供应大脑和脊髓的血液，而神经纤维则负责传递大脑和脊髓之间的信息。当蛛网膜下腔出血时，这些血管和神经可能会受到压迫或损伤，导致相应的临床症状。

二、分类及病理特点

1. 病因

（1）颅内动脉瘤：最常见，占 50%～ 85%。

（2）脑动静脉畸形：青少年多见，约占 2%。

（3）高血压脑出血。

（4）动脉夹层。

（5）外伤。

（6）脑肿瘤、感染性动脉瘤。

（7）其他诱发因素，如吸烟、酗酒等。

2. 分类及分型

临床上通常采用 Hunt-Hess 分级法对动脉瘤性蛛网膜下腔出血患者的严重程度进行分级，分级越高，病情越严重，并且与预后相关。

Ⅰ级：无症状或有轻度头痛、颈项强直。

Ⅱ级：中度至重度头痛，颈硬，脑神经麻痹。

Ⅲ级：轻度局灶性神经障碍，嗜睡或意识错乱。

Ⅳ级：昏迷，中度至重度偏瘫，去大脑强直早期。

Ⅴ级：深昏迷，去大脑强直，濒死。

三、临床表现与诊断方法

1. 临床表现

动脉瘤性蛛网膜下腔出血患者在动脉瘤破裂之前的 2 ～ 8 周出现相对较轻的头痛、恶心、呕吐等“先兆性出血”或“警示性渗血”症状，需警惕。突发剧烈头痛是 SAH 最常见的症状，常被患者描述为此生最剧烈的头痛，呈霹雳样，可伴有恶心、呕吐、颈项强直、畏光、短暂性的意识丧失或局灶性的神经功能障碍。

2. 辅助检查

（1）CT 平扫：是目前诊断 SAH 的首选检查，可以明确 SAH 是否存在及程度。

（2）脑脊液检查：也是诊断 SAH 的常用方法，特别是 CT 检查阴性者。

（3）DSA：是本病的标准诊断方法。目前主张 DSA 宜早进行，即出血 3d 内只要病情稳定，即应行 DSA，以尽早进行病因治疗。

（4）经颅多普勒超声检查（TCD）：可动态检测颅内主要动脉流速，对临床 SAH 后血管痉挛有诊断价值。

四、治疗

病因治疗是 SAH 的根本治疗方法。原则是防止继续出血，防治血管痉挛及脑积水等并发症，防止复发，降低病死率和致残率。

1. 一般治疗

保持生命体征稳定，维持正常的血容量。控制颅内压，纠正水、电解质紊乱，预防癫痫、脑积水、发热、贫血等并有效控制血糖。强调绝对卧床休息 4 ～ 6 周，避免一切升高颅内压和血压的因素。

2. 手术治疗或介入治疗

（1）动脉瘤性蛛网膜下腔出血：可依据患者一般情况和动脉瘤特点采取血管内治疗或开颅手术治疗。

（2）脑动静脉畸形：手术切除为最彻底的方法，不仅可预防再出血，防止畸形血管盗血，改善脑血供，还能有效控制癫痫发作。对某些较大的脑动静脉畸形常采取血管内治疗＋手术切除的联合治疗方式，可明显提高脑动静脉畸形的治愈率，降低致残率和病死率。

五、围手术期护理

（一）术前护理

1. 术前护理评估

（1）评估患者生命体征、意识状态，特别是血压的控制情况。保持收缩压＜160mmHg和平均动脉压＞90mmHg。

（2）评估患者有无导致再出血的相关因素。动脉瘤性蛛网膜下腔出血有再出血征兆，如患者症状好转后出现进行性加重、偏瘫、持续性高热等，一般出血后的24～48h为再出血高峰期。

（3）评估患者有无脑血管痉挛（cerebral vascular spasm，CVS）的临床表现，如偏瘫、感觉障碍等。评估患者有无头痛、呕吐、癫痫等症状。

（4）评估患者疼痛的部位、性质、程度、持续时间和有无伴随症状。

（5）评估患者有无低钠血症、发热、迟发性缺血性障碍。

（6）评估患者心理状态、家庭及社会支持情况、目前身体状况。了解患者及家属对疾病的认知和接受程度等。

2. 术前护理措施

（1）卧床休息，保证病房安静，提供安全、舒适的环境。

（2）避免再次出血的诱因，如情绪波动、用力排便、剧烈咳嗽、血压过高等。

（3）密切观察患者的生命体征，如再次出现剧烈头痛、恶心、呕吐、意识障碍加重，及时通知医生进行处理。

（4）遵医嘱使用镇痛药，观察用药效果和副作用。

3. 术前健康指导

（1）饮食：给予高蛋白、高热量、易消化的低渣饮食。忌辛辣、刺激性食物。

（2）患者遵医嘱服用降压药，控制血压。

（3）患者保持情绪稳定，调整好心态并保持大小便通畅。

（4）术前告知患者手术相关事宜、返回监护室注意事项，避免不必要的紧张。

（5）DSA 检查阴性者，须在 2 周后复查造影。

（二）术后护理

1. 术后护理评估

评估患者有无导致颅内压增高的因素，如出血、癫痫、呼吸道梗阻等。

评估患者有无脑梗死、脑水肿的征象。

评估患者有无下肢深静脉血栓形成。

评估患者生活自理能力、跌倒风险、压力性损伤风险、疼痛评分。

2. 术后护理措施

体位：安静卧床，减少外界对患者的刺激，开颅手术的患者需要抬高床头 30°。

病情观察：对于突发意识状态改变的患者，需考虑再出血、癫痫、脑积水、脑缺血或 CVS 的可能。对于介入治疗后的患者，24h 内严密监测其生命体征、瞳孔、GCS 评分、足背动脉搏动和肢体温度等。

控制血压：血压升高可使动脉瘤再次破裂出血，血压过低可诱发脑缺血，因此应将血压控制在适当范围内。根据患者的基础血压来修正目标值，维持平均动脉压≤ 130mmHg。若同时使用多种降压药，须严密监测血压水平。

镇痛、镇静管理：对头痛、躁动患者遵医嘱给予镇痛、镇静治疗。

3. 术后并发症的预防和护理

继发性出血：①密切观察患者的生命体征、瞳孔、GCS 评分等的变化，尤其是血压的变化。观察伤口有无渗血、渗液。观察并记录引流液的颜色、性质、量。②避免一切导致出血的诱发因素，如患者高血压未控制、疼痛、躁动等。③保持病房环境安静、昏暗，减少探视，避免患者情绪激动。④对于头痛、躁动、呕吐的患者，根据疼痛评分进行镇痛、镇静、止吐治疗。⑤保持大便通畅，使用缓泻药物，预防便秘。

正常灌注压突破综合征（normal perfusion pressure breakthrough，NPPB）：发生在脑动静脉畸形栓塞术后。需严密监测血压，尤其在术后 72h 控制性低血压（血压值低于患者基础血压值）治疗期间。一旦发生，采取吸氧、降低颅内压、降压等对症措施。

CVS: ① CVS 可导致血流缓慢，加重脑水肿，并可导致原有的神经功能障碍加重或出现新的神经功能障碍。术后需密切观察患者的意识状态、肢体活动以及生命体征的变化，如出现异常，及时通知医生并处理。②保持良好的脑灌注，遵医嘱输血，静脉注射白蛋白、血浆。③及时进行扩血管及营养神经治疗。④必要时进行高压氧治疗。

4. 术后健康指导

（1）禁烟酒，控制血压在正常范围，保持良好的生活习惯，合理膳食。

（2）保持大便通畅，不要用力排便。

（3）患者情绪稳定，保持良好心态，避免重体力劳动和剧烈运动。

（4）对于服用抗凝药的患者，用药期间密切观察有无出血倾向。服用抗癫痫药的患者，定期复查肝功能、血药浓度。

（5）有肢体功能障碍、失语等的患者应坚持进行康复训练，循序渐进，以促进神经功能恢复。

（6）根据不同的疾病告知患者门诊随访时间。

六、知识拓展

抗凝效果的逆转如下。

必须根据患者的综合情况进行个体化抗凝效果的逆转。逆转抗凝效果需平衡血栓栓塞的风险，考虑抗凝治疗的适应证和出血的严重程度、逆转的紧迫性及对完全逆转的需求。

（1）维生素K拮抗剂的逆转：维生素K拮抗剂通过影响维生素K循环使维生素K依赖的凝血因子Ⅱ、凝血因子Ⅶ、凝血因子Ⅸ、凝血因子X及抗凝蛋白C、抗凝蛋白S、抗凝蛋白Z无法羧基化，从而使凝血因子的合成受到抑制。大出血时可使用血浆、维生素K或凝血酶原复合物浓缩制剂替代凝血因子逆转VKAs的抗凝作用。

（2）肝素的逆转：普通肝素本身不能直接灭活凝血因子，通过与抗凝血酶Ⅲ结合改变构象，从而增强抗凝血酶Ⅲ对凝血因子Xa和凝血因子Ⅱa的抑制作用。

（3）戊糖抗凝剂的逆转：磺达肝癸钠是新型凝血因子Xa选择性抑制剂，是目前唯一用于静脉血栓栓塞症治疗和预防的戊糖类抗凝剂。磺达肝癸钠无特效解毒剂，鱼精蛋白不能逆转磺达肝癸钠的抗凝作用。

（4）直接凝血酶抑制剂（DTIs）的逆转：DTIs可直接抑制凝血酶活性而不依赖于辅助因子。按照与凝血酶作用位点的作用方式，DTIs可分为二价抑制剂（水蛭素和比伐卢定）和非二价抑制剂（阿加曲班和达比加群）。除口服的DTIs达比加群外，所有肠外DTIs均无直接逆转剂，考虑其半衰期较短，可通过停药控制出血症状。

（5）直接凝血因子Xa抑制剂的逆转：阿哌沙班、依度沙班和利伐沙班等直接凝血因子Xa抑制剂与间接抑制剂不同，直接抑制凝血因子Xa，不依赖抗凝血酶发挥作用。

总结：抗凝药物的研发虽迅速，但目前仍未找到最理想的抗凝药物。靶向凝血因子Ⅺ和凝血因子Ⅻ的新型抗凝药物正在研发。与目前的抗凝药物相比，这一研发的主要目的是预防血栓并进一步降低出血风险。但当遭遇创伤、血管破裂或需急诊大手术时，出血永远不能避免。

（史鹏举　黄叶玲　骆丽）

第六节　颅内动脉瘤的护理

一、基础知识

颅内动脉瘤是指颅内动脉壁局部异常扩大形成的一种瘤样突出，是造成蛛网膜下腔出血（SAH）的首位病因。颅内动脉瘤的发病率为 0.4%～6%。男女比例为 1 ∶ 1.3。其中 10%～30% 为多发性动脉瘤，女性患多发性动脉瘤的概率为男性的 5 倍。在颅内动脉瘤中，最常见的是囊状动脉瘤，约占 85%。层间动脉瘤又称夹层动脉瘤，近年来随着神经影像学的发展，发病率增多。

解剖结构概述如下。

颅内动脉瘤好发于颅底 Willis 环的大动脉分支或分叉处，且多发生于近侧的大动脉上，少数位于动脉的周围支上。前循环动脉瘤占所有颅内动脉瘤的 87%～97%，而后循环动脉瘤只占 3%～13%。颅内动脉瘤常见的部位是前交通动脉（30%）、后交通动脉（25%）、大脑中动脉（14%）、眼动脉、脉络膜前动脉、大脑前动脉远端。

二、分类及病理特点

（一）病因

1. 囊状动脉瘤的病因

（1）血流动力学因素。①血流量增加：脑动静脉畸形、颈动脉与基底动脉存在交通支等。②血压升高：主动脉狭窄、肾动脉纤维肌肉发育不良、多囊肾。

（2）血管壁结构因素。①先天性因素：家族性因素、遗传性因素。②后天性因素：血管内弹性纤维层变性、炎症、外伤、肿瘤等。③其他：烟雾病、巨细胞动脉炎。

2. 梭形动脉瘤的病因

（1）动脉粥样硬化。

（2）遗传性。

（3）放射性。

（4）感染性。

（5）血管结构性。

（6）其他：主动脉弓狭窄、巨细胞动脉炎。

3. 层间动脉瘤的病因

（1）动脉粥样硬化。

（2）外伤。

（二）分类

按动脉瘤的大小、部位和病理进行分类

1. 根据动脉瘤的大小分类

小型动脉瘤：瘤径＜ 5mm。

中型动脉瘤：瘤径为 5 ～ 10mm。

大型动脉瘤：瘤径为 11 ～ 25mm。

巨型动脉瘤：瘤径 >25mm。

2. 根据动脉瘤的部位分类

（1）颈动脉系统，包括颈内动脉瘤、大脑前动脉瘤、大脑中动脉瘤。

（2）椎 – 基底动脉系统。

3. 根据动脉瘤的病理分类

可分为囊状动脉瘤、梭形动脉瘤和层间动脉瘤。

（三）临床分级

1.Hunt−Hess 分级

根据患者的临床表现，颅内动脉瘤可分为五级，用以评估手术的危险性。

Ⅰ级：无症状，或有轻微头痛及轻度颈项强直。

Ⅱ级：中度至重度头痛，颈项强直，除有脑神经麻痹症状外，无其他神经功能缺失表现。

Ⅲ级：嗜睡，意识模糊，或有轻微的局灶性神经功能缺失。

Ⅳ级：木僵，中度至重度偏侧不全麻痹，可能有早期的去皮质强直及自主神经系统功能障碍。

Ⅴ级：深昏迷，去皮质强直，濒死状态。

2.Fisher CT 分级

Ⅰ级：无蛛网膜下腔出血。

Ⅱ级：广泛蛛网膜下腔出血，无血凝块。

Ⅲ级：蛛网膜下腔有血凝块或垂直层血肿（厚度超过 1mm）。

Ⅳ级：脑内和（或）脑室内血肿。

3. 世界神经外科学会联合会（WFNS）分级

Ⅰ级：GCS 评分为 15 分。无神经功能障碍、偏瘫和（或）失语。

Ⅱ级：GCS 评分为 13 ～ 14 分。无神经功能障碍、偏瘫和（或）失语。

Ⅲ级：GCS 评分为 13 ～ 14 分。有神经功能障碍、偏瘫和（或）失语。

Ⅳ级：GCS 评分为 8 ～ 12 分。有或无神经功能障碍、偏瘫和（或）失语。

Ⅴ级：GCS 评分为 3 ～ 7 分。有或无神经功能障碍、偏瘫和（或）失语。

三、临床表现及诊断方法

1. 临床表现

（1）破裂的动脉瘤者大多缺乏特异性的临床症状，多数是偶然发现的。一旦破裂出血，SAH 是最常见的。部分动脉瘤破裂之前的 2 ～ 8 周，患者可能出现相对较轻的头痛、恶心、呕吐等“先兆性出血”或“警示性渗血”症状，可持续数日。

（2）未破裂动脉瘤者可见相应部位的占位及压迫表现，最常见的是动眼神经麻痹急性发作。大型动脉瘤或部分血栓性动脉瘤可导致头痛、癫痫、短暂性脑缺血发作（TIA）、远端血栓继发脑梗死。

2. 辅助检查

（1）CT 平扫：是目前诊断颅内动脉瘤破裂引起 SAH 的首选方法，其敏感性近 100%。它可以明确有无 SAH 及程度、出血部位、出血量等。

（2）DSA：是诊断颅内动脉瘤的“金标准”。DSA 存在假阴性的可能，如动脉痉挛、动脉瘤过小、周围血管遮挡等。对 SAH 首次造影阴性者，建议 2 周后复查。

（3）CTA：诊断颅内动脉瘤的敏感性和特异性均接近 100%。但 CTA 的敏感性随着动脉瘤的大小而改变，对于小型动脉瘤（瘤径＜ 3mm），CTA 的敏感性有所下降，需要进行 DSA 以进一步明确诊断。对已经破裂的动脉瘤，首选 CTA，根据 CTA 检查结果，可直接进行颅内动脉瘤手术治疗，可不另行 DSA 检查。如果仍没有确诊，最终还需行 3D DSA 检查。

（4）腰椎穿刺：是排除 SAH 的最后手段，但要掌握腰椎穿刺的时机。腰椎穿刺出现假阴性的原因是出血后 6 ～ 12h 脑脊液内的血液尚未在蛛网膜下腔充分流动。

（5）MRI：由于检查耗时、要求患者配合度高等，MRI 目前用于 CT 不能确诊的可疑 SAH 患者。

（6）经颅多普勒超声检查（TCD）：可无创检测颅底大血管的血流速度，用于临床诊断 SAH 后血管痉挛。

（7）磁共振血管成像（MRA）：早期对高危人群筛查颅内动脉瘤时，可选择 MRA，MRA 对颅内动脉瘤的检出率略低于 CTA。

四、治疗

专家共识认为，对于临床分级较低（Hunt-Hess 分级Ⅰ～Ⅲ级或 WFNS 分级Ⅰ～Ⅲ级）者应该早期（≤ 72h）处理动脉瘤；对于高级别（Hunt-Hess 分级Ⅳ～Ⅴ级或 WFNS

分级Ⅳ～Ⅴ级）者，经一般内科治疗后，如果病情好转，符合手术治疗适应证，应尽快进行手术干预，并根据患者动脉瘤部位、形态、年龄、血肿情况、经济条件和术者经验水平选择不同的手术方式。对于某些特殊类型动脉瘤（巨大、严重钙化、假性、血泡样等），在充分做好术前准备后尽快手术。

1. 保守治疗

对于未破裂动脉瘤的患者，治疗的目的不仅在于预防SAH，更重要的是如何保持和延长高质量的生命状态。医生与患者需权衡治疗的利弊，在关注患者的家族史、遗传史、合并症、血压、吸烟等情况的基础上，进行充分的沟通。

2. 破裂动脉瘤的非手术治疗

（1）生命体征和病情评估：需在监护室密切监测患者生命体征、意识状态、瞳孔、GCS评分、电解质以及神经系统体征的变化。维持稳定的呼吸系统、循环系统功能。一方面为后续的手术治疗赢得时间，另一方面有助于及时发现再出血。

（2）一般治疗：绝对卧床2～3周。将床头抬高30°，给予镇痛、镇静、降压、止咳、通便等对症处理。

（3）止血：可以应用抗纤溶止血药物进行短期治疗（＜72h）。

（4）控制血压：可降低再出血率，但过度降压可能增加脑梗死的风险。因此，血压的控制标准需要根据患者的年龄、既往血压状态、心脏病病史等综合考量。

（5）防治症状性脑血管痉挛。

3. 手术治疗

开颅手术包括动脉瘤直接夹闭（切除）术、包裹或加固动脉瘤术、动脉瘤孤立术、近端结扎＋旁路血管重建术、动脉瘤切除并血管重建术等。

4. 血管内介入治疗

根据是否保留载瘤动脉可以分为重建性治疗和非重建性治疗两大类。重建性治疗主要包括单纯弹簧圈栓塞术、球囊辅助栓塞术、支架辅助栓塞术和血流导向装置植入术等。非重建性治疗主要包括动脉载体及载瘤动脉的原位闭塞术。

五、围手术期护理

（一）术前护理

1. 术前护理评估

（1）评估患者相应部位的占位和压迫症状，对症处理。

（2）评估患者有无导致动脉瘤出血的危险因素，如高血压未控制、吸烟、便秘、情绪不稳定等。动脉瘤处理前可将收缩压控制在140～160mmHg。

(3)评估患者有无头痛、呕吐、癫痫发作等症状。

(4)评估患者心理状态、家庭及社会支持情况、目前身体状况。了解患者及家属对疾病的认知和接受程度。

2. 术前护理措施

(1)动脉瘤破裂出血的紧急处理。①基础护理：安静卧床、抬高床头并给予镇静镇痛治疗。留置导尿管、胃管，防治便秘并预防下肢深静脉血栓形成。②病情观察：监测生命体征、意识状态、瞳孔、GCS 评分、电解质以及神经系统体征的变化。③控制血压：可降低再出血率，但可能增加继发性脑缺血的风险，因此需维持平均动脉压。④止血：可使用抗纤溶药物以防止再出血。⑤对症治疗：对颅内压增高者予以降颅内压治疗；需处理血糖＞ 10mmol/L 者；对高热者需予以降温；对已有癫痫的患者给予抗癫痫治疗；预防下肢深静脉血栓形成。

(2)对有相应部位的占位和压迫症状的患者，对症处理。对头痛、呕吐者予以止痛、止吐治疗。

(3)对眼睑下垂的患者保持环境的安全，预防跌倒。

(4)对癫痫的患者遵医嘱给予抗癫痫治疗。

(5)对行支架辅助栓塞术的患者在术前 3d 开始遵医嘱给予抗血小板聚集的药物。

(6)DSA(经股动脉)检查后护理。①体位：穿刺侧下肢制动 6 ～ 12h。勿剧烈活动。②观察要点：监测患者的 GCS 评分、瞳孔、生命体征及肢体活动。密切观察穿刺部位及周围皮肤有无红肿、瘙痒、渗血，每 30min 测足背动脉搏动及足温 1 次，连续测 8 次。如患者主诉头晕、头痛，出现呕吐、失语、短暂的意识障碍、肌力下降、足背动脉搏动减弱或不可触及、温度过低等异常表现，或穿刺局部异常，均应立即通知医生。③饮食：遵医嘱禁食 4h 后予以半流质饮食。

(7)DSA(经桡动脉)检查后护理：监测患者的 GCS 评分、瞳孔、生命体征及肢体活动。穿刺点加压包扎 6 ～ 8h，腕关节制动 6h。观察穿刺侧手掌色泽、指温、毛细血管充盈试验以及有无肿胀、疼痛。指导患者做手指屈伸活动，促进手部静脉回流；测量血压和静脉穿刺等操作应避免在患侧进行；鼓励患者摄入清淡食物并多饮水，加速造影剂的排出。

3. 术前健康指导

(1)给予清淡、低盐、低脂、富含纤维素的食物。忌辛辣、刺激性食物。

(2)保持情绪稳定，避免血压波动，调整好心态并保持大小便通畅。

(3)告知患者手术相关事宜、返回监护室注意事项，避免不必要的紧张。

（二）术后护理

1. 术后护理评估

（1）评估患者有无导致颅内压增高的因素，如出血、癫痫、呼吸道梗阻等。

（2）评估患者有无脑梗死、脑水肿的临床征象。

（3）评估患者下肢深静脉血栓形成的风险。

（4）评估患者生活自理能力、跌倒风险、压力性损伤风险、疼痛评分。

2. 术后护理措施

（1）体位：安静卧床，减少外界对患者的刺激，开颅手术的患者需要抬高床头30°。

（2）病情观察：对突发意识状态改变的患者，需考虑有无再出血、癫痫、脑积水、脑缺血或脑血管痉挛的可能。对介入栓塞术后的患者，24h内严密监测生命体征、瞳孔、GCS评分、足背动脉搏动和肢体温度等。

（3）控制血压：血压的管理以维持脑组织灌注、防止脑缺血为目标。因此将血压控制在适当范围内，维持平均动脉压≤130mmHg。若同时使用多种降压药，需严密监测血压，避免低血压造成的脑缺血。

（4）镇痛、镇静管理：对头痛、躁动患者根据疼痛评分给予镇痛、镇静治疗。

（5）伴发癫痫的护理：如癫痫发作，协助患者立即取侧卧位，移除区域内可能导致患者受伤的物品并拉起床栏。保持呼吸道通畅、吸氧并及时吸出分泌物。开放静脉通路并根据医嘱使用抗癫痫药，观察疗效。记录癫痫发作的时间、性质、持续时间等。

（6）用药护理：为防止血管痉挛，患者术后使用钙通道阻滞剂尼莫地平。静脉注射尼莫地平需注意：①尼莫地平中含有23.7%的酒精，使用前需询问患者有无酒精过敏史。②监测患者的血压，当收缩压<100mmHg时慎用。③注射时需用静脉推注泵，并严格控制推注速度。使用三通，并与其他补液联合输注，以减轻药物对血管的刺激作用。④输注的过程中注意观察和倾听患者主诉，如发现患者面部潮红、发热、头痛、头晕、血压过低等不适，应通知医生，调慢滴速，必要时停用。⑤尼莫地平易被聚氯乙烯吸收，故需使用自带的聚乙烯输液管，药物具有轻微光敏性，应避免在太阳光直射下使用。如果在散射性日光或人工光源下使用时间不超过10h，则不必采取特殊的保护措施，否则必须使用避光注射器。

（7）治疗及护理操作分散，避免集中操作导致颅内压增高。

3. 术后并发症的预防和护理

（1）继发性出血：①密切观察患者的生命体征、瞳孔、GCS评分等的变化，尤其是血压的变化。保持伤口敷料清洁、干燥，无渗血、渗液。记录引流液的颜色、性质、量。②血压的监测：使用降压药控制血压。③保持病房环境安静、昏暗，减少探视，避免患者情绪激动。④对于头痛、躁动、有呕吐的患者，根据疼痛评分进行镇痛、镇静、止吐治疗。⑤保持大便通畅，遵医嘱使用缓泻药物，预防便秘。

（2）电解质紊乱：①按医嘱补液，准确记录24h液体出入量。②关注患者血钠、血钾等。防止出现低钠血症，以免加重脑水肿。

（3）脑缺血：①脑缺血的发生与术中血管阻断时间密切相关。术后需密切观察患者有无神经功能缺失的表现，如意识障碍、一侧肢体无力或偏瘫、感觉障碍、失语或偏盲等。②遵医嘱给予吸氧，改善脑缺氧。③维持CVP在5～12cmH_2O。

（4）脑血管痉挛（CVS）：①CVS可导致血流缓慢，加重脑水肿，并可导致原有的神经功能障碍加重或出现新的神经功能障碍。术后需密切观察患者的意识状态、言语功能、肢体活动以及生命体征的变化，如出现异常，及时通知医生处理。②保持良好的脑灌注，根据医嘱输血，静脉注射白蛋白、血浆。

4. 术后健康指导

（1）随访：血管内介入治疗的复发率为20.8%～36%，因此介入栓塞患者需要终身随访，以早期发现动脉瘤复发或新发动脉瘤。推荐在治疗后的6～12个月进行DSA的影像学随访。开颅手术的患者术后3个月门诊随访，如其间发生不适症状，应及时就诊。

（2）饮食：忌暴饮暴食，宜清淡、少盐、低脂饮食。多食水果和蔬菜，保持大便通畅。

（3）戒烟。

（4）药物指导：有癫痫史的患者需服用抗癫痫药。行支架辅助栓塞术的患者需继续服用阿司匹林和氯吡格雷至少3个月，用药期间密切观察有无出血倾向。有高血压的患者坚持服用降压药，并定期监测血压，控制收缩压＜140mmHg。

（5）安全指导：动脉瘤夹闭后的患者勿攀高、游泳、驾驶车辆以及在高压电机旁作业。放置支架的患者不要提重物（5kg以上）。

（6）伤口指导：头部伤口拆线后可用无香料洗发液（如婴儿洗发液）洗头，动作宜轻柔，勿搔抓和摩擦伤口。对于伤口处的结痂，不要剥脱，待其自行脱落。

六、知识拓展

临床常用药物——尼莫地平介绍如下。

尼莫地平是钙通道阻滞剂，采用静脉滴注方式给药，经体液循环迅速透过血－脑屏障，有效缓解平滑肌痉挛状态，与中枢神经特异性受体选择性结合，有效调节钙离子浓度，使脑细胞凋亡速度降低，能帮助脑部组织功能的快速恢复。该药物还能促使红细胞功能的恢复，加快脑组织血液循环，进而起到扩张血管、提高脑血管弹性的作用。此外，尼莫地平的应用安全性较高，不会对外周血管、神经元等脑部组织产生不良影响，保护正常脑组织功能，促进神经网络重构，加快患者神经功能的恢复。尼莫地平还可抑制血小板聚集，有效改善机体缺氧、缺血状态，降低炎症因子水平，减少神经细胞的损伤。

除此之外，尼莫地平还可强效抑制花生四烯酸、血栓烷等，帮助恢复脑部正常的血液供应，避免脑神经元受损，改善患者预后。研究显示，尼莫地平使用的安全性较高，在改善脑神经功能的同时，可减少 aSAH 患者术后并发症的发生。大量临床实践统计显示，血压骤降、肝炎、皮肤刺痛、血小板减少、胃肠道出血等是 aSAH 患者介入术后使用尼莫地平的不良反应，因此使用药物时需做好患者的监测。为进一步提高尼莫地平用药安全性，在临床治疗过程中需注意：颅内压增高、脑水肿者慎用；伴有肝功能损伤者慎用；用药期间，停止服用降压药，严格控制药物用量，维持机体血压水平的稳定；用药期间密切监测患者的胃肠道功能，发现腹胀、肠鸣音减弱等表现，及时停药处理。此外，尼莫地平不能与其他钙通道阻滞剂联合使用。需要结合临床症状，参照药品说明书使用。

（史鹏举　黄叶玲　骆丽）

第七节　脑动静脉畸形的护理

一、基础知识

脑动静脉畸形（brain arteriovenous malformation，bAVM）是一种发生于胚胎期的先天性疾病，年发生率为（1.12 ～ 1.42）/10 万，是常见的脑血管畸形，可发生于脑的任何部位，90%以上发生于幕上，10%以下发生于幕下。bAVM 由供血动脉、畸形血管巢及引流静脉三部分组成。主要病理特征是病变部位动脉与静脉之间直接相通，没有正常的毛细血管床，从而产生一系列血流动力学上的改变，表现为出血、盗血和脑过度灌注。

解剖结构概述如下。

bAVM 的供血动脉通常来源于脑表面的动脉分支，如大脑中动脉、大脑前动脉或大脑后动脉等。畸形血管巢是由动脉和静脉直接相连形成的异常血管团，缺乏正常的毛细血管床。引流静脉则负责将畸形血管巢内的血液引流至脑静脉系统或硬脑膜静脉窦。

bAVM 的结构特点包括血管壁薄、缺乏弹性、易破裂出血。畸形血管巢内的血流速度快、压力高，导致血管壁承受的压力大，容易发生破裂。此外，bAVM 的血管团往往与周围的脑组织形成紧密的联系，有时难以通过手术完全切除。

二、分类及病理特点

（一）病因

病因尚不明确，长期以来被认为是先天性的。

（二）分类及分型

1. 史玉泉动静脉畸形分级法

根据数字减影血管造影所示，将 AVM 按照大小、部位和深度、供血动脉、引流静脉 4 项因素分为 4 个等级（表 8–1）。

表 8–1　史玉泉动静脉畸形分级法

项目	Ⅰ级	Ⅱ级	Ⅲ级	Ⅳ级
大小	小型，直径＜ 2.5cm	中型，2.5 ～ 5.0cm	大型 5.0 ～ 7.5cm	特大型＞ 7.5cm
部位和深度	表浅、非功能区	表浅、功能区	深部，包括大脑半球内侧面、基底节	涉及大脑深部重要结构，如脑干、间脑等
供血动脉	单根大脑前动脉、大脑中动脉的表浅支	多根大脑前动脉、大脑中动脉的表浅支或其单根深支	大脑后动脉、大脑中动脉和大脑前动脉深支、椎动脉分支	大脑前动脉、大脑中动脉、大脑后动脉都参与供血
引流静脉	单根、表浅、增粗不明显	多根、表浅、有静脉瘤样扩张	深静脉或浅静脉都参与	深静脉增粗、曲张，呈静脉瘤

2.Spetzler–Martin 评分

根据 bAVM 所在区是否为功能区、引流静脉的情况和 bAVM 血管团的直径为主要指标，分为 5 级（表 8–2）。

表 8–2　Spetzler–Martin 评分

级别	血管团直径			部位		引流静脉		总分 / 分
	＜ 3cm	3 ～ 6cm	＞ 6cm	非功能区	功能区	浅表	深部	
Ⅰ级	1			0		0		1
Ⅱ级	1				1	0		2
	1			0			1	2
		2		0		0		2
Ⅲ级	1				1		1	3
		2			1	0		3
		2		0			1	3
Ⅳ级		2			1		1	4
			3		1	0		4
			3	0			1	4
Ⅴ级			3		1		1	5

三、临床表现与诊断方法

1. 临床表现

（1）出血：30%～65%的bAVM首发症状为出血，bAVM越小，越容易出血。一般发生于青年人。发病突然，常在体力活动或情绪激动时发病，出现剧烈头痛、呕吐，可伴有不同程度的意识障碍。出现脑膜刺激症状、颅内高压症状或偏瘫、偏身感觉障碍等神经功能损害表现。

（2）癫痫：约一半的患者有癫痫发作，表现为癫痫大发作或局限性发作。可为首发症状，也可发生于出血或伴有脑积水时。多为脑盗血所致。

（3）头痛：半数以上患者有长期头痛史，发作时类似偏头痛，与脑血管扩张有关，出血时出现剧烈头痛伴呕吐。

（4）进行性神经功能障碍：以运动或感觉障碍为主，常发生于较大的bAVM，为脑出血引起脑缺血所致。最初为短暂性发作，随着发作次数增多，瘫痪程度加重并成为永久性。此外，颅内多次出血也会导致神经功能损害加重。

（5）其他：bAVM的临床表现还包括智力减退、颅内杂音、突眼、精神症状等。

2. 辅助检查

（1）CT平扫：未出血的bAVM呈不规则的低、等或高密度混杂的病灶，呈团块或点片状，边界不清。颅内出血时，CT平扫是首选检查，可以迅速确定出血的部位、范围和出血量。

（2）MRI："流空"血管影组成的团块状或斑块状病灶是bAVM的MRI特征性表现，可清晰地显示与周围脑重要结构的毗邻关系。

（3）DSA：诊断bAVM的"金标准"。可以明确畸形血管巢的位置、大小及供血动脉、引流静脉，动态观察脑血流和侧支循环，获得最详细和最准确的血管构筑和血流动力学信息。对于不明原因的脑出血急性期行DSA检查阴性者，应在2周后复查DSA，排除血肿占位效应引起的假阴性。

（4）CT血管造影（CTA）和磁共振血管造影（MRA）：CTA和MRA均能显示bAVM畸形血管巢、主要供血动脉和引流静脉，具有无创、简便、费用低、并发症少等特点，但可能无法显示较小的畸形血管巢。

四、治疗

bAVM目前的治疗方法有手术切除、血管内介入治疗、立体定向放射治疗或者联合治疗，主要根据病灶的大小、部位、血管构筑等因素来选择治疗方法。

1. 手术切除

手术切除被认为是最合理的治疗方式。优点是全切除率高、疗效明确；缺点是创伤大、康复时间长且有相关神经功能缺损风险。

2. 血管内介入治疗

根据临床情况，可进行完全性栓塞、手术前或 SRS 治疗前栓塞、靶向栓塞、姑息性栓塞。

3. SRS

SRS 具有创伤小、无出血、并发症少、住院治疗时间短等优点，适用于体积＜ $12cm^3$ 或瘤径＜ 3cm 的 bAVM 者或 bAVM 治疗后仍残留者或经手术切除、栓塞治疗后仍复发者。

4. 联合治疗

某些较大的 bAVM 常采用血管内治疗＋手术切除的联合治疗方式。联合治疗方式可明显提高 bAVM 的治愈率，降低致残率和病死率。

五、围手术期护理

（一）术前护理

1. 术前护理评估

（1）出血相关因素评估：评估可导致患者出血的相关因素，如搬动和妊娠等。

（2）症状评估：评估患者头痛、呕吐的程度；癫痫发作症状；局部神经功能障碍的表现。

（3）过敏史评估：评估患者药物过敏史、造影剂过敏史等。

（4）心理评估：评估患者心理状态、家庭及社会支持情况，了解患者及家属对疾病的认知及接受情况。

2. 术前护理措施

（1）体位：急性出血期患者绝对卧床休息，抬高床头 15° ～ 30° 。

（2）病情观察：密切观察患者生命体征、意识状态、瞳孔变化，有无头痛加剧、恶心、呕吐、肢体活动异常等情况，及时发现出血体征，积极配合抢救。

（3）疼痛护理：定期评估患者头痛情况，根据医嘱给予止痛药对症治疗。如疼痛加剧，及时通知医生，准备 CT 检查。

（4）控制血压：是预防和减少出血或再次出血的重要措施。控制标准需根据患者年龄、既往血压状态等综合考量，通常控制在基础血压或患者年龄稍高水平。要保持环境安静，保证睡眠质量，控制情绪，避免情绪激动、便秘、剧烈运动、过度用力等引起血压骤升。

（5）控制癫痫发作：根据医嘱按时、按量给予抗癫痫药，注意观察癫痫发作的先兆症状；癫痫发作时，积极配合医生控制癫痫，给予吸氧治疗。

（6）术前准备。①开颅术前准备：做好配血、禁食禁水、备皮等常规术前准备。②栓塞术前准备：血管内介入治疗前使用钙通道阻滞剂尼莫地平以防止术中血管痉挛，微量泵 24h 持续输注，避光使用；与常规补液共同输注，以减少对血管的刺激；使用时监测血压变化，观察患者有无面色潮红、心悸、头晕、皮疹等不适。

3. 术前健康指导

（1）饮食：以高蛋白、高维生素、低脂肪、清淡饮食为主，多摄入蔬果等纤维素含量丰富的食物，保持大便通畅。

（2）避免剧烈咳嗽与便秘：剧烈咳嗽和便秘会引起胸腹内压骤升，颅内静脉回流受阻，动脉压力增大，动脉壁更易被血流冲破，造成出血。因此在患病期间应避免感冒、咳嗽，避免便秘，必要时可使用缓泻剂。

（3）术前 1 ～ 2 周要戒烟，以减轻对呼吸道的刺激，减少呼吸道分泌物的产生。

（4）讲解手术的目的、方法及注意事项，给予患者心理安慰。

（二）术后护理

1. 术后护理评估

（1）评估导致颅内压增高的相关因素，如脑出血、癫痫、呼吸道梗阻等。

（2）评估患者有无脑梗死、脑血管痉挛的表现。

（3）血管内介入治疗后，评估患者穿刺侧下肢有无动脉血栓、皮下血肿等的表现。

2. 术后护理措施

（1）体位：开颅术后，抬高床头 15° ～ 30°，促进脑部血液回流，减轻脑水肿。栓塞术后，患者取平卧位，穿刺部位加压包扎，穿刺侧下肢制动 6 ～ 12h 或遵医嘱，禁做屈髋、屈膝动作。

（2）病情观察：①观察患者生命体征、意识状态、瞳孔变化，尤其注意血压的变化，以防诱发脑梗死、脑出血等并发症。②观察患者言语功能、肢体运动情况，如有异常，及时通知医生。③血管内介入术后护理：详见第八章第一节的概述。

（3）饮食护理：鼓励患者摄入高蛋白食物，不能进食的患者给予鼻饲饮食，或遵医嘱静脉补充热量。栓塞术后患者多饮水，有利于造影剂的排出。

（4）严格控制血压：将血压控制在低于基础血压 20 ～ 30mmHg，持续 3 ～ 5d，避免一切引起血压升高的因素。出现血压波动时，应积极对症处理。血压骤升时，要观察患者有无颅内压增高症状，警惕脑水肿加重或脑出血的可能。

（5）术后使用抗癫痫药，预防癫痫的发生，有助于改善患者的预后。癫痫发作时，积极采取处理措施，防止误吸、摔伤等意外发生，给予吸氧、镇静治疗，监测电解质水平。

3. 术后并发症的预防和护理

（1）继发性出血：避免颅内压增高的因素，保持大便通畅，预防呕吐。观察生命体征、意识状态、瞳孔、言语及肢体活动变化。观察伤口敷料及引流液的颜色、性质、量。如出现异常，及时通知医生，行 CT 检查，明确是否有颅内出血，做好急诊手术准备。

（2）脑血管痉挛：是术后常见并发症。常为出血后血液刺激脑膜及术中刺激引起，可导致血流缓慢，引起脑水肿、脑梗死的发生，表现为头痛、血压增高等，临床常用尼莫地平进行预防治疗。观察患者生命体征、意识状态、言语功能、肢体活动，如出现嗜睡、烦躁、多语或失语、肢体肌力下降或偏瘫，应及时通知医生，及时给予扩容、缓解血管痉挛的治疗。

（3）正常灌注压突破综合征（NPPB）：是术后最危险的并发症。颅内血管长期处于低灌注状态，畸形血管巢消失后，血流量突然增加，血管无法承受过大压力而破裂出血，表现为颅内压增高症状，如剧烈头痛、恶心、呕吐、意识障碍等。术后密切观察生命体征的变化。当患者出现意识改变或神经功能损伤表现加重时，及时通知医生，保持患者气道通畅，持续低流量吸氧，严格控制血压，准确记录液体出入量，合理安排补液量，匀速输液，维持中心静脉压在 8 ～ $12cmH_2O$。

4. 术后健康指导

（1）饮食：多摄入高蛋白、易消化的食物，以增强组织的修复能力，确保机体营养供给。栓塞术后患者多饮水，有利于造影剂的排出。

（2）鼓励患者早期下床活动，循序渐进，避免劳累；术后 1 ～ 3 个月避免剧烈活动及重体力劳动。

（3）服用抗凝药者，用药期间密切观察有无出血倾向。服用抗癫痫药者，定时复查肝功能及血药浓度。

（4）术后 3 个月、6 个月复查 DSA、CTA、MRA，门诊随访。

（史鹏举 黄叶玲 骆丽）

第八节 海绵状血管瘤的护理

一、基础知识

海绵状血管瘤又称为海绵状血管畸形，是由异常的窦状血管丛簇集而成的，形似海绵。海绵状血管瘤分为散发型和家族型。散发型多表现为单个病例和单个病灶，家族型多表现为多个病例和多个病灶。

解剖结构概述如下。

海绵状血管瘤通常位于中枢神经系统内，尤其是大脑半球、脑干和小脑等部位。海绵状血管瘤也可出现在脊髓和其他非中枢神经系统部位，但较为罕见。在大脑半球，这些血管瘤往往靠近脑表面，但有时也深埋在脑实质内。

海绵状血管瘤主要由众多异常扩张的血管组成。这些血管壁较薄，缺乏正常的血管平滑肌和弹力纤维层。血管间隙内充满血液，形成类似海绵状的结构。血管之间常有紧密的联系，形成复杂的血管网络。血管瘤的边界通常较为清晰，但与周围脑组织无明显的分界。

二、病因

家族型多为遗传因素，与基因变异有关。其他如放疗、病毒感染、外伤、手术等也被认为是海绵状血管瘤发生的因素。

三、临床表现与诊断方法

1. 临床表现

海绵状血管瘤的症状取决于病变大小和位置。

(1)无明显症状：约40%的海绵状血管瘤患者可无症状或有轻微头痛，常因其他原因或于体检时发现。

(2)出血：约26%的患者临床表现为出血。海绵状血管瘤为低压、低血流的血管畸形，出血可不伴有明显症状，进一步出血可伴有头痛、意识障碍、神经功能缺失表现和癫痫等。

(3)癫痫：临床上约30%的患者出现癫痫，为海绵状血管瘤的最常见症状，可表现为各种形式的癫痫，可能由瘤体压迫或病灶出血引起。

(4)局灶性神经功能障碍：脑实质深部及脑实质外包含重要的神经，这些部位的海绵状血管瘤常引起局灶性神经功能障碍，与海绵状血管瘤的出血刺激或机械压迫相关。

2. 辅助检查

(1)MRI：是诊断海绵状血管瘤最主要的影像学手段。增强MRI能够清楚地观察到海绵状血管瘤是否伴有静脉畸形。

(2)CT：能显示病变和位置，但无法鉴别病变类型，因此CT对海绵状血管瘤的诊断价值不如MRI。但CT能较清楚显示钙化部分，在检测瘤壁血栓伴钙化方面优于MRI。

四、治疗

1. 保守治疗

部分海绵状血管瘤患者仅有轻微症状，偶然发现。对于此类患者，需平衡手术风险和疾病本身的风险，权衡利弊。因海绵状血管瘤首次出血危险性不高，故对于年龄偏大或者瘤体位置较深、手术难度较大者，建议保守治疗，定期观察随访。对于伴有癫痫的海绵状血管瘤者，可服用抗癫痫药控制症状。

2. 手术治疗

部分患者因瘤体大、出血量大、反复出血、神经系统症状进行性加重或出现难治性癫痫需手术治疗。手术的目的是切除病灶以预防再出血，控制神经系统症状等。

3. 放疗

放疗目前已经成为治疗海绵状血管瘤的主要治疗手段，安全性好，疗效明确，尤其适用于手术风险高的患者。

五、围手术期护理

（一）术前护理

1. 术前护理评估

（1）了解患者起病情况，如入院时症状已消失，需询问首次发病的年龄、发病的方式（缺血性或出血性）、发作的次数、严重程度、诱发因素和持续时间等。

（2）评估患者意识状态、瞳孔、生命体征、言语沟通、肢体活动等情况。

（3）评估有无再次出血征兆，如剧烈头痛、意识障碍等。

（4）评估神经功能缺失的程度：感觉、运动、呼吸、吞咽等功能。

（5）评估颅内高压的表现及脑疝的可能。

（6）评估患者生活自理能力、营养状况、跌倒风险、压力性损伤风险等情况。

（7）评估患者既往史、用药史及控制情况，尤其是高血压病史。

2. 术前护理措施

（1）患者出血急性期或有海绵状血管畸形出血危险时，应绝对卧床休息，抬高床头、翻身等操作时动作宜慢，保护头部，以免加重脑出血。病室环境保持安静，避免喧闹。

（2）对于有癫痫史的患者，遵医嘱准确给药，观察患者有无癫痫发作。癫痫发作时对症护理。

（3）对于海绵状血管畸形累及后组脑神经的患者，术前进行吞咽功能评估，必要时鼻饲饮食，做好气道护理。

（4）对于躁动患者，给予适当的保护性约束，必要时遵医嘱给予镇静药，观察镇静效果及药物副作用，如循环改变而出现血压下降、心率减慢。

（5）对肢体活动障碍的患者，协助翻身，肢体保持功能位。

（6）保护患者安全，预防跌倒。

（7）患者保持情绪稳定，避免各类不良刺激，避免血压波动。

（8）与患者分享治疗成功的病例，增强患者手术信心。

3. 术前健康指导

（1）告知患者手术方式、体位、预计进入手术室时间、返回监护室的注意事项等，避免因不必要的紧张情绪加重病情。

（2）指导患者进行床上深呼吸、排便等练习。

（3）做好饮食指导，保持大便通畅。

（二）术后护理

1. 术后护理评估

（1）评估患者意识状态、瞳孔、生命体征、言语沟通、肢体活动等情况。

（2）评估患者伤口敷料及各引流管情况。

（3）评估患者神经功能缺失症状改善情况。

（4）评估有无颅内高压、颅内出血的征象及脑疝的可能。

（5）评估患者生活自理能力、营养状况、疼痛、跌倒风险、血栓形成风险、压力性损伤风险。

2. 术后护理措施

（1）抬高床头 15° ～ 30°，头部偏向健侧，减少患侧伤口压迫。

（2）维持血压稳定，血压升高时遵医嘱使用降压药，保持环境安静，患者情绪平稳，减少刺激。

（3）若患者出现吞咽困难等症状，进食时应抬高床头，速度宜慢。观察患者进食情况，必要时遵医嘱留置胃管。

（4）保持呼吸道通畅，必要时予以吸痰或配合医生行气管插管术、气管切开术。

（5）对躁动患者给予适当的保护性约束，做好镇痛镇静治疗的观察和护理。

（6）肢体保持功能位，鼓励患者早期康复锻炼。

（7）长期卧床的患者，可抬高、活动下肢，遵医嘱使用弹力袜，预防下肢深静脉血栓形成。

（8）搬动患者时，应使头颈成一条直线，避免头颈部扭转或过度振动。

3. 术后并发症的预防和护理

（1）脑疝：颅内出血伴血肿或水肿等使颅内压增高，导致脑疝形成，从而危及生命。如患者主诉剧烈的头痛、恶心伴有喷射性呕吐、出现意识障碍或程度加重、瞳孔变化、生命体征表现为“二慢一高”（即呼吸慢而深、脉搏慢而有力、血压升高），应警惕脑疝发生，须立即报告医生，给予对症处理。发生脑疝时，应迅速建立静脉通路，使用脱水剂，若患者出现心跳呼吸骤停，应配合医生做好抢救。

（2）癫痫：观察患者生命体征及肢体情况，倾听患者主诉，及时发现癫痫发作的先兆症状。癫痫发作时患者应由专人护理，保持呼吸道通畅，吸氧，清除口鼻腔分泌物，有活动义齿者取下义齿，遵医嘱用药。发作时不能用暴力约束，以防骨折。及时做好相关记录。

4. 术后健康指导

（1）伤口管理：保护头部，防止外伤，伤口拆线后 2 周内不宜洗头，可用蘸温水的毛巾擦拭。

（2）保持大便通畅：合理膳食，适当运动。勿用力排便，必要时可使用缓泻剂。

（3）用药管理：长期服用特殊药物者，如抗癫痫药、降压药、激素类药物，均应在医生指导下用药，不可自行减药、停药，若出现药物不良反应，须立即就医。

（4）有癫痫史的患者：注意安全，以防意外发生，避免劳累，不单独从事危险活动。若出现肢体麻木、眩晕、心悸等症状，提示可能会发生癫痫，应立即平卧，避免摔伤。

（史鹏举 黄叶玲 骆丽）

第九节 颈动脉海绵窦瘘的护理

一、基础知识

颈动脉海绵窦瘘（carotid-cavernous fistula，CCF）一般指颈内动脉海绵窦段或分支破裂，以致与海绵窦之间形成异常的动静脉交通。

解剖结构概述如下。

海绵窦（cavernous sinus，CS）是一对以蝶鞍为中心的硬脑膜静脉窦。海绵窦内的纤维小梁将腔隙分隔成许多相互交通的小腔，使之状如海绵而得名。每侧海绵窦前方与眶上裂相接，后方邻近颞骨岩部，内侧邻近蝶骨体，外侧靠近颞叶，长约 2cm，内外宽 1cm。两侧海绵窦通过海绵间前、后窦交通，在蝶鞍周围形成了一个完整的环状静脉窦，称为环窦。

颈内动脉通过岩舌韧带进入海绵窦，并在近端硬脑膜环处退出。海绵窦内含有丰富的静脉丛，前方接受眶上裂的静脉回流，向后与岩静脉和基底静脉丛相交通。海绵窦外侧壁与第Ⅲ～Ⅵ对脑神经的走行关系密切，在临床上颇为重要。所有行经海绵窦的脑神经均被认为在硬膜外腔。

二、分类及病理特点

1. 病因

颈动脉海绵窦瘘（CCF）是一种罕见的颈动脉或分支与海绵窦之间形成动静脉交通的临床症候群，可以自发发生或继发于创伤。

外伤性颈动脉海绵窦瘘（traumatic carotid cavernous fistular，TCCF）是一种外伤造成颈动脉海绵窦段主干或分支破裂，与海绵窦之间形成异常的动静脉交通的临床综合征，占 CCF 的绝大多数，头颅直接或间接创伤都可能引发。自发性颈动脉海绵窦瘘又称海绵窦硬脑膜动静脉瘘（duralarteriovenous fistula，DAVF），约占 CCF 的 30%，以老年女性患者常见。

其他病因可能包括动脉瘤、Ehler's-Danlos 综合征、弹力纤维性假黄瘤、成骨不全和纤维肌发育不良等疾病。

2. 分类

临床上使用最多的是根据病因、血流速度和供血血管来源进行分类的 Barrow 分型。其中，A 型最常见，常由外伤引起；B 型、C 型和 D 型均为间接交通引起的低流量病变，多数为自发发生的。Barrow 分型如下。

A 型（直接型）：颈内动脉破口与海绵窦直接交通形成的高流量瘘。

B 型（非直接型）：颈内动脉硬膜支与海绵窦之间形成的硬膜动静脉瘘。

C 型（非直接型）：颈外动脉硬膜支与海绵窦之间形成的硬膜动静脉瘘。

D 型（混合型）：颈内动脉硬膜支、颈外动脉硬膜支与海绵窦之间形成的硬膜动静脉瘘。

三、临床表现与诊断方法

（一）临床表现

CCF 的临床表现受病因、病变大小、海绵窦内的位置、血流速度和引流途径的影响。直接型 CCF 由于眶静脉的动脉化，往往有严重的急性发作表现，常表现为典型的搏动性突眼、眼眶杂音和球结膜水肿三联征；而间接型 CCF 病程发展较慢，呈渐进性。

1. 直接型 CCF

（1）搏动性突眼：患侧眼球向前突出并有与脉搏一致的眼球跳动，手可触摸到眼球的搏动及血液流过时的颤动感。

（2）眼眶杂音：杂音如机器轰鸣声连续不断，夜晚及安静时尤为明显。

（3）球结膜水肿、充血。

（4）眼球运动障碍。

（5）视力障碍：复视、视物模糊，甚至失明。

（6）眼眶／眶后疼痛。

（7）鼻出血：出血量常较大，甚至引起失血性休克。

（8）局部脑神经功能障碍：约 63% 患者存在眼肌麻痹。外展神经受压可导致 Horner 综合征，三叉神经受压可使同侧面部感觉减退。

2. 间接型 CCF

起病时通常无症状或较隐匿，最常见的表现是结膜充血。对于晚期的间接型 CCF，流入海绵窦的动脉流量增加会造成静脉充血，并逆行引流至眼眶静脉。较常见的表现包括结膜静脉动脉化、球结膜水肿、突眼、复视、杂音、眶后疼痛、眼压升高和视力下降。

CCF 也有出现中枢神经症状的可能，约 5% 的 CCF 可能发生自发性蛛网膜下腔出血或颅内血肿。此外，当瘘口流量过大或侧支循环不良时，CCF 瘘口盗血，可引起局部神经功能障碍、癫痫甚至静脉性脑梗死。静脉高压导致全脑灌注不足，颅内高压以及导水管压迫引起脑积水等，可引起定向力下降、双眼视力减退、嗜睡甚至昏迷。

（二）辅助检查

（1）CT、MRI：可发现突眼、海绵窦和眼上静脉扩张、眼外肌增大。MRI 可能显示异常的海绵窦流空现象，这是 CCF 的特异性表现。

（2）DSA：是诊断“金标准”，明确 CCF 的位置、供血动脉、血流速度等，可用于分类 CCF 并帮助制订治疗策略。

（3）CTA 和 MRA：可用于术后随访，如发现阳性变化，再行 DSA 检查。

（4）其他：经颅多普勒超声检查（TCD）可无创、实时地了解血流动力学参数。SPECT 是脑灌注及脑代谢的无创检查方法。

四、治疗

1. 一般治疗

症状轻微、瘘口流量低的直接型 CCF 患者可考虑保守治疗及颈部压迫疗法。眼压增高者可采用乙酰唑胺、静脉用皮质类固醇和外用 β 受体阻滞剂辅助降低眼压。定期监测视力、眼压等。一些硬脑膜型 CCF 患者可采用手法压迫血管治疗。采用颈部压迫疗法时须注意有无脑缺血症状，如无力、麻木、失明等，一旦出现须立即停止。

2. 血管内介入治疗

血管内介入治疗为一线治疗方案。大多数直接型 CCF 首选经动脉栓塞，关闭瘘的同时保留颈内动脉内的血流，可使用可脱性球囊、支架和带支架辅助的弹簧圈栓塞。间接型 CCF 常首选经静脉栓塞治疗，特别是由颈内动脉分支供血的瘘。

3. 手术治疗

包括采用海绵窦内填塞以封闭瘘口、缝合或夹闭瘘口、用筋膜和胶水封闭瘘口、结扎颈内动脉。

4. 放疗

当血管内介入治疗不可行，且手术治疗困难或并发症风险较高时，可考虑放疗。放疗也可作为血管内介入治疗的辅助治疗。

五、围手术期护理

（一）术前护理

1. 术前评估

（1）评估患者外伤史、外伤的治疗情况、对疾病相关知识的了解程度。

（2）严密监测患者生命体征、意识状态、瞳孔变化，防止颅内压及眼压增高导致血管破裂出血。

（3）评估患者球结膜水肿、出血及突眼的程度，局部用药情况。同时评估视力下降的程度，有无复视。

（4）评估患者生活自理能力、跌倒风险。

2. 术前护理措施

（1）眼部护理：室内光线柔和，避免强光刺激。告知患者勿用手揉眼睛，洗脸时避免水进入眼内。用消毒棉签擦拭眼内分泌物，人工泪液润滑眼睛，或遵医嘱使用眼部抗感染药物，预防暴露性角膜病变。

（2）安全管理：如患者有复视、视力减退，应注意安全，做好交接班，防止意外。

3. 术前健康指导

向患者耐心解释血管内介入治疗的目的、注意事项，以消除患者的恐慌和疑虑。

（二）术后护理

1. 术后评估

（1）评估手术情况，以预测术后可能出现的相关并发症，实施针对性防护。

（2）密切观察患者意识状态、瞳孔及生命体征变化，同时注意有无头痛、呕吐、偏瘫、失语、癫痫发作等神经系统症状，警惕脑缺血的发生。

（3）评估眼压相关症状，如球结膜水肿、突眼等症状是否改善。

（4）评估局部神经功能障碍症状，如眼肌麻痹、面部麻木等症状有无加重。

2. 术后护理措施

（1）控制血压，预防血管痉挛：术中导管、导丝及栓塞材料对血管壁的机械刺激，极易诱发脑血管痉挛，导致脑缺血。密切观察患者有无头痛、颈项强直及意识障碍加重。术后应用静脉微量泵输入钙通道阻滞剂，掌握给药途径和方法，严格按照医嘱控制血压。

（2）血管内介入治疗的穿刺部位护理：根据医嘱，穿刺侧肢体制动 6 ～ 12h。密切观察穿刺侧肢体的伤口敷料、足温及足背动脉搏动情况，如发现局部渗血、血肿、疼痛、未扪及动脉搏动等异常，及时告知医生。

3. 术后并发症的预防和护理

（1）脑神经瘫痪：诱导海绵窦血栓形成会使很多患者的症状一过性加重。据报道，高达 42% 的患者会出现眼肌麻痹一过性加重。应告知患者此为短期现象，避免恐慌。

（2）脑梗死：外科手术、经动脉或静脉栓塞术后均可能发生，表现为失语、肢体麻痹等神经功能障碍。遵医嘱采用抗血小板治疗，控制血压，预防血管痉挛。

（3）假性动脉瘤：经动脉栓塞术后可能出现。无症状的假性动脉瘤无须处理，大多可自行闭合。

（4）脑过度灌注：经动脉栓塞术后可能出现。长期严重盗血的患者当瘘口关闭而颈内动脉保持通畅时，患侧大脑半球血流骤然增加，病灶周围脑组织小动脉自动调节功能丧失，不能耐受增加的血流量，导致血液过度灌注，引发脑肿胀、广泛渗血，严重时还可发生脑水肿和颅内出血，表现为头痛、眼胀、血压增高等症状。加强病情观察，遵医嘱使用脱水剂，保持平均动脉压低于基础血压的 10% ～ 15%，维持 3 ～ 5d，如发现异常，及时向医生汇报。

（5）颅内出血：经静脉栓塞术后血液向皮质静脉或眶上静脉转流，可发生蛛网膜下腔出血或颅内出血。术后加强对意识状态、瞳孔及生命体征变化的观察，以早期发现颅内出血的征兆。

4. 术后健康指导

（1）告知患者结膜水肿、突眼等眼压相关症状一般会在数小时到数日内迅速消退，在此期间，仍需坚持眼部护理。

（2）脑神经损伤表现消退稍慢，可能需数周，在少数患者中会持续存在。根据患者存在的脑神经损伤表现给予相应的安全指导。

（3）告知患者视力缺陷的恢复取决于严重程度和 CCF 关闭前的持续时间，瘘口栓塞之后可能出现急性视力下降，多数患者在短期内可好转，其间注意安全。

（4）术后 1 ～ 3 个月避免剧烈运动。

（5）术后 3 个月、6 个月复查 CTA 或 MRA。

（史鹏举　黄叶玲　骆丽）

第十节　脊髓血管畸形的护理

一、基础知识

脊髓血管畸形（spinal cord vascular malformation, SCVM）是脊髓内血管形态异常引起脊髓功能障碍的一组疾病，分为肿瘤型病变、动脉瘤和动静脉型病变三大类。临床常见的SCVM有硬脊膜动静脉瘘（spinal dural arteriovenous fistula, SDAVF）、脊髓海绵状血管瘤（spinal cavernous malformations, SCM）、脊髓动静脉畸形（spinal arteriovenous malformations, SAVM）、髓周动静脉瘘（peri medullary arteriovenous fistula, PMAVF）。

解剖结构概述如下。

脊髓的动脉供血主要来自两个系统——脊髓前动脉系统和脊髓后动脉系统。脊髓前动脉系统主要由两侧的椎动脉在延髓腹侧合并形成，随后沿脊髓前正中裂下行，沿途接受来自各节段椎动脉的分支供血。脊髓后动脉系统则由两侧的椎动脉发出，在脊髓两侧下行，并通过细小的血管网与脊髓前动脉系统相连。这两个系统共同为脊髓提供充分的血液供应。

二、分类及病理特点

1. 病因

SDAVF病因不明，多数人认为是后天获得性疾病，与多种因素有关，如感染、脊髓空洞症、创伤和手术等。PMAVF多为先天性，部分与后天因素相关，如外伤、手术等。SCM的病因有先天性、家族性和获得性（如放疗后）。SAVM为先天性疾病。

SCVM的发病机制复杂，临床表现常是不同机制共同作用的结果。主要发病机制包括：出血或血栓形成、盗血、占位效应、椎管内静脉高压。

2. 分型

在脊髓血管畸形的分类中，有一些常见的分型方法，其中最具代表性的是Spetzler-Martin分级系统，具体如下。

Ⅰ级：这种类型的血管畸形局限于脊髓内，且体积较小，易通过显微手术切除。

Ⅱ级：血管畸形位于脊髓内，但体积较大，可能需要更复杂的手术来切除。

Ⅲ级：血管畸形扩展至脊髓外，但仅涉及一个脊髓节段。这种类型的血管畸形可能需要结合开放手术和介入手术来治疗。

Ⅳ级：血管畸形涉及多个脊髓节段，且可能涉及神经根和脊髓动脉。这种类型的血管畸形治疗难度较大，需要综合多种治疗手段。

三、临床表现

（一）起病方式

（1）起病缓慢，进行性加重：是最常见的起病方式。病损平面以下有感觉障碍、运动障碍、括约肌功能障碍等，这些症状可混合出现或单独出现。疼痛症状较少。主要与盗血、静脉高压和占位效应有关。

（2）间歇性发病：病程中有症状缓解期，但总的趋势是慢性加重的。主要与间断性少量出血和血栓形成有关。

（3）突然起病：多数与急性出血、蛛网膜下腔出血或急性血栓形成有关。表现为突发性完全性截瘫。

（二）常见临床表现

（1）硬脊膜动静脉瘘（SDAVF）：多见于50～60岁男性，常见的部位是胸段和腰段，呈隐匿性发病，缓慢进展，进行性加重，平均病程为23个月。早期表现为肌力减退、感觉异常，可伴排便、排尿障碍和性功能障碍，之后上行发展，25%～50%的患者以神经根性疼痛为首发症状，病程后期患者多有严重的神经功能障碍。

（2）髓周动静脉瘘（PMAVF）：发病年龄为20～30岁，无明显性别差异，好发于胸腰段和脊髓圆锥，受累节段较广，呈渐进性起病，病程明显短于SDAVF，加重时间在半年内。主要表现为肢体活动障碍、感觉减退，有时伴排便、排尿障碍，也可突发出血致截瘫。

（3）脊髓海绵状血管瘤（SCM）：中青年人居多，平均年龄为35～42岁，男女比例相当，病灶多位于颈胸段。SCM可无任何症状，症状常为血管瘤出血导致，可伴反复的进行性神经功能障碍。最常见的症状为感觉及运动障碍（60%），其次是疼痛（34%），排便、排尿障碍（23.6%）及呼吸困难（0.5%）。

（4）脊髓动静脉畸形（SAVM）：多见于青少年，无性别差异，好发于颈胸段和脊髓圆锥。以急性起病（或病程中突然加重）多见，首发症状多为不同部位的疼痛和运动障碍，多数患者有肢体乏力和感觉减退、大小便异常等脊髓神经功能障碍。

四、辅助检查

（1）磁共振成像（MRI）及磁共振血管造影（MRA）：MRI可显示SCVM病变脊髓虫蚀状血管流空信号，同时可显示脊髓的水肿、出血、血栓、脊髓空洞或脊髓萎缩等，是首选的筛查手段。MRI对于SCM有特异性，是最佳的检查手段，典型者可呈“牛眼征”或者“爆米花征”。MRA可用于术后随访、评价疗效。

（2）DSA：是诊断大部分SCVM的“金标准”，并为治疗方法的选择提供主要依据。

SCM 属隐匿性血管病，血管造影一般无明显异常。

五、治疗

SCVM 治疗目标是阻止神经功能障碍进一步恶化，因此患者的预后主要取决于治疗前的损伤程度。尽管治疗后多数症状能获得改善，但很少能恢复至正常，特别是括约肌功能障碍。

（1）硬脊膜动静脉瘘（SDAVF）：理想的治疗方法是永久消除瘘口和脊髓的静脉充血而不影响供血及正常静脉回流。目前治疗方法有手术、栓塞或者两者联合治疗。

（2）髓周动静脉瘘（PMAVF）：治疗目的是阻断动静脉瘘的血流分流，保证脊髓正常的血供和静脉回流。目前治疗方法有手术、栓塞或者两者联合治疗，主要根据血管构筑选择治疗方法。

（3）脊髓海绵状血管瘤（SCM）：手术切除是唯一有效的治疗手段。对于症状进行性加重或反复出血者，应积极进行手术。对于无症状、轻微症状且病变位置较深的患者，可随访。

（4）脊髓动静脉畸形（SAVM）：治疗目的是消除畸形血管团及临床致病因素。如有动静脉瘘、动脉瘤等出血因素，应首先处理；如病变无症状且无出血因素，可随访。目前治疗方法有手术、栓塞、放疗或几种方法的联合治疗，主要根据 SAVM 的血管构筑来选择。

六、围手术期护理

（一）术前护理

1. 术前评估

（1）症状评估：评估患者四肢活动情况及感觉障碍平面；大小便情况；疼痛的程度、性质等。

（2）过敏史评估：评估患者药物过敏史、造影剂过敏史等。

（3）心理评估：评估患者心理状态、家庭及社会支持情况，了解患者及家属对疾病的认知及接受能力。

2. 术前护理措施

（1）病情观察：密切观察生命体征、肢体活动、肌力、肢体感觉，及时发现病情变化。

（2）安全护理：对于肢体感觉障碍的患者，预防烫伤、冻伤、压力性损伤，谨慎进行各种热敷，温度不超过 50℃，不可直接接触皮肤。对于步态不稳、无力者，协助做好生活护理，必要时专人陪护，防止跌倒、坠床等意外发生。对于截瘫患者，加强基础护理，预防压力性损伤。

（3）疼痛护理：评估患者神经根疼痛的程度、持续时间等，可用按摩肢体、分散注意力等方法缓解疼痛，必要时遵医嘱使用镇痛药，并观察用药效果。

（4）大小便护理：对于尿潴留或尿失禁患者，可留置导尿，做好留置导尿相关护理。对于便秘者，按摩腹部，使用缓泻剂，帮助排便。对于大便失禁患者，及时清理，避免排泄物刺激皮肤，做好肛周皮肤护理。

（5）术前准备：做好配血、禁食禁水、备皮等常规术前准备。根据医嘱使用术前用药，做好用药观察。

3. 术前健康指导

（1）讲解手术的目的、方法及注意事项，给予患者心理安慰。

（2）以高蛋白、高维生素、低脂肪、清淡饮食为主。

（3）根据患者情况进行安全教育，避免跌倒、坠床、烫伤或冻伤、压力性损伤等意外发生。

（4）术前 1 ～ 2 周要戒烟，以减轻对呼吸道的刺激，减少呼吸道分泌物的产生。

（二）术后护理

1. 术后评估

（1）评估患者四肢活动能力及感觉障碍平面。

（2）评估患者大小便情况。

（3）评估患者疼痛的程度、性质、持续时间等。

2. 术后护理措施

（1）病情观察。①生命体征的观察：严密观察患者生命体征、意识状态。对于高位颈段手术者，应重点观察呼吸频率、节律，出现改变或呼吸无力时，及时通知医生。②脊髓功能的观察：观察四肢肌力和肢体感觉，手术或栓塞后，发现感觉障碍平面上升或肢体肌力下降，应考虑脊髓出血、脊髓静脉血栓或脊髓血管痉挛，及时通知医生，给予相应处理。③自主神经功能的观察：观察患者排尿、排便控制情况，评估括约肌功能。④引流液的观察：观察伤口敷料情况及引流液的颜色、性质、量，如短时间内出现大量鲜红色液体，应警惕活动性出血。一般术后 2 ～ 3d 可拔出引流管。

（2）体位与活动：术后一般取侧卧位，避免伤口受压，保持头颈和脊柱的轴线始终一致，轴线翻身。高位颈段手术者，术后 1d 可以取半坐位，坐起时佩戴颈托，避免颈部过伸过屈。

（3）饮食：给予高蛋白、高热量、高维生素饮食。对于暂时不能进食或摄入不足者，遵医嘱给予鼻饲饮食或肠外营养。

（4）疼痛护理：疼痛可能与感觉传导束受刺激有关。应做好疼痛评估，及时给予适当的镇痛药，配合心理治疗，减轻患者不适。

（5）功能锻炼：早期康复训练可有效预防肢体挛缩、关节畸形和下肢深静脉血栓形成。术后穿弹力袜促进血液回流，预防深静脉血栓形成。对于肢体功能障碍者，给予全范围关节被动运动，活动范围由小到大，循序渐进。

3. 术后并发症的预防和护理

（1）脊髓出血：表现为剧烈神经根疼痛，运动、感觉及自主神经功能障碍进行性加重，与血压波动、凝血功能障碍、术中操作等有关。应监测血压及凝血功能变化，观察肢体活动及感觉情况，及时发现出血，并遵医嘱进行脱水、止血和止痛治疗，做好手术准备。

（2）脊髓静脉血栓：主要表现为脊髓神经功能障碍加重。应动态、对比性观察脊髓功能，如发现异常，及时报告，遵医嘱进行抗凝和扩容治疗。抗凝治疗期间，检查凝血功能，观察患者齿龈、皮肤等有无出血倾向。扩容治疗期间，准确记录24h液体出入量，监测电解质变化。

（3）脊髓血管痉挛：是栓塞术后常见并发症。主要临床表现为肌力下降、感觉障碍平面上升。要严密观察，及时发现血管痉挛早期临床表现，遵医嘱正确使用缓解血管痉挛药物，合理控制血压。

（4）感染：监测患者体温变化，遵医嘱合理使用抗生素。①伤口感染：保持伤口敷料清洁干燥，尤其是骶尾部，如被大小便污染，及时更换敷料及衣物。②肺部感染：创造良好环境，定时开窗通风。保持呼吸道通畅，定时翻身叩背，指导患者有效排痰，必要时给予化痰药物。③尿路感染：与长期留置导尿有关。观察尿液的颜色、性质、量，做好留置导尿相关护理。嘱患者多饮水。定时夹闭导尿管，进行膀胱充盈刺激训练，防止膀胱痉挛或缩小，促进功能恢复。尽早拔出导尿管。

（5）压力性损伤：及时评估压力性损伤风险。卧床患者注意避免骨突部位长期受压，定时翻身，避免拖、拽等动作，以免擦伤皮肤。保持患者皮肤清洁。保证营养摄入。

4. 术后健康教育

（1）安全指导：根据患者情况进行安全教育，避免跌倒、坠床、烫伤或冻伤、压力性损伤等意外发生。

（2）药物指导：按时按量正确服药。服用抗凝药期间，注意观察出血倾向，定期复查凝血功能。

（3）饮食指导：营养是康复不可或缺的条件。饮食要规律，摄入营养丰富、易消化食物。忌烟酒。

（4）康复训练：功能康复是一个长期过程，需要保持积极乐观的心态，坚持康复训练。

术后定期门诊随访，如有不适，及时就医。

七、知识拓展

血管活性药物使用原则如下。

（1）除非患者血压极低，一时难以迅速补充血容量，可先使用血管收缩剂暂时提高血压以保证重要脏器供血。无论何种类型休克首先必须补足血容量，否则会加剧血压下降，甚至加重休克。

（2）必须及时纠正酸中毒，因为一切血管活性药物在酸性环境下（pH 值＜ 7.3）均不能发挥应有作用，但要注意碳酸氢钠与其有配伍禁忌。

（3）使用血管收缩剂时用量不宜过大，以免血管剧烈收缩，加剧微循环障碍和肾缺血，诱发或加剧急性肾功能衰竭。此外，血管收缩过度使外周阻力升高，可增加心脏后负荷，对心功能不良的患者不利。

（4）使用升压药时切忌盲目加大剂量导致血压过度升高。此外，应密切观察静滴速度和药物浓度，以免造成血压骤升骤降和剧烈波动。

（5）应用血管扩张剂后由于淤积于毛细血管床的酸性代谢产物可大量进入体循环，加重机体酸中毒，因此必须及时补碱。

（6）应用血管扩张剂的初期可能有血压下降（常降低 10 ～ 20mmHg），若症状并无加重，可继续观察，微循环改善后血压多能逐渐回升，若经观察 0.5 ～ 1h 血压仍偏低，患者烦躁不安，应适当加用血管收缩剂如多巴胺、间羟胺、去氧肾上腺素、去甲肾上腺素等提升血压。

（史鹏举　黄叶玲　骆丽）

参考文献

[1] 王晓艳，邓瑛瑛，夏纯，等 . 神经外科护理细节问答全书 [M]. 北京：化学工业出版社，2016.

[2] 乐革芬，范艳竹，任学芳，等 . 神经外科亚专科护理学 [M]. 武汉：华中科技大学出版社，2023.

[3] 王珺，侯宁 . 药师带您了解抗凝药物［J］. 中国合理用药探索，2023，20（12）：28–32.

[4] 刘建明，康得智，赵沃华 . 脑血管病 [M]. 武汉：华中科技大学出版社，2023.

[5] 于炎冰，张建国，刘如恩 . 功能神经外科 [M]. 武汉：华中科技大学出版社，2023.

第九章 小儿神经外科疾病的护理

小儿神经外科常见疾病有小儿颅内肿瘤、小儿颅脑损伤、小儿脑积水、先天性畸形等，这些疾病都有小儿本身的特点，绝不是成人神经外科疾病的缩小版。近些年社会对小儿白血病给予了较多的关注，并取得了很多的成绩，但位列儿童恶性肿瘤发病率第二位的小儿颅内肿瘤，却迟迟未得到社会的重视，小儿神经外科常见疾病的护理研究亟待发展。本章主要对小儿神经系统解剖生理特点、小儿意识状态评估及小儿神经外科常见疾病进行介绍。

第一节 小儿神经系统的解剖生理特点

在小儿生长发育过程中，神经系统发育最早，而且速度快。胎儿的中枢神经系统由胚胎时期的神经管发育形成，周围神经系统的发育有不同的来源，但主要来自神经嵴。小儿的脑实质生长较快，新生儿脑的平均质量约为370g，相当于体重的1/9～1/8，6个月时即达700g左右，1岁时约达900g，成人脑重约为1500g，相当于体重的1/40～1/35。胎儿期3～4个月时，大脑在外观上已有脑沟形成，6～7个月时，大脑沟回已很明显，但是还很简单。皮质细胞的分化在胎儿期即已开始，到3岁时，皮质细胞分化大致完成，8岁时与成人接近。胎儿10～18周是神经元增殖的旺盛时期，增殖的神经元移行到大脑皮质、基底神经节和小脑。出生时大脑皮质已具有6层结构，皮质各层细胞的发育遵循着由内向外的规律，即最早迁移并成熟的神经元位于最深部，最晚迁移并成熟的则居于最浅层。如果致病因素影响了神经元的增殖、移行、凋亡等过程，就会导致脑发育畸形。小儿出生后，大脑皮质的神经元数目不再增加，以后的变化主要是神经元体积增大、树突增多、髓鞘形成和功能日趋成熟。

神经传导系统的发育是从胎儿第7个月开始的，神经纤维逐渐从白质深入皮质，但到出生时数目还很少，出生后则迅速增加。至婴幼儿时期，神经纤维外层髓鞘的形成还不完善。髓鞘的形成时间在神经系统各部位也不相同，脊髓神经是在胎儿4个月时开始的，3 岁时完成髓鞘化；锥体束在胎儿 5 ～ 6 个月开始，出生后 2 岁完成；皮质的髓鞘化则最晚。故婴幼儿时期，外界刺激引起的神经冲动传入大脑时，速度慢，易于泛化，且不易在大脑皮质内形成明显的兴奋灶。

新生儿的皮质下中枢如丘脑、苍白球在功能上已较成熟，但大脑皮质及新纹状体发育尚未成熟，故出生时的活动主要由皮质下中枢调节，以后脑实质逐渐增长成熟，转变为主要由大脑皮质调节。脑干在出生时已发育较好，主管呼吸、循环、吞咽等生命活动的中枢已发育成熟。脊髓在出生时已具备功能，重 2 ～ 6g，2 岁时构造已接近成人。脊髓下端在新生儿期位于第二腰椎下缘，4 岁时上移至第一腰椎，故做腰椎穿刺选择穿刺部位时要注意年龄特点。小脑在胎儿期发育较差，出生后 6 个月达生长高峰，出生后 1 年小脑外颗粒层的细胞仍在继续增殖，出生后 15 个月，小脑大小已接近成人。

小儿大脑富含蛋白质，而类脂质、磷脂和脑苷脂的含量较少。蛋白质占婴儿脑组织的 46%，占成人的 27%；类脂质在婴儿为 33%，成人为 66.5%。小儿的脑正处于生长发育时期，故对营养成分和氧的需要量较大，在基础状态下，小儿脑的耗氧量为全身耗氧量的 50%，而成人仅为 20%。

小儿神经系统发育不成熟，神经反射具有相应的特点。小儿在出生后数小时即可引出腱反射。1 岁以内的小儿腱反射较成人强，有扩散和泛化的倾向。2 个月以内的婴儿可有握持反射、拥抱反射、姿势反射等生理性反射。1 ～ 2 岁的小儿出现划跖反射，亦属生理现象。迈步反射在出生后 2 ～ 3 个月消失，握持反射在出生后 3 ～ 4 个月消失，拥抱反射在出生后 3 ～ 6 个月消失，颈肢反射在出生后 5 ～ 6 个月消失，觅食反射、吸吮反射在出生后 4 ～ 7 个月消失。出生时存在且以后永不消失的反射包括角膜反射、瞳孔对光反射、咽反射、吞咽反射等。如这些反射减弱或消失，表示神经系统出现异常。出生时并不存在而以后渐出现且永不消失的反射有腹壁反射、提睾反射（4 ～ 6 个月后明显）、四肢膝反射。小儿出生后 3 ～ 4 个月内 Kernig 征阳性，2 岁以内 Babinski 征阳性均为生理现象。

（王美科　郭雪琴）

第二节　小儿意识状态的评估

意识状态可根据小儿对外界的声、光、疼痛、言语等刺激的反应来进行判断。有意识障碍时，小儿对外界刺激的反应减弱或消失，依意识障碍轻重可分为嗜睡、意识模糊、昏睡、昏迷等。

（1）嗜睡：是指出现较长时间的睡眠状态，少动，对强刺激有反应，能被唤醒，并能简单回答问题，但反应迟钝，且很快又入睡。各种深浅反射仍存在。

（2）意识模糊：是指定向轻微障碍，反应迟钝、淡漠，思维、言语不连贯，对各种刺激有反应。生理反射正常，可伴有知觉障碍，如幻觉、错觉；或伴烦躁不安、惊恐、颤抖等精神运动兴奋。

（3）昏睡：是指持续深度嗜睡，难以唤醒，对强刺激反应短暂或仅有痛苦表情，对大声呼唤只有简单的反应或回答“是”或“不是”。随意运动消失，防御反射尚存，有瞬目反射。

（4）昏迷：分浅昏迷、中度昏迷、深昏迷。浅昏迷：呼之不应，随意运动消失或偶尔轻微活动，生命体征无明显改变，有吞咽动作，角膜反射、瞳孔对光反射仍存在，对强疼痛刺激有轻微反应。中度昏迷：对周围事物和各种刺激均无反应，生命体征有变化，角膜反射、瞳孔对光反射迟钝，肌张力下降，对强疼痛刺激无防御，大小便潴留或失禁。深昏迷：全身肌肉松弛，生命体征紊乱，各种反射均消失，瞳孔多扩大，大小便失禁，强疼痛刺激不能引起任何反应。除此之外，小儿意识状态评估还可以用修订的适合小儿使用的格拉斯哥昏迷量表，详见第二章第二节中修订的格拉斯哥昏迷量表。

（郭雪琴　王美科）

第三节　小儿颅内肿瘤的护理

一、基础知识

（一）概述

小儿颅内肿瘤的组织学类型与成人有明显不同，脑膜瘤在成人占 20%，在儿童则不到 1%；垂体瘤在成人占 10% ～ 15%，在儿童仅占 0.8%；神经鞘瘤在成人占 8%，在儿童占 0.4% ～ 0.6%。胶质瘤占全年龄组颅内肿瘤的 40% ～ 45%，在儿童组则高达 70% ～ 80%；髓母细胞瘤在成人中的发病率仅为 2%，在儿童则占总颅内肿瘤的 20%。小儿颅内肿瘤主要包括髓母细胞瘤（16%）、生殖细胞瘤（10%）、颅咽管瘤（20%）和原始神经外胚层肿瘤（30%），而这些肿瘤在成人中的发病率较低。

（二）分类及病理特点

1. 根据肿瘤所在部位分类

可以分为鞍上肿瘤、松果体区肿瘤、颅后窝肿瘤、大脑半球肿瘤等。好发于大脑半球的肿瘤有星形细胞瘤、少突胶质细胞瘤等；脑膜瘤好发于矢状窦旁、蝶骨嵴；髓母细胞瘤多发于小脑蚓部；血管网状细胞瘤好发于小脑半球；室管膜瘤以及脉络丛乳头状瘤好发于脑室内；垂体腺瘤和颅咽管瘤好发于蝶鞍区。

2. 根据病理分类

（1）胶质细胞瘤最常见，包括星形细胞瘤、室管膜瘤和多形性成胶质细胞瘤。

（2）原始神经外胚层肿瘤包括髓母细胞瘤、松果体细胞瘤。

（3）胚胎残余组织形成的颅内肿瘤，包括颅咽管瘤、上皮样囊肿等。

（三）临床表现

小儿颅内肿瘤的临床表现可分为一般症状（颅内压增高所致）和局限性定位症状（肿瘤对脑组织局部压迫和破坏所致）两大类，现分别介绍其特点。

1. 一般症状

（1）呕吐：是小儿颅内肿瘤最常见的表现，目前文献报告占 72% ～ 80%，呕吐多在清晨发生，随着病情进展可在任何时间反复发作，小儿多表现为喷射性呕吐。10% ～ 12% 的病例呕吐先于头痛，这是因为当肿物生长在第四脑室底部的呕吐中枢时，脑脊液循环虽无梗阻，但呕吐中枢受到刺激而使呕吐发作，部分患儿呕吐常伴有腹痛，有时被诊断为胃肠道疾病。此外，有呕吐症状的患儿中约 77% 伴有头痛或头晕。当患儿有不明原因的呕吐时应警惕颅内肿瘤的可能，要注意做头颅的影像学检查。

（2）头痛：多数为颅内压增高所致，少数肿物刺激硬脑膜可出现局限性头痛，大龄儿童可主诉头痛，但婴幼儿对头痛无法表达，常表现为烦躁不安，用双手不断叩击头部或抓自己的头发和哭闹等。

（3）视盘水肿：是颅内压增高最客观的表现，多数文献报告颅内肿瘤患儿的视盘水肿发生率为 70% ～ 80%，视盘水肿是否出现及程度取决于肿瘤部位、病程、肿瘤大小及年龄。婴幼儿对颅内压增高代偿能力强，故视盘水肿发生率低；小儿中线肿瘤和颅后窝肿瘤的发生率高，早期可有颅内压增高而继发视盘水肿；大脑半球因代偿空间大，故只在肿瘤巨大时才有视盘水肿；脑干肿瘤只有晚期第四脑室或导水管梗阻时才发生视盘水肿。

（4）头颅增大及破壶音阳性（Mc Cewen 征阳性）：小儿颅骨多为纤维性愈合，颅内压增高可导致颅缝裂开，从而使头颅增大，前囟不闭合，叩诊可有破壶音。颅内压增高严重者也可有头皮静脉扩张，但它与先天性脑积水还有区别，后者头颅增大自出生后开始，头围可达 70 ～ 90cm，颅缝几乎完全裂开，前囟可增大并与颅缝连在一起，有明显落日征。若颅内肿瘤在凸面、较表浅且为良性而生长缓慢者，病变部位颅骨可局限性隆起，为肿瘤生长过程中对颅骨的慢性压迫所致，具有定位价值。

2. 局限性定位症状

（1）视力减退和视野缺损：视力减退在小儿颅内肿瘤中比较常见，但易被忽视，学龄期患儿可因看不清黑板的字迹而前移座位才被教师发现，更小的患儿在看不清玩具时才引起家属注意。视力障碍多数为继发性视神经萎缩导致，少数为肿瘤直接压迫视神经致原发性视神经萎缩而引起。视野改变相对成人较少，因多数患儿不能合作而无法检查。

（2）复视：有研究报告患儿因颅内压增高而双侧展神经常出现不同程度麻痹。展神经在脑干腹侧面行走，最长且较细，颅内压增高时脑干与斜坡之间的间隙变小，展神经受到一定程度的挤压而功能受限，表现为单侧或双侧眼球内斜，也称为“对眼”。如有颅内压增高的症状，要高度怀疑颅内肿瘤的可能性，而对自幼即眼球内斜者另当别论。少数患儿因病变累及动眼神经而眼球外展，也可出现复视。

（3）颈部抵抗感及强迫头位：由于小儿颅内肿瘤在颅后窝多见，因此肿瘤可直接蔓延到枕骨大孔下或出现慢性小脑扁桃体下疝，刺激颈神经根，造成颈部抵抗。有时患儿强迫使头颈部固定在某一位置，多为俯卧位。

（4）癫痫发作：发热易诱发小儿抽搐发作，称为“热惊厥”，这不能称为癫痫。此处是指在无任何诱因的情况下发生抽搐，可为大发作，也可能为局限性面部或某肢体抽动，后者更有定位价值。相对成人而言，小儿抽搐发生率较低，这是因为成人常见的脑膜瘤在小儿少见。而小儿幕下肿瘤较多，幕上肿瘤也以恶性肿瘤为多，它对脑组织的损毁多于刺激，故发生癫痫者仅 10% 左右。如有此症状，至少要做 CT 及脑电图检查来排除局限性生长的颅内肿瘤。

（5）意识改变：小儿颅内压增高可表现为烦躁和易激惹，无原因哭闹，有时可表现为淡漠甚至嗜睡。若精神差、脉搏减慢和血压增高，说明已进入昏迷前期，应紧急降颅内压。小儿颅内压增高代偿能力较成人强，但若不及时治疗则病情可突变，出现昏迷、瞳孔散大，甚至呼吸停止。

（6）走路不稳及共济运动障碍：此症状在小儿颅内肿瘤时较常见，小儿小脑蚓部肿瘤可表现为躯干性共济失调，而脑干肿瘤患儿此症状尤其突出，表现为走路蹒跚，似醉汉步态，检查时可有闭目难立征阳性。若病变在一侧小脑半球，可有同侧肢体运动不协调，小脑损害常伴有肌张力下降及腱反射低下。

（7）眼球震颤：是指眼肌运动共济失调，多见于小脑或脑干损害，前者为水平粗大眼球震颤，向瘤侧注视时更明显；后者则常可见到垂直性或旋转性眼球震颤。眼球震颤多提示颅后窝肿瘤。

（8）锥体束征：一侧锥体束征多提示对侧大脑半球的运动区或丘脑肿瘤，表现为肢体肌力弱、腱反射亢进和病理反射，而脑干肿瘤常见双侧病理反射（双侧可不对称）。

（9）生长发育的异常：病变影响垂体和丘脑下部，可导致生长发育异常，如颅咽管瘤患儿可有生长发育迟缓，表现为个子矮小、第二性征不发育（外生殖器幼稚型）；松果体区畸胎瘤患儿和下丘脑错构瘤患儿可有性早熟；垂体生长激素腺瘤患儿可有巨人症。慢性生长的颅后窝肿瘤或导水管梗阻使第三脑室前部扩张、漏斗隐窝增大而压迫垂体，使患儿出现肥胖及发育迟缓，但临床少见。

（10）多饮多尿：较成人多见，有时每日液体出入量达8000ml，鞍上生殖细胞瘤者中几乎100%为首发症状，在颅咽管瘤患儿中则发生率低，属晚期症状。

（11）发热：与小儿恶性肿瘤易出血、坏死及瘤细胞脱落在脑脊液中有关，加上小儿体温调节中枢不稳定，故有些颅内肿瘤可有发热的表现。

（12）其他：多发性神经纤维瘤病伴有双侧听神经瘤患儿，在皮肤上可有大量的咖啡斑，某些颅内胶质瘤患儿也可有咖啡斑。此外，不少颅后窝肿瘤患儿的眼睫毛较一般儿童长，这一现象的发生机制并不十分清楚。

（四）诊断方法

（1）CT平扫：可见肿瘤大小、部位、形态、有无钙化及脑组织有无水肿和中线移位，注射造影剂后可了解有无强化以评估肿瘤血运是否丰富。CT扫描一般为轴位成像，必要时可做冠位扫描。

（2）MRI：图像具有更鲜明的黑白对比度，并可观察横断面、冠状面和矢状面三维扫描图像，不仅可显示病变，还可清晰地显示周围脑结构的背景（如大脑、小脑、脑干及脑室等），为手术入路的选择提供了依据。

（3）诱发电位：是指刺激作用于神经组织所引起的神经元的电活动，包括视觉诱发电位、脑干听觉诱发电位和躯体感觉诱发电位三种，对评估脑的功能有很大帮助。

视觉诱发电位（VEP）：可帮助了解视觉通路的传导功能，视觉诱发电位P100的潜伏期延长、波幅下降或消失，是评价手术前后视觉变化的客观指标。

脑干听觉诱发电位（BAEP）：在听刺激7～9s出现的波形均来源于脑干，波Ⅰ为听神经动作电位，波Ⅱ来自耳蜗核，波Ⅲ来自脑桥，波Ⅳ来自内侧膝状体，波Ⅴ来自中脑下丘。脑干内及听神经病变可有BAEP的潜伏期延长及波形改变。听神经病变可表现为患侧波Ⅰ的反应性降低及潜伏期延长，波Ⅴ的变化提示下丘的损害。检查时需要患儿安静合作，婴幼儿做此检查常不满意。

躯体感觉诱发电位（SEP）：是外周神经刺激诱发的，一般为正中神经刺激，对了解脊髓和皮质病变有一定帮助，患儿很少做此项检查。

（4）DSA：除了儿童血管网状细胞瘤的供血动脉和引流静脉外，其他颅内肿瘤很少需要做此项检查。此外，小儿做此项检查时需全身麻醉；婴幼儿由于血管较细，做此项检查比较困难，故实用价值不大。

二、围手术期护理

(一)患者术前评估与术前准备

1. 术前护理评估

(1)评估患儿全身情况(喂养方式、活动能力、配合度及照护者的能力)、既往史以及生活自理能力,有无视力、视野障碍等。

(2)评估患儿营养状况。

(3)评估患儿有无颅内压增高症状。

(4)评估患儿有无精神异常。

(5)评估婴幼儿头围的大小、囟门的大小及压力的变化。

2. 术前护理措施

(1)遵医嘱按时完善术前各项检查,密切观察意识状态、瞳孔及生命体征的改变。

(2)遵医嘱进行术前准备,如备皮、备血、药物过敏试验等。

(3)遵医嘱给予术前用药。

(4)对有视力、视野障碍的患儿,做好各项生活护理,防止外伤的发生。

(5)观察患儿异常的行为表现,向家属做好安全宣教并签署护理安全告知书,防止意外发生。

(6)对头颅过大的患儿,应注意保护头皮,防止压力性损伤,并注意保护颈椎。

(7)给予营养丰富、易消化的食物。

(二)术前健康教育及心理疏导

(1)心理指导:向患儿及家属讲解术前术后注意事项,缓解家属紧张、焦虑的心情,以取得合作,同时做好患儿的心理护理,减轻其对医院或手术的恐惧。

(2)安全护理:颅咽管瘤患儿可有视力减退、视野缺损及内分泌失调症状,髓母细胞瘤患儿可有脑共济失调表现,故要保持病房内环境整洁,有专人看护,避免患儿发生跌倒;开水瓶放在患儿不易碰到的地方;夜间入睡时固定好床档,必要时给予保护性约束。

(3)知识宣教:向患儿及家属做好有关疾病知识的宣教,告知其避免剧烈活动,保持情绪稳定并签署护理安全告知书。

(三)术后评估及护理措施

1. 术后护理评估

(1)评估患儿肌力及言语功能。

(2)评估患儿意识状态、瞳孔及生命体征。

(3)若患儿视力术前有异常,术后评估患儿视力的改善情况。

2. 术后护理措施

（1）遵医嘱观察及记录患儿意识状态、瞳孔、生命体征等变化，观察患儿肢体运动及言语功能。

（2）病情允许时抬高患儿床头30°，减轻脑水肿。

（3）将患儿头偏向一侧，保持呼吸道通畅，遵医嘱给予吸氧，分泌物多时，及时吸出，防止误吸。

（4）保持伤口敷料清洁干燥，注意观察伤口情况，有液体渗出时及时通知医生，更换敷料。

（5）对消瘦患儿注意皮肤护理，按时翻身，保持床单位整洁、干燥。

（6）对轻度吞咽障碍的患儿应协助进食，并做好口腔护理。重度者留置胃管并管饲饮食。

（7）对鞍区肿瘤患儿做好24h液体出入量的记录，如有异常，及时报告医生。在无过多补液、未使用利尿剂或脱水剂的情况下，若每小时尿量大于正常量上限的2倍，且尿比重低于1.010，应视为尿崩症。儿童正常平均每小时尿量如下：2～11个月为17～20ml；1～2岁为20～25ml；3～4岁为25～30ml；5～7岁为27～40ml；8～14岁为33～60ml。

（四）并发症的预防及护理措施

（1）缄默症：患儿可进行适当的言语训练，几乎所有的缄默症患儿都能在半年内恢复到正常状态。

（2）颅内感染：若患儿有精神差、嗜睡、发热、喷射性呕吐等不适，考虑颅内感染的可能，护士需密切监测患儿的各项生命体征。

（3）水、电解质紊乱：术后严密监测患儿的血生化指标，尤其是血钠指标，患儿出现烦躁、口渴、多饮多尿时应警惕高钠血症，出现精神差、厌食、恶心时应警惕低钠血症。如有以上症状，及时报告医生。

（4）尿崩症：严密观察患儿尿量和颜色的变化，观察患儿口渴程度、饮水量。准确记录每小时尿量及24h液体出入量，量出为入。

（5）脑积水：一般与手术损伤致脑脊液循环障碍有关，严密观察患儿是否有主诉头痛或哭闹以及呕吐等症状，及时报告医生。

（6）体温调节紊乱：监测患儿体温，体温高于38.5℃，遵医嘱给予退热药；体温偏高，低于38.5℃，首选物理降温。

（7）癫痫：包括部分性发作和全身性发作，观察患儿有无意识障碍、失神、肌肉痉挛、强直性发作，按时给予患儿抗癫痫药，做到服药到口。

三、健康指导

（1）对遵嘱服用抗癫痫药的患儿，家属严格按照医嘱给患儿服药。

（2）给予患儿高营养、易消化饮食。

（3）向行脑室－腹腔分流术的患儿家属介绍术后并发症的相关知识及注意事项。

（4）讲解用药的目的及注意事项，遵医嘱服用激素药、抗癫痫药，不可随意停药、减量、漏服，遵医嘱逐渐减药。

（5）指导鞍区肿瘤患儿家属准确记录液体出入量的方法。

（6）指导家属了解血生化项目及正常值范围，以及高钠血症、低钠血症的症状及危害。

（7）出院后遵医嘱按时门诊复查。

（8）保持心情舒畅，避免心理问题。

（9）定时随访。

四、知识拓展

患儿年龄小，病情表述不清且具有隐匿性，病情转变或进展快，有较大不可预知性，因此早期识别危重症患儿并及时采取干预措施尤为重要。儿童早期预警评分（Pediatric Early Warning Score，PEWS）是在成人早期预警评分基础上，根据儿童特殊的生理病理等特点，对患儿意识状态、心血管系统和呼吸系统三个方面进行评估。意识行为改变不仅可以反映中枢神经系统功能障碍，而且往往也是休克的早期表现，亦是最容易引起患儿父母或医务人员关注的异常表现；心率增快、肤色改变和毛细血管充盈时间延长是反映循环衰竭的重要指标，心率评估时应注意发热、疼痛、哭闹等因素的干扰；呼吸频率和吸入氧分数（FiO_2）或氧流量是评价呼吸功能的重要指标，尤其是呼吸频率（往往是呼吸功能不全的早期征象）。心率、肤色、呼吸等指标的优点是直观、简便、易于获取及快速判断，不像血压、血氧饱和度、血氧分压等指标还需借助血压计、脉氧仪、血气分析仪等仪器，可在数分钟内完成对患儿病情的评估。PEWS 中每项指标的分值根据严重程度逐渐递增，为 0 ～ 3 分，此外还有 2 项附加评分，分值各为 2 分，最高分值为 13 分，评分越高代表病情越严重。PEWS 信度效度较好，已应用于临床，取得了满意效果，具体见表 9－1。

儿童早期预警评分（PEWS）需结合及时有效的临床干预方能真正改善预后，因此，评分完成后护士需根据得分情况决定下一步是否需要采取干预措施：① 0 ～ 1 分提示病情相对平稳，仅需继续每 4h 进行 1 次动态评估，暂时无须特殊处理；② 2 分提示病情有加重的可能，应通知上一级护士协助判断相应数据的准确性和可靠性，明确有无发热、疼痛等因素的干扰；③ 3 分提示有病情恶化的趋势，应将评估频次增加为每 1 ～ 2h 进行 1 次，并通知主管医生或值班医生评估结果，询问是否需要干预及后续去向（收入

院或收入 / 转入 PICU）；④≥ 4 分或任一项得分 3 分，提示病情恶化，应立即通知主治医生、主诊医生或请 PICU 医生紧急会诊，评估是否需要紧急干预及是否需转入 PICU。

表 9-1　儿童早期预警评分（PEWS）

项目	0 分	1 分	2 分	3 分
意识状态	玩耍、反应如常	倦怠	易激惹	昏睡、意识模糊，对疼痛反应减弱
心血管系统	肤色红润； CRT 1 ～ 2s	肤色苍白； CRT 3s	肤色发灰； CRT 4s； 心率较正常值增加 20 次 /min	面色发灰、花斑； CRT ≥ 5s； 心率较正常值增加 30 次 /min 或心动过缓
呼吸系统	呼吸平稳；吸气三凹征阴性	呼吸频率较正常值增加 10 次 /min； 辅助呼吸肌做功增加； FiO_2 30% 或 氧流量 4L/min	呼吸频率较正常值增加 20 次 /min； 吸气三凹征阳性； FiO_2 40% 或 氧流量 6L/min	呼吸频率较正常值减慢 5 次 /min 伴胸骨凹陷或呻吟； FiO_2 50% 或 氧流量 8L/min

注：CRT—毛细血管充盈时间；FiO_2—吸入氧分数。附加项：需要每隔 15min 的雾化吸入治疗或存在外科术后持续的呕吐，则另各加 2 分。

（王美科　郭雪琴）

第四节　小儿颅脑损伤的护理

一、基础知识

（一）概述

小儿颅脑损伤临床上较为常见，患儿年龄多为 3 个月至 14 岁。致伤原因包括车祸、跌倒、坠落、摔倒、击打等。小儿颅脑损伤的临床特点：①颅脑损伤症状重，生命体征变化快。伤后原发性脑损伤表现重，原发性昏迷较突出，且持续时间较长，部分可表现为意识模糊或嗜睡，损伤的原因和损伤程度往往不成比例。②颅脑损伤多伴颅骨凹陷性骨折与颅缝分离。由于小儿颅骨发育未成熟，骨质较薄，弹性较大，再加上颅缝未完全闭合，因此伤时不易发生骨折。若外力较局限，则常形成凹陷性骨折。外力较大时可造成粉碎性骨折或颅缝分离。③对冲性脑挫裂伤少，着力处脑挫裂伤多。由于小儿颅内容积相对较小，脑脊液成分多，脑组织和血管弹性较大，再加上颅骨未发育完善而颅底相对较平坦，外伤时脑组织与颅底间摩擦轻，因此对冲性脑挫裂伤和颅内血肿发生率低。

（二）分类及病理特点

分为原发性颅脑损伤和继发性颅脑损伤两类。

（1）原发性颅脑损伤：包括脑震荡、脑挫裂伤、原发性脑干损伤及弥漫性轴索损伤。

（2）继发性颅脑损伤：硬脑膜外血肿、硬脑膜下血肿、多发性血肿或混合性血肿、脑室内出血、脑移位或脑疝引起的压迫性损伤、弥漫性脑肿胀和脑梗死等。

（三）临床表现

（1）新生儿颅脑损伤：主要为产伤所致，表现为产后不哭、面色苍白、四肢活动减少、呼吸急促或者不规则。

（2）情绪改变：情绪不稳、易激惹、不耐烦、易怒、大哭、情绪夸张。

（3）睡眠改变：嗜睡、易疲劳、失眠、做噩梦、睡眠模式改变。

（4）其他：头痛、头晕、恶心、呕吐、乏力、耳鸣、心悸、多汗、饮食习惯改变等，一般在数日或数月内恢复。

（5）婴幼儿颅骨因弹性好故不容易在受伤时破裂，仅受力局部颅骨压陷变形，称为颅骨“乒乓球样骨折”。

（四）诊断方法

（1）CT：可以发现颅骨骨折、颅内血肿、脑水肿、脑肿胀、脑挫裂伤等病理变化，是首选检查项目。

（2）腰椎穿刺：对判断是否有蛛网膜下腔出血或颅内压增高有帮助，但应慎用，以免诱发脑疝。

（3）其他：对疑有肢体骨折、腹部损伤等其他部位损伤的患儿进行 X 线检查、B 超等辅助检查以协助确诊。

二、围手术期护理

（一）患者术前评估与术前准备

1. 术前评估

同第九章第三节小儿颅内肿瘤的护理。

2. 术前护理措施

如有外伤性脑脊液鼻漏或耳漏，注意做到“四禁”“三不”“二要”“一抗”。

“四禁”：禁止填塞外耳道或鼻腔、禁止冲洗外耳道或鼻腔、禁止药物滴鼻或滴耳、禁止腰椎穿刺。

“三不”：不用力擤鼻涕、不剧烈咳嗽、不打喷嚏。

“二要”：仰卧位且要抬高床头 15° ～ 30°，要保持外耳道或鼻腔清洁。

“一抗”：遵医嘱使用抗生素。

（二）术前健康教育及心理疏导

（1）心理指导：向患儿及家属讲解术前术后注意事项，缓解家属紧张、焦虑的心情，以取得合作，同时做好患儿的心理护理，减轻其对医院或手术的恐惧。

（2）安全护理：保持病房内环境整洁，有专人看护，避免患儿跌倒；开水瓶放在患儿不易碰到的地方；夜间入睡时固定好床档，必要时给予保护性约束。

（3）知识宣教：向患儿及家属做好有关疾病知识的宣教，告知其避免剧烈活动，保持情绪稳定，并签署护理安全告知书。

（三）术后评估及护理措施

1. 术后护理评估

（1）评估患儿肌力及言语功能。

（2）评估患儿意识状态、瞳孔及生命体征。

（3）若患儿视力术前有异常，术后评估患儿视力的改善情况。

2. 术后护理措施

（1）监测病情变化，如生命体征、意识状态、瞳孔变化、认知力与情绪反应。

（2）吸氧，保持呼吸道通畅，定时翻身叩背，预防坠积性肺炎。

（3）体位护理：术后搬运患儿时双手托起其头颈部，并保持水平位置，防止头颈部过度扭曲或振动；翻身时应由专人抬起其头部，以最大限度地减少头部活动；除行腰椎穿刺术后需平卧 4 ～ 8h 外，麻醉清醒后生命体征平稳时，均应取颅脑外伤患儿的最佳体位，即抬高床头 15° ～ 30°，以利于脑部静脉回流，减轻脑水肿，改善脑代谢；原则上每 2h 翻身 1 次，患儿昏迷及躁动不安时应加置床档。

（4）维持水、电解质平衡：遵医嘱记录液体出入量，脱水降颅内压期间，及时发现和处理水、电解质紊乱，避免中枢神经系统受损。

（5）营养支持：早期进食，以静脉营养治疗为主。患儿如昏迷超过 48h，则应遵医嘱及时予以鼻饲饮食。

（6）加强管道护理：严格无菌操作，防止感染。保持留置导尿管的通畅，定时关闭导尿管，训练患儿膀胱功能。指导多饮水，对昏迷患儿给予鼻饲温开水，保证每日尿量在 1000ml 以上。

（7）症状护理：及时处理高热，患儿发生中枢性高热时，遵医嘱进行亚低温冬眠治疗。警惕应激性溃疡，如患儿呕吐咖啡色液体，应遵医嘱胃肠减压，并在冰盐水洗胃后注入止血药物，同时监测呕吐物的量及生命体征。

（8）防止意外伤害：患儿躁动时，严密观察意识状态、瞳孔、生命体征变化，判断病情有无恶化，并排除疼痛、排尿困难、颅内压增高等其他因素，诊断明确时可适当应用镇静药，但不宜使用吗啡、哌替啶等。不可强行约束四肢，以免进一步增高颅内压，加床档防坠床，修剪指甲防抓伤。一旦发生癫痫，应防止舌咬伤、坠床或窒息。

（四）并发症的预防及护理措施

患儿易并发脑疝，较常见的是小脑幕切迹疝和枕骨大孔疝。早期会有颅内压增高的表现，如哭闹、呕吐、嗜睡等。患侧瞳孔先缩小，继之散大，瞳孔对光反射迟钝；对侧瞳孔早期正常，晚期随之散大，可伴意识障碍加重，为小脑幕切迹疝的典型表现。若伤后生命体征已恢复正常，但随后出现血压升高、脉压增大、呼吸脉搏变慢，提示颅内压增高，常为颅内继发血肿或水肿所致。脑疝发生前期患儿常存在头痛、呕吐、烦躁不安的表现，继之进入嗜睡状态，随后为浅昏迷、深昏迷，若未及时发现和处理将危及生命。一旦出现上述征象，应遵医嘱快速静脉输入20%甘露醇脱水以降颅内压，予以高流量吸氧，保持呼吸道通畅，并积极配合医生完善急诊手术术前准备。

三、健康指导

（1）对服用抗癫痫药的患儿，家属严格按照医嘱给患儿服药。

（2）给予患儿高营养、易消化饮食。

（3）讲解用药的目的及注意事项，遵医嘱服用激素药、抗癫痫药，不可随意停药、减量、漏服，遵医嘱逐渐减药。

（4）指导家属了解血生化项目及正常值范围，以及高钠血症、低钠血症的症状及危害。

（5）出院后遵医嘱按时门诊复查。

（6）保持心情舒畅，避免心理问题。

（7）定时随访。

四、知识拓展

长期以来，因健康儿童个体筛查专业性强、儿童年龄组划分细、儿童血标本采集困难等，我国检验指标参考区间无儿童标准，大多沿用成人标准，一定程度上影响了儿童疾病的精准诊断和治疗。2021年4月国家卫生健康委员会颁布了卫生行业标准《儿童临床常用生化检验项目参考区间》（WS/T 780—2021），以中国健康儿童大样本、多中心研究数据为基础，为我国各级医疗机构提供了适用于儿童的生化检验指标参考区间，为儿童健康评估、疾病诊断和治疗效果评估提供了循证决策依据，本书列举了小儿血清钾、钠、氯的参考区间，见表9-2。

表 9-2　中国儿童临床部分生化检验项目参考区间

项目	年龄	参考区间 /mmol·L^{-1}
血清钾（K^+）	28 天至 2 岁	4.2 ～ 5.9
	2 岁至 3 岁	3.9 ～ 5.4
	3 岁至 16 岁	3.7 ～ 5.2
	16 岁至 18 岁	3.5 ～ 4.9
血清钠（Na^+）	28 天至 6 个月	135 ～ 150
	6 个月至 1 岁	134 ～ 143
	1 岁至 18 岁	135 ～ 145
血清氯（Cl^-）	28 天至 6 个月	100 ～ 116
	6 个月至 18 岁	98 ～ 110

（王美科　郭雪琴）

第五节　小儿脑积水的护理

一、基础知识

（一）概述

脑脊液是充满于脑室系统及中央管内并不断循环的液体，在中枢神经系统中起着淋巴的作用，有营养细胞并带走代谢产物的功能。由于脑悬浮于脑脊液中，因此脑脊液在脑损伤时可起到缓冲作用。脑脊液的循环对调节颅内压力起到一定作用。

脑脊液主要形成于脑室系统内的脉络丛，极少数来自室管膜。当胚胎发育至第 35 天，脉络丛开始出现在侧脑室、第三脑室和第四脑室。至第 50 天，开始具备分泌脑脊液的功能和进行脑脊液循环。脉络丛的绒毛是产生脑脊液的主要部位。绒毛由中央的毛细血管丛、表面的上皮细胞层和两者之间的基底膜组成。流经毛细血管的血浆可直接滤过毛细血管，但由于上皮细胞层的细胞紧密结合，因此滤出的血浆必须经过上皮细胞主动耗能的转运，才能进入脑室内成为脑脊液。所以，脑脊液的形成由被动滤过和主动耗能两个阶段完成。脑脊液的形成速度是 0.35 ～ 0.4ml/min，每日脑脊液的形成量为 432 ～ 500ml。

脑脊液的循环又称第三循环，动力来自脑室的搏动，而脑室的搏动绝大部分是脑动脉的搏动和呼吸的变化引起的，部分是脉络丛有节奏的跳动和室管膜细胞纤毛的活动引起的。循环开始于侧脑室，经室间孔（Monro 孔）进入第三脑室，经中脑导水管进入第四脑室。这时脑脊液分两个方向流动：①经正中孔（Magendie 孔）注入脊髓的蛛网膜下腔；②经两个侧孔（Luschka 孔）注入脑池和脑的蛛网膜下腔。脑脊液的吸收主要发生在矢状窦旁的蛛网膜粒。蛛网膜粒的特殊结构只允许脑脊液单向流入矢状窦的静脉血中。

（二）分类及病理特点

脑积水是指各种原因导致脑脊液的产生和吸收不平衡所致的脑室、蛛网膜下腔异常扩大并积聚大量的脑脊液，可分为先天性发育异常型与非发育性病因型两大类。儿童脑积水的发生率约为 3‰，其中单纯性先天性脑积水为 0.9‰～ 1.5‰，伴有显性脊柱裂者为 1.3‰～ 2.9‰。

1. 先天性发育异常型

（1）大脑导水管狭窄、胶质增生及中隔形成：以上病变均可导致大脑导水管梗阻，这是先天性脑积水最常见的病因。

（2）小脑扁桃体下疝畸形（Arnold-Chiari 畸形）：小脑扁桃体、延髓及第四脑室疝入椎管内，使脑脊液通路梗阻，引起脑积水，常并发脊椎裂和脊膜膨出。

（3）Dandy-Walker 综合征：第四脑室中孔及侧孔先天性闭塞引起脑积水。

（4）扁平颅底：常合并 Arnold-Chiari 畸形，阻塞第四脑室出口或环池，引起脑积水。

（5）其他：无脑回畸形、软骨发育不良、脑穿通畸形等均可引起脑积水。

2. 非发育性病因型

在先天性脑积水的病因中，先天性发育异常型约占 2/5，而非发育性病因型约占 3/5。新生儿缺氧和产伤所致的颅内出血、继发性粘连是先天性脑积水的常见原因。新生儿颅内肿瘤和囊肿、颅后窝肿瘤、脉络丛乳头状瘤也常导致脑积水。

（三）临床表现

1. 颅缝未闭婴幼儿的临床表现

（1）症状：患儿可出现易激惹、活动减少、喂食困难或频繁呕吐等。婴儿尚不会说话，常以抓头、摇头、哭叫等表示头部的不适和疼痛，病情加重时可出现嗜睡或昏睡。头部因增大而过重，患儿头颈控制力差，一般不能坐及站立。部分患儿有抽搐发作。

（2）体征。①头围异常，头颅增大，与躯干比例不相称，头皮静脉扩张：婴儿出生后数周或数月内头颅进行性增大，前囟也随之扩大和膨隆。头颅与躯干的生长比例失调，如头颅过大、过重而垂落在胸前，头颅与脸面不相称，头大面小，前额突出，下颌尖细，颅骨菲薄，同时还伴有浅静脉怒张，头皮有光泽。②前囟饱满，颅缝裂开：竖抱患儿且患儿安静时，囟门仍呈膨隆状而不凹陷，也看不到正常搏动。③叩诊可闻及破壶音：对脑积水患儿进行头部叩诊时（额叶、颞叶、顶叶交界处），声如叩破罐或熟透的西瓜。④双眼出现“落日征”：脑积水进一步发展，可使第三脑室后部的松果体隐窝显著扩张，压迫中脑顶盖部或由于脑干的轴性移位，产生类似 Parinaud 综合征，即上凝视麻痹，婴儿眼球不能上视，出现“落日征”。

2. 颅缝已经闭合患儿的临床表现

（1）症状：①颅内压增高，表现为头痛、呕吐等。②由于脑室系统的进行性扩大，多数病例出现明显的脑萎缩，早期尚有完善的神经功能，晚期患儿出现运动障碍，智力发育也明显比同龄者差。

（2）体征：慢性颅内压增高者出现头颅增大。晚期可出现锥体束征阳性、痉性瘫痪、去大脑强直等。

（四）诊断方法

（1）CT 或 MRI：可见脑室扩大的程度，可测量皮质的厚度，以了解阻塞部位及脑积水的病因。

（2）B 超、X 线检查：示颅腔增大，颅骨变薄，颅缝增宽，囟门扩大。

（3）超声检查：示双侧脑室对称性扩大。

二、围手术期护理

儿童脑积水的外科治疗可以归纳为解除梗阻病因的手术、脑脊液分流手术（颅外分流术和颅内分流术）、减少脑脊液分泌手术。

（一）患者术前评估与术前准备

1. 术前护理评估

（1）颅内压增高症状：有无头痛、呕吐、抽搐、不思饮食、哭闹不安。

（2）神经损害症状：评估有无肢体活动障碍、视力障碍、双眼“落日征”等。

（3）体液不足症状：呕吐剧烈时，评估患儿有无脱水症状。

2. 术前护理措施

（1）心理护理：对 3 岁以下患儿采取触摸等接触性安抚；对 3 ～ 6 岁的患儿通过言语进行心理干预，转移其注意力；对 6 岁以上的患儿给予鼓励、引导，增强信任感、安全感，简要讲解疾病知识和治疗的重要性。

（2）病情观察：①神经系统症状，如意识状态、瞳孔大小、瞳孔对光反射等；②观察颅内压变化，如出现囟门饱满或凹陷、头痛、呕吐、抽搐等，及时遵医嘱给予处理，预防脑疝；③观察头部皮肤情况。

（3）对视力下降的患儿，做好各项生活护理，防止外伤的发生。

（4）患儿出现癫痫发作时，按癫痫护理常规护理。

（5）向患儿家属介绍脑积水的相关知识。

（6）避免尖锐的东西刺伤囟门，外出时要戴好帽子，不应强力按压或抓挠。

（7）头颅过大的患儿，应注意保护头皮，防止压力性损伤，在患儿活动时，注意安全防护，如果因头颅过大导致患儿颈部无法支撑头部，嘱家属做好患儿颈部支撑的保护。

（二）术前健康教育及心理疏导

（1）心理指导：向患儿及家属讲解术前术后注意事项，缓解家属紧张、焦虑的心情，以取得合作，同时做好患儿的心理护理，减轻其对医院或手术的恐惧。

（2）安全护理：防止癫痫发作时发生意外。一旦出现癫痫发作，不必惊慌，应立即将患儿平卧、头偏向一侧，迅速松开衣领和裤带，不可强行按压抽搐的身体，以免骨折及脱臼。立即呼叫医生。

（3）皮肤护理：脑积水患儿头围大、头皮薄，注意多翻身，防止头部压力性损伤发生。

（4）输液护理：颅内压增高者给予脱水剂治疗时，应专人看护，防止药液外渗。

（三）术后评估及护理措施

1. 术后护理评估

（1）临床症状改善情况：以明确分流阀压力是否合适。

（2）神经系统症状：如意识状态、瞳孔大小及瞳孔对光反射等。

（3）颅内压变化：如囟门饱满或凹陷、头痛、呕吐、抽搐等。

（4）有无颅内出血症状：如剧烈哭闹、烦躁不安、意识改变等。

（5）有无脑膜炎症状：如高热、烦躁不安、呕吐、抽搐等。

（6）有无腹部不适：如腹胀、呕吐。

（7）伤口愈合情况：引流阀周围头皮有无水肿、脑脊液有无外漏。

2. 术后护理措施

（1）密切观察意识状态、瞳孔及生命体征的变化。

（2）出现头痛、呕吐等颅内压增高的症状时，及时遵医嘱给予处理，查明原因，预防脑疝。

（3）脑室－腹腔分流术后可出现腹胀，避免摄入产气过多的食品，如牛奶、豆浆等。

（4）颅内压增高使用脱水剂治疗时，应专人看护，防止药液外渗。

（5）呕吐严重时补充各种营养，保证患儿每日入量。

（6）定时按压分流阀，注意观察切口处和分流管经过的隧道有无积液。

（7）观察切口皮肤，预防切口感染，若发现切口红肿、压痛等感染症状，及时报告医生。

（8）定时协助患儿更换体位，避免长时间压迫手术部位。

（四）并发症的预防及护理措施

1. 脑室－腹腔分流术后并发症

脑室－腹腔（Ventriculo-Peritoneal, V-P）分流术作为治疗儿童脑积水最常用方法之一，分流系统阻塞和感染是术后最常见的并发症，也是导致分流失败的主要原因。感染和分流系统阻塞多发生于分流术后2年内，发生率分别高达20%和40%。此外，儿童脑积水分流术后容易发生各种脑脊液过度引流引起的并发症。

（1）感染：是脑室－腹腔分流术后最常见和最严重的并发症之一，也是导致分流阻塞和失败最重要的原因之一。术后2个月是感染易发时期，且多数为金黄色葡萄球菌及表皮葡萄球菌感染。临床上可表现为术后早期沿分流管走行的皮肤红肿、触痛和硬结，发展缓慢的仅表现为腹部切口皮下的脑脊液积聚、腹腔包裹性囊肿、脑室再度扩大。严重时出现脑室内的急、慢性感染，可表现为发热、嗜睡、呕吐、囟门饱满、厌食、腹痛、腹胀、分流阻塞等。少数患儿因表现为急腹症而就诊。注意体温变化，若体温超过40℃，且呈持续性，应怀疑是颅内感染，常规做脑脊液及血液培养。根据培养结果选用抗生素。除静脉用药外，还可通过腰椎穿刺注入有效的抗生素，观察有无脑室炎、脑膜炎等颅内感染情况，观察腹部有无腹膜炎、膈下脓肿、腹腔脓肿。

（2）分流系统阻塞：脑室－腹腔分流术失败最常见的原因是机械性梗阻，多发生于初次置管2年后。分流系统阻塞后脑积水的症状会再次出现，应密切观察。症状不明显时（如慢性头痛或学习成绩下降），监测颅内压可帮助提示分流系统阻塞的存在。患儿术后颅内压增高症状缓解后再次出现头痛、呕吐、囟门饱满时，应及时报告医生。轻者反复按压减压阀可使其再通，重者需更换分流装置。

（3）分流过度：脑脊液过度分流会引起急性硬膜下积液、血肿，或导致慢性裂隙脑室综合征。过度的脑脊液分流会导致颅内压降低、脑室缩小，与脑室壁合拢，这种状态又会引起间隙性的脑室管阻塞，从而又导致颅内压增高，形成裂隙脑室综合征。

（4）肠梗阻、腹痛、腹胀：多为脑室－腹腔分流术后脑脊液刺激腹膜所致，一般1周左右可消失。肠梗阻多为术后肠粘连所致；腹腔积液以小月龄婴幼儿多见，可能为腹膜腔吸收不良所致；内脏穿孔有结肠穿孔和直肠穿孔、膀胱穿孔等。对于不同腹腔并发症采取不同对症处理方式，调整、更换或拔出分流管，采用其他分流方案。

2. 第三脑室造瘘术后并发症

近年来随着内镜生产技术的创新与不断改进，神经内镜已成为微侵袭神经外科手术工具中的重要一员。目前神经内镜技术在小儿梗阻性脑积水的治疗中扮演着重要的角色。主要手术方式有脑室镜下脉络丛灼烧术、第三脑室底造瘘术（endoscopic third ventriculostomy, ETV）、中脑导水管成形术以及透明隔造瘘术等。其中ETV已成为梗阻性脑积水的首选手术方法。

术后并发症主要有颅内积气、颅内感染、硬膜下积液、术后发热、一过性的动眼神经麻痹、下丘脑损伤等。对于积气、积液、发热等并发症，术后对症处理，一般都能好转，护士在此期间应多关怀和安慰患儿，积极处理疼痛和发热，使患儿舒适。

三、健康指导

（1）指导家属专人看护患儿，避免挠抓伤口敷料。

（2）指导患儿摄入营养丰富的食物，促进伤口愈合。呕吐时将患儿头偏向一侧，避免误吸。

（3）远离磁场，可进行适当的身体锻炼，避免剧烈运动，防止分流管断裂。

（4）如出现颅内压增高症状，及时到医院就诊。

（5）因医生在进行手术时已经在腹腔内给分流管预留了足够的长度，所以，患儿在生长发育过程中，若分流管未出现堵塞、感染、断裂或再次脑积水，则无须更换分流管。

四、知识拓展

近年来，为了尽量减少并发症的出现，进一步提高脑室–腹腔分流术的成功率，人们一直在探索、创新，提出了很多改进方法，其中包括分流管的改进，取得了较好的临床疗效。这些新型分流管各具特点，对提高手术成功率有一定的帮助，例如亲水涂层分流管可预防分流管感染的发生、抗虹吸分流管可预防过度引流等并发症的出现，值得注意的是可调压分流管在脑室–腹腔分流术中的应用为治疗小儿脑积水带来了新的曙光，提供了更加合乎病理生理和生长发育特点的治疗途径，提高了脑室–腹腔分流术治疗小儿脑积水的成功率。儿童颅内压随着年龄的增长不断变化，术前准确判断患儿颅内压是比较困难的，临床上主要依据患儿的临床表现及影像学表现大致推测颅内压的高低。以往使用的传统分流管的压力一般分为低压、中低压、中压和高压，可供选择的范围太窄，不能够因人而异，而且术后压力不可以调节，随着患儿年龄的增长和病情的变化，术后经常出现严重的分流不足或分流过度等并发症，这时分流管就需要调整甚至更换，不但影响了手术的长期疗效，而且增加了患儿的痛苦和医疗费用。尤其对于严重脑积水、脑皮质菲薄的患儿，使用传统的分流管后可能出现脑皮质塌陷，导致硬膜下积液或硬膜下血肿等并发症。

可调压分流管在术前压力选择、术后压力调节及预防并发症等方面展现出了优点，尤其适用于脑室显著扩大、术前测颅内压不高的患儿。术前能够根据患儿的颅内压设置合适的分流压力，术后可根据患儿的病情变化或影像学变化及时无创性调节阀门压力，减少分流不足或分流过度等并发症的出现，避免了再次手术调整分流管。术后通过压力的不断调整，使患儿临床表现逐渐改善。国内外很多学者使用可调压分流管行脑室－腹腔分流术治疗小儿脑积水取得了良好的临床效果。

但由于可调压分流管价格昂贵，在国内不能普及使用，一旦出现感染、分流系统堵塞等并发症就要面临分流手术失败的风险，给患儿家庭造成较大的经济压力，所以可调压分流管的使用还有待规范化。

（王美科　郭雪琴）

第六节　狭颅症的护理

一、基础知识

（一）概述

小儿出生时头围约为 34cm，出生后前半年内每个月约增加 1.5cm，后半年每个月约增加 0.5cm，1 岁时头围约为 46cm，2 岁时为 48cm，5 岁时为 50cm，15 岁时接近成人头围（54 ～ 58cm）。狭颅症又称颅缝早闭症，是指出生时或出生后颅缝过早闭合导致的以颅骨畸形为主要特点的一类疾病，有报道称发病率约为 1/2500。

多种血液和代谢方面的异常、致畸剂以及基因突变均可导致颅缝早闭的发生。每种病因可能有不同的作用机制。如甲亢导致的颅缝早闭是因为在颅骨发育成熟前就发生了骨质融合；在低压性脑积水患儿中是由于脑组织引起骨质延伸作用消失。多数狭颅症患儿无明显症状。病因迄今不明。单纯的颅缝早闭常散发存在。此外，2% ～ 6% 的单发矢状缝早闭具有家族性，8% ～ 14% 的冠状缝早闭也具有家族性，两者均为常染色体显性遗传障碍。大多数病例可能为新的常染色体结构域的突变造成的。在颅盖骨发育的过程中骨缝功能的缺失可导致进展性颅骨畸形及神经功能障碍。

（二）分类及病理特点

根据临床评估角度的不同，可有多种分类方式。

（1）按累及颅缝：分单一颅缝早闭和复杂颅缝早闭。

（2）按疾病病因：分原发性颅缝早闭和继发性颅缝早闭。

（3）按临床表现：分非综合征型颅缝早闭和综合征型颅缝早闭。

（4）按头型改变：分舟状头、扁平头、斜头、三角头畸形（图 9-1）。

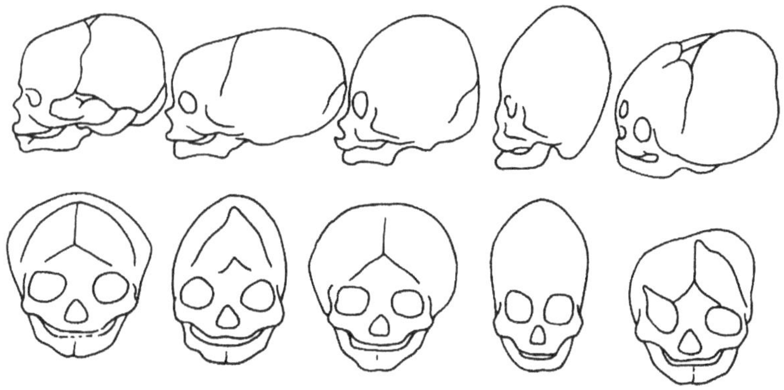

图 9-1　头颅的各种畸形

（三）临床表现

头颅畸形、颅内压增高、突眼、视力下降、视神经萎缩、精神障碍等。

（四）诊断方法

（1）X 线检查：可以反映颅骨受压情况和颌面畸形（即相应软组织的改变），尖头畸形患儿可见颅底下陷等表现。

（2）CT：可观察到颅骨骨缝闭合情况。

（3）MRI：可进一步了解颅骨生长和大脑发育情况。

二、围手术期护理

（一）患者术前评估与术前准备

1. 术前护理评估

（1）评估患儿有无安全风险。

（2）评估患儿有无颅内压增高症状。

（3）评估患儿有无突眼、视力下降和视神经萎缩。

（4）评估患儿有无精神障碍。

2. 术前护理措施

（1）观察患儿意识状态、瞳孔、生命体征的变化。

（2）注意患儿安全，做好安全防护宣教，签署护理安全告知书，防止发生外伤。

（3）对有颅内压增高症状的患儿遵医嘱按时给予脱水剂并观察脱水效果。

（4）必要时遵医嘱给予持续低流量吸氧，防止脑缺氧。

（5）对于突眼的患儿，遵医嘱日间给予眼药水滴眼，夜间给予眼药膏覆盖，防止发生角膜溃疡。

（6）尊重患儿，向家属讲解疾病相关知识，做好心理护理。

3. 术前健康教育及心理疏导

（1）心理指导：向患儿及家属讲解术前术后注意事项，缓解家属紧张、焦虑的心情，以取得合作，同时做好患儿的心理护理，减轻其对医院或手术的恐惧。

（2）安全指导：指导家属正确使用床档，开水瓶远离患儿，避免坠床、烫伤。

（3）营养护理：术前补充营养，补充奶类、蛋类、鱼肉类等富含优质蛋白的食物。

（二）术后评估及护理措施

1. 术后护理评估

（1）评估神经系统症状，如意识状态、瞳孔大小及对光反射等。

（2）评估患儿精神、面色、血压、心率变化，是否有失血性休克征兆。

（3）评估患儿呼吸道是否通畅，有无分泌物增多。

（4）评估患儿头皮肿胀情况及伤口敷料、引流液情况。

2. 术后护理措施

（1）病情观察：密切观察心率、呼吸、血压、血氧饱和度的变化，如发现患儿口唇发绀、脉搏微弱、四肢厥冷、手术创面渗血较多，应警惕失血性休克、凝血功能障碍的发生。

（2）体位：术后去枕平卧 4 ～ 6h，待全身麻醉清醒后，将床头抬高 30°，婴幼儿可采取怀抱方式。取头高位，有利于颅内静脉回流，减轻脑水肿。

（3）饮食：予以高热量、高蛋白、易消化的食物，以促进伤口愈合

（4）休息：保持患儿安静，减少刺激，避免患儿哭闹，必要时遵医嘱给予镇静药。

（5）呼吸道管理：床旁备好吸痰用物，及时清除呼吸道分泌物。对声音嘶哑、喉头水肿者，遵医嘱给予雾化吸入。

（6）疼痛护理：可通过观看动画片、玩喜爱的玩具分散患儿的注意力，以减轻疼痛。对疼痛剧烈、躁动不安者，必要时遵医嘱使用镇痛药。

（7）管道护理：保持各管道通畅，妥善固定，避免引流袋位置高于引流出口，倾倒引流液时注意严格遵守无菌操作原则，每班准确记录引流液的颜色、量、性质。每班查看尿液的量及颜色，积极补液，做好导尿管护理，避免逆行感染。

（8）皮肤护理：每 2h 翻身 1 次，头下垫清洁的低软枕，翻身时注意保持各引流管通畅，在压力性损伤高风险部位可预防性使用泡沫敷料。对婴幼儿尽量采取怀抱方式，切忌用手按压头部，避免头部伤口受压而影响手术效果。高热冰枕降温时冰枕的温度不

宜过低，以免影响头皮血液循环而致皮肤出现压力性损伤。

（9）眼部护理：对眼睑不能闭合者，用凡士林纱布覆盖或遵医嘱使用眼药膏、眼药水等。

（10）安全护理：预防头部外伤，要求专人陪护，尤其是坐立不稳的婴幼儿，要加强巡视和对留陪人员进行宣教。

3. 并发症的预防及护理措施

（1）伤口感染：伤口敷料如有渗出应及时报告医生予以更换。伤口感染多发生在术后 3 ～ 5d，感染时局部有明显的水肿、压痛及皮下积液，严重者可影响骨膜，甚至并发颅骨骨髓炎。

（2）脑脊液漏：一般情况下，术后 2 ～ 3d 引流液为血性液体，当引流液由血性突然转为清亮或变得稀薄时应警惕脑脊液漏。

（3）失血性休克：引流液在短期内迅速增多，如 1h 达 50ml 以上应立即报告医生，并根据医嘱补充血容量。

三、健康指导

（1）指导家属一定要保护好患儿头部，防止头部创面局部受压，避免外力作用和外伤。

（2）患儿呕吐时，家属要将其头偏向一侧，避免呛咳、误吸。麻醉清醒后取头高位，对婴幼儿采取怀抱方式，减轻头部水肿及避免伤口局部受压。

（3）指导饮食，合理喂养。保持患儿安静，减少刺激，避免患儿哭闹。

（4）患儿术后疼痛明显，家长要安抚好患儿，转移患儿注意力，减轻疼痛。

（5）指导家属在怀抱或安抚患儿时，注意保持引流管通畅，不得牵拉、扭曲、弯折引流管。

四、知识拓展

狭颅症手术的目的是扩大颅腔容积、降低颅内压力、保护脑功能、改善头颅外观。目前关于狭颅症的严重程度及手术时患儿年龄对患儿脑发育影响的研究较少，且狭颅症患儿畸形个体差异较大，因此理想的手术年龄一直无法确定。

手术时间主要取决于疾病的严重程度、手术方法。①对于非综合征型颅缝早闭，内镜下闭合骨缝切开手术越早施行越好，最好在出生后 3 个月内。开颅手术可以适当延迟。②对于矢状缝早闭及人字缝早闭，手术可以在出生后 3 ～ 6 个月进行。严重的矢状缝早闭需要行全颅盖切开重塑手术，由于手术创伤大、术中出血多，推迟到出生后 6 ～ 12 个月进行比较安全。③对于冠状缝早闭及额缝早闭，由于需要眼眶重塑，手术宜在出生后 6 ～ 12 个月进行。④对于综合征型颅缝早闭，建议在出生后 6 ～ 12 个月进行颅盖切开重塑手术和（或）额眶重塑手术。⑤对于颅内压显著增高的患儿，建议尽早手术，手术时间最好在出生后 3 个月左右，行颅腔扩大手术。

（郭雪琴　王美科）

参考文献

[1] 乐革芬，范艳竹，任学芳，等．神经外科亚专科护理学 [M]. 武汉：华中科技大学出版社，2023.

[2] 丁淑贞，于桂花．神经外科临床护理 [M]. 北京：中国协和医科大学出版社，2016.

[3] 霍龙伟，陈晨，郑虎林．小儿先天性脑积水手术治疗分析 [J]. 基层医学论坛，2015,19（28）:3923-3924.

[4] 纪翠蓉，段蕾，耳玉亮，等．2014 年全国伤害监测系统儿童头外伤就诊病例分布特征分析 [J]. 中华流行病学杂志，2016,37（4）:527-530.

[5] 雷霆，陈坚，陈劲草．颅脑损伤 [M]. 上海：上海科学技术出版社，2010.

[6] 雷霆．小儿神经外科学 [M].2 版．北京：人民卫生出版社，2011.

[7] 吕强．神经内镜辅助显微手术治疗儿童颅内肿瘤的效果及安全性研究 [J]. 中国实用神经疾病杂志，2019,22（17）:1934-1940.

[8] 汪迪飞．儿童脑积水外科治疗进展 [J]. 重庆医学，2016,45（22）：3145-3147,3153.

[9] 张琳琪，王天有．实用儿科护理学 [M]. 北京：人民卫生出版社，2018.

[10] 赵世光，刘恩重．神经外科危重症诊断与治疗精要 [M]. 北京：人民卫生出版社，2011.

第十章
立体定向放射治疗的护理

第一节 颅内肿瘤立体定向放射治疗的护理

多年来立体定向放射治疗一直是颅内原发性肿瘤、脑转移瘤等主要的治疗方法之一，是神经外科治疗中的一个重要组成部分。立体定向放射治疗对许多颅内肿瘤都有一定的疗效，其原理是一次性大剂量接受高能量射线（伽马射线或 X 线等）照射后，受照组织中仅有部分细胞的 DNA 双螺旋链被高能量射线打断，这些细胞因不能正常代谢而迅速死亡和破裂。同时，受照组织中的毛细血管壁也因射线作用而肿胀、变性、坏死、血管腔变窄、血液流动缓慢、血栓形成，最终造成血管闭塞，进一步使受照组织缺血缺氧，组织变性坏死，客观上形成第二次打击，从而抑制肿瘤生长，达到缓解临床症状、延长患者生命的目的。

立体定向放射治疗（如伽马刀）可用来治疗直径＜ 3cm 的听神经瘤、中等大小颅底脑膜瘤、三叉神经鞘瘤、小型垂体瘤、边界清楚的小型颅内肿瘤及术后残留的颅内肿瘤（直径＜ 3cm）等。

一、治疗前护理

（一）护理评估

（1）一般评估：评估患者意识状态、瞳孔、肢体活动、言语沟通和自主配合情况。

（2）病情评估：评估患者的过敏史、既往史及有无出血倾向。

（3）心理评估：评估患者及家属的心理状态及对治疗效果的期望。

（二）护理措施

（1）行血常规、凝血功能、心电图检查。患者的血小板和（或）凝血功能异常时，应该停止放射治疗。

（2）指导患者按时就餐和休息，保证充足的睡眠。治疗当日不用禁食，有高血压、糖尿病、癫痫史的患者继续口服相关的治疗药物；对有脑水肿的患者给予脱水治疗；对紧张、失眠的患者给予助眠药。

（3）告知患者预防感冒，治疗前 1d 洗头、洗澡，更换清洁病员服，取下活动义齿、手表及身上的全部金属饰物，以免治疗前定位时受干扰。

（4）给予患者心理疏导，以缓解其紧张情绪，提高治疗过程中的配合度。

（三）健康指导

（1）治疗前告知患者放射治疗所需的时间及返回病房的注意事项等，避免紧张情绪。

（2）告知患者在治疗后大多头痛不严重，一般治疗后当日或者 1 ～ 2d 即可出院。

二、治疗后护理

（一）护理评估

（1）评估患者意识状态、瞳孔、肢体活动，并监测生命体征。

（2）评估头部伤口、头架固定处有无渗血、渗液。

（3）评估患者有无头痛及头痛的部位、性质、程度。

（二）护理措施

（1）病情观察：观察患者意识状态、瞳孔、生命体征的变化等，做好护理记录，术后每小时监测 1 次生命体征，之后改为每 2h 监测 1 次，连续监测 2 次并记录。若病情需要，可根据医嘱继续观察。

（2）饮食护理：为患者制订合理的饮食计划，指导患者清淡饮食，多食用富含蛋白质、维生素等的食物，少量多餐。评估患者饮食量，对营养摄入不足者可通知医生静脉补充营养。

（3）体位和休息：放射治疗会使患者出现局部脑组织水肿，抬高床头 30° ～ 45°，有利于促进颅内静脉回流，以减轻脑水肿，缓解头痛。必要时可遵医嘱给予 20% 甘露醇快速静脉滴注，1 ～ 2 次 /d。保持病房舒适、安静，保持床单位的整洁，定时巡视患者，询问其生活需求。

（4）皮肤护理：放射治疗时头架固定处有皮肤损伤，头架固定处钉眼有时会有少量渗血，术后应用无菌棉球覆盖患处、压迫止血，并观察有无局部头皮感染，如发现异常，及时处理。棉球一般在治疗后第一天可去除。钉眼愈合期一般为 4 ～ 7d，在此期间避免洗头，以免伤口感染。

（三）并发症的预防和护理

立体定向放射治疗是一种非侵入性的治疗手段，对患者损害较少，出现的并发症较轻，一般表现为脑水肿及脑神经功能障碍。

（1）脑水肿：常见症状为头痛、恶心、呕吐，给予 20% 甘露醇和地塞米松治疗多可缓解。观察患者头痛的性质及程度，是否伴随喷射性呕吐，若出现明显颅内压增高的症状，严密观察意识状态、瞳孔、肌力和生命体征的变化。

（2）脑神经功能障碍：因受损神经不同，表现出的症状有所差异，如听力下降、面瘫、动眼神经麻痹、视力下降、面部麻木、声音嘶哑等，可予以营养神经药和进行高压氧治疗。建议患者在医生的指导下选择合适的治疗方案。适时安慰患者，根据患者不同的表现给予对应的护理，如对面瘫患者做好眼部护理、口腔护理；对视力下降患者保持病区光线明亮、走道通畅。

（四）出院指导

颅内肿瘤患者放射治疗后 3 个月至半年行头部 MRI 复查肿瘤情况，之后 6 个月至 1 年复查 1 次，如无明显异常，至少每年复查 1 次，终身随访。功能性垂体瘤患者还应定期复查血激素水平，以了解内分泌水平的动态变化情况，随后每半年复查 MRI 以明确有无异常，若患者激素水平始终无法恢复，可考虑药物辅助治疗或再次行伽马刀治疗；若肿瘤明显增大，应考虑手术治疗。

（田丹英　张丽华）

第二节　脑血管病立体定向放射治疗的护理

以伽马刀为代表的立体定向放射治疗，因创伤相对较小、畸形血管团闭塞率和并发症发生率相对较低，在脑动静脉畸形、海绵状血管瘤等脑血管病的治疗上得到了广泛应用。

伽马刀治疗脑血管病的原理是伽马刀使用 ^{60}Co 放射源衰变产生的 γ 线照射血管组织细胞，射线通过氧自由基生成等的电离作用造成包括 DNA 双螺旋链断裂在内的细胞结构损伤，甚至诱发细胞凋亡，而组织的修复、代偿性增生反应导致病灶内血管壁增厚、血管腔阻塞和血栓形成，最终使畸形血管团闭塞，达到治疗的目的。

立体定向放射治疗（如伽马刀）可以用来治疗小型或中等大小的动静脉畸形、海绵状血管瘤、部分脑动静脉瘘等脑血管病。

一、治疗前护理

（一）护理评估

（1）评估患者意识状态、瞳孔、肢体活动、言语沟通和自主配合情况。

（2）评估其他疾病史，如高血压、心脏病、糖尿病等病史及用药情况。

（3）评估畸形血管团的部位及大小，有无脑神经受损的症状。

（4）评估有无颅内压增高的表现。

（5）评估患者有无出血倾向及凝血功能情况。

（二）护理措施

（1）检查患者的血常规、凝血功能，对患者的身体状况进行全面评估，以确定患者满足放射治疗的条件。患者的血小板和（或）凝血功能异常时，应该停止放射治疗。

（2）治疗前用药：因合并疾病需服药的患者按照常规服药。

（3）放射治疗前，嘱患者洗头、洗澡，更换病员服；无须禁食，治疗当日早晨摄入清淡、易消化的食物，避免过饱。

（4）告知放射治疗的相关事项，提高治疗过程中的配合度。

（5）治疗前一晚保证患者充足的睡眠，必要时给予助眠药。

（6）治疗前取下活动义齿及随身佩戴的金属饰物。

（三）健康指导

（1）向患者及家属介绍有关脑血管病放射治疗的基本知识，以减轻治疗前的紧张情绪。

（2）告知多数患者治疗后损伤少、并发症轻，增强患者信心。

二、治疗后护理

（一）护理评估

（1）评估患者生命体征、瞳孔、意识状态，尤其注意血压变化。

（2）评估伤口局部情况，如头架固定处有无渗血、渗液。

（3）评估患者有无头痛及头痛的部位、性质、持续时间，有无疼痛伴随症状。

（二）护理措施

（1）病情观察：治疗后严密观察患者生命体征、意识状态和瞳孔变化，同时观察患者有无头痛、恶心、呕吐等症状。治疗后常规给予20%甘露醇和地塞米松预防放射性脑水肿。如恶心、呕吐症状严重，可遵医嘱给予甲氧氯普胺10mg肌内注射。

（2）饮食和休息护理：治疗后指导患者注意休息，避免情绪激动，多食高蛋白、高纤维素食物，保持大便通畅。

（3）皮肤护理：由于伽马刀治疗时头架固定处有皮肤损伤，因此术后用无菌棉球覆盖局部皮肤，并观察有无局部感染，如发现异常，及时对症处理。

（三）并发症的预防和护理

（1）疼痛：患者拆除头架后，会感到钉眼处疼痛，需向患者做好解释工作。若疼痛较重，可口服止痛药。

（2）放射性脑水肿：绝大部分患者无症状，无须治疗，少数患者出现头痛、头晕、恶心、呕吐等症状，可给予脱水治疗，如使用甘露醇、地塞米松等。在脱水治疗期间注意维持水、电解质的平衡，同时密切观察患者生命体征、意识状态和瞳孔变化，及时发现颅内高压。

（3）脑疝：较为罕见，多由脑血管畸形出血或水肿加重引起。患者可出现头痛、恶心、呕吐、意识改变，表现为意识由清醒到嗜睡，进而昏迷。一旦发现上述征象，应及时予以甘露醇脱水治疗，并进行头颅 CT 检查，根据结果进行相应的处理，必要时进行开颅手术。

（四）出院指导

（1）由于伽马刀治疗后畸形血管需要一段时间才能完全闭合，在完全闭合之前，畸形血管仍存在破裂出血的危险，因此要为患者制订合理的生活作息制度，避免患者劳累和情绪激动，控制血压。若出现突然的头痛、呕吐或视物模糊等颅内压增高的症状，要考虑是否有畸形血管出血的可能，应及时到医院就诊。

（2）保持营养供给，增强患者机体抵抗力，戒烟酒；避免用力排便，保持大便通畅。

（3）迟发性反应多在半年以内发生，甚至可在治疗 10 年以后发生，长期的随访复查很有必要。嘱患者定期复查，至少每年复查 1 次，不适随诊。

（田丹英　张丽华）

第三节　功能性疾病立体定向放射治疗的护理

随着 CT 和 MRI 技术的飞速发展，立体定向放射治疗也用于功能性疾病的治疗。在治疗三叉神经痛时，精确聚焦的射线汇聚在三叉神经根入脑桥区，医生通过调整剂量大小阻断痛觉的传导，而使触觉和运动神经纤维的功能保留，既达到止痛的目的，又不遗留并发症，对复发病例可行第二次治疗。部分研究表明，立体定向放射治疗对于改善帕金森病、癫痫、强迫症、精神分裂症、抑郁症、成瘾性疾病等的症状有一定疗效，但目前仍在探索阶段。本节以原发性三叉神经痛为例，介绍治疗前后的护理。

一、治疗前护理

（一）护理评估

（1）评估患者的意识状态、生活自理能力、跌倒风险、营养状态等。

（2）根据化验结果评估患者凝血功能并观察有无出血倾向。

（3）评估疼痛的部位、性质、持续时间及有无其他伴随症状。

（4）评估患者的心理状况、家庭及社会支持情况及有无焦虑、抑郁等不良情绪。

（二）护理措施

（1）心理护理：护士应主动与患者及家属沟通，耐心询问和倾听患者的感受，最大限度地满足患者的合理需求。鼓励其树立信心，自觉积极配合治疗。

（2）用药护理：在发放药物时要详细告知患者及家属每次服药的时间、品种和剂量，协助患者按时服药。卡马西平有致头晕的副作用，若服用该药物，要指导患者预防跌倒。

（3）疼痛护理：疼痛有可能是疾病的原发性疼痛，也有可能是放射性脑水肿引起颅内压增高而导致的疼痛，因此，需耐心倾听患者的主诉，观察疼痛的表现和伴随症状。根据患者情况选择合适的疼痛评估工具，对患者进行疼痛评分。轻度疼痛者可采用分散注意力、听音乐、深呼吸等措施减轻疼痛，中重度疼痛者及时通知医生，遵医嘱给予止痛药，注意观察用药的疗效及有无药物不良反应。若为颅内压增高引起的头痛，遵医嘱使用脱水剂并观察脱水效果，观察患者意识状态、瞳孔、肌力的变化。

（4）饮食护理：应选择高热量、高蛋白、高维生素、温软、无须咀嚼的食物，包括流食、半流食和软食，避免粗糙、干硬食物触发“扳机点”，从而诱发疼痛。

（三）健康指导及心理疏导

（1）向患者及家属介绍放射治疗的方法与步骤、治疗前后的注意事项等。治疗前取下活动义齿及随身佩戴的金属饰物。

（2）通过知识宣教缓解患者的紧张情绪和心理压力，确保整个治疗顺利完成。

（3）治疗前一晚洗头，无须剃头，治疗当日早晨饮食宜清淡，避免过饱。

（4）指导患者心理放松，充分休息。

二、治疗后护理

（一）护理评估

（1）评估患者的意识状态、瞳孔、生命体征的变化和肢体活动情况。

（2）评估钉眼处有无渗血及局部疼痛情况。

（3）评估患者有无头痛、恶心、呕吐等不适症状。

（4）评估患者的症状与治疗前相比有无改善或加重。

（二）护理措施

（1）患者治疗结束返回病房后，指导其卧床休息。若出现恶心、呕吐，可遵医嘱使用止吐药缓解症状，少量多餐。

（2）治疗后如出现颅内压增高症状，遵医嘱给予甘露醇、地塞米松治疗，严密观察意识状态、瞳孔及生命体征变化。

（3）钉眼处敷料一般在治疗后第一天可去除。勿用手挠抓钉眼，保持局部清洁干燥。若钉眼处疼痛明显，可遵医嘱适当使用止痛药缓解疼痛。

（4）治疗后仍需继续服药，做好服药相关指导。

（三）并发症的预防和护理

（1）面瘫：小部分患者治疗后自觉面部麻木胀痛，可给予面部局部按摩、保暖，促进血液循环。指导患者进食、饮水及洗脸时温度不可过高，以免烫伤。进食时应细嚼慢咽，防止咬伤，进食后漱口，减少食物残渣残留。

（2）放射性脑水肿：患者可出现颅内压增高症状。观察患者头痛的部位、程度、性质和持续时间。遵医嘱使用地塞米松和甘露醇预防和治疗，做好药物护理。

（四）健康指导

（1）立体定向放射治疗的作用是逐渐产生的，患者一般在治疗后数日至数月内疼痛得到缓解。指导患者治疗后仍须继续遵医嘱服药，不可随意减量或停药。

（2）保持劳逸结合，情绪稳定。

（3）寒冷季节注意面部保暖，防止面部受风。

（田丹英　张丽华）

第十一章

周围神经系统疾病的护理

第一节 周围神经系统疾病的概述

一、定义

周围神经系统包括脊髓和脑干软膜外的所有神经结构，即从脊髓腹侧和背侧发出的脊神经根组成的脊神经以及从脑干腹侧发出的脑神经（不包括嗅神经和视神经），还包括交感神经、副交感神经。

二、病因

周围神经系统疾病的病因主要为创伤、缺血、牵拉、高温、低温、电击、维生素缺乏、代谢障碍、中毒、感染、脱髓鞘、肿瘤压迫破坏等。

三、分类

神经外科常见的周围神经系统疾病有周围神经肿瘤和周围神经损伤两大类，其他还有糖尿病性周围神经系统疾病等。

四、临床表现

周围神经系统疾病的主要表现为肿块、疼痛、感觉障碍、运动障碍、异常姿势步态等。

五、辅助检查

（1）血液检查：对某些周围神经系统疾病的诊断很有意义。血生化检查可以明确患者的肝肾功能、电解质、血糖等，对系统性疾病并发周围神经系统疾病有提示意义，如糖尿病性周围神经系统疾病。

（2）脑脊液检查：对某些周围神经系统疾病尤其是免疫介导的周围神经系统疾病有辅助意义。

（3）神经电生理检查：包括肌电图、单纤维肌电图、分段测定神经传导速度，以发现有无神经传导阻滞现象以及听觉诱发电位、视觉诱发电位和躯体感觉诱发电位等。神经电生理检查对周围神经系统疾病患者的定位和定性均很有意义。

（4）影像学检查：CT、MRI 检查对诊断周围神经肿瘤具有重要意义；超声检查对周围神经损伤有辅助诊断意义。

六、治疗

周围神经系统疾病的主要治疗方式为手术治疗。周围神经肿瘤主要通过外科手术切除。而对于周围神经损伤，可采取神经松解术、神经缝合术、神经移植术等外科手术治疗。

七、护理

（一）术前护理

1. 术前护理评估

（1）评估患者的一般情况，如意识状态、精神、营养、心理，有无高血压、糖尿病、心脏病等慢性病。

（2）评估患者有无疼痛及疼痛的部位、性质、程度。

（3）对有周围神经损伤者评估肌力、肌张力、感觉功能，有无步态异常，有无关节畸形。

（4）评估患者家庭、社会支持以及对疾病治疗的期望。

2. 术前护理措施

（1）对疼痛明显者遵医嘱予以止痛药，并观察用药的效果。

（2）仔细倾听患者的主诉，主动安慰患者，缓解患者紧张不安或者焦虑的情绪，增强其对疾病治疗的信心。

（3）向患者解释进行相关术前检查的目的和意义。

（4）遵医嘱完善术前准备。

3. 术前健康指导

（1）对肌力下降或步态不稳者，指导防跌倒措施，为患者提供生活便利措施。

（2）感觉障碍者应预防烫伤。

（二）术后护理

1. 术后护理评估

（1）评估患者的生命体征、肌力、肌张力、感觉功能。

（2）评估疼痛的部位、性质及持续时间。

（3）评估患者皮肤，尤其是易受压部位及骨突处是否有压力性损伤。

2. 术后护理措施

（1）观察患者意识状态、生命体征的变化，及时记录。

（2）观察伤口敷料，如有渗血、渗液，及时通知医生处理。

（3）保持引流管引流通畅，避免弯折、扭曲，妥善固定，观察引流液的颜色、性质、量。

（4）针对患者的疾病给予个体化的护理。如对肢体活动障碍者抬高患肢以减轻水肿，指导患者进行功能锻炼；对截肢者关注肢体残端的愈合情况，做好患肢痛的护理。

3. 术后健康指导

（1）保持伤口干燥，避免感染。

（2）早期进行功能锻炼。

（黄桥桥　张丽华）

第二节　周围神经肿瘤的护理

周围神经肿瘤主要有神经鞘瘤和神经纤维瘤两类。神经鞘瘤又称施万细胞瘤，是源于施万细胞的良性肿瘤。神经纤维瘤多发生于皮下，可单发，也可多发，多发性的又称神经纤维瘤病。神经纤维瘤病根据临床表现和基因定位分为神经纤维瘤病 1 型和神经纤维瘤病 2 型。

一、流行病学

神经鞘瘤属良性肿瘤，常发生于感觉性的脑神经、脊神经的后根和较大的周围神经干。据国内流行病学资料，发生于椎管内的神经鞘瘤占椎管内肿瘤的 47.13%，发生于周围神经者占周围神经肿瘤的 46.4%，发生于脑神经者占颅内肿瘤的 9.5%。女性发病多于男性。

神经纤维瘤属于错构瘤，起源于外胚层，可累及中胚层、内胚层。从新生儿到老年人均可发病。身体任何部位的皮下组织、周围神经干、神经根均可发生神经纤维瘤。神经纤维瘤占周围神经肿瘤的 31.76%，占神经系统肿瘤的 11.5%。

神经纤维瘤病属于常染色体显性遗传病，为神经皮肤综合征之一，占周围神经肿瘤的 8.4%，占神经系统肿瘤的 3.04%。从新生儿到老年人均可发病。10 ～ 20 岁和 50 ～ 70 岁为 2 个发病年龄高峰。女性发病率是男性的 1.85 倍。

周围神经系统的恶性肿瘤多为极其危险的肿瘤，肿瘤沿神经干蔓延并血行转移到肺和肝脏，5 年生存率极低。恶性周围神经鞘瘤（malignant peripheral nerve sheath tumor，MPNST）是起源于周围神经鞘的具有侵袭性的软组织恶性肿瘤，占软组织肿瘤的 6%，发病率为 0.001%，通常发生于软组织深部，超过 50% 病例来源于神经纤维瘤病 1 型。

二、病理分类

神经鞘瘤和神经纤维瘤的病理分类见表 11-1。

表 11-1　神经鞘瘤和神经纤维瘤的病理分类

肿瘤类型	病理分类
神经鞘瘤	细胞型 丛状型
神经纤维瘤	黑色素型 丛状型

三、临床表现

周围神经肿瘤的临床表现因肿瘤的位置和患者的个体差异而有所不同，主要临床表现为肿块、疼痛、功能缺失。部分患者可能除了触及体表肿物外，没有其他症状；有些良性和恶性周围神经肿瘤，常见主诉为疼痛，但因个体差异而描述可能有所不同；如肿瘤突然增大，会出现感觉、运动障碍及周围神经损伤。

神经纤维瘤病 1 型患者的临床表现为多发皮肤结节、皮肤色素斑（牛奶咖啡色斑）和神经纤维瘤样的象皮病，周围神经纤维多呈串珠样增生，有的还伴有智力低下和其他疾病，少数患者出生时即出现骨骼发育异常或肿瘤生长过程中压迫骨骼引起异常，生长于胸腔、纵隔、腹腔或盆腔的神经纤维瘤可引起内脏症状，其中消化道受累可引起胃肠出血或梗阻，还可引起内分泌异常等。神经纤维瘤病 2 型患者的临床表现多为双侧听神经瘤或其他中枢神经系统肿瘤，也可见周围神经神经鞘瘤，少见皮肤表面的色素斑。

四、辅助检查

（1）MRI：是周围神经肿瘤最重要的影像学检查之一，有利于判断肿瘤样病变和区分不同类型肿瘤。

（2）PET：通过对软组织病变进行代谢显像，以发现恶性肿瘤和转移。

（3）超声多普勒检查：对诊断有一定价值。

（4）神经电生理检查：可通过肌电图与诱发电位中电位变化的振幅、潜伏期等判断神经系统及肌肉的损害状态，对神经源性损害有诊断价值，表现为神经传导减慢等。

（5）病理活检：对诊断不明确的占位有一定的应用价值，可通过超声引导下分次活检明确病理诊断。

五、治疗原则

对于生长极为缓慢，表现为缺陷性病变特性而非肿瘤特性的周围神经肿瘤，可随访并保守治疗。若肿块无明显增长和神经功能缺失，可不做进一步外科处理。

对大多数周围神经肿瘤而言，最基本的治疗目标是尽可能地切除肿瘤，同时最大限度地避免损伤神经。部分肿瘤与周边结构紧密粘连，肿瘤包膜本身可能黏附着重要结构，切除时注意保护神经功能。对于肢体近端的恶性神经肿瘤可能需截肢处理。

六、护理

（一）术前护理

1. 术前护理评估

（1）了解患者一般情况、既往健康状况、过敏史、手术史、家族史、遗传史、女性患者生育史，既往有无高血压、糖尿病、心脏病等。

（2）了解肿瘤部位、大小，是否疼痛及疼痛程度，有无服用止痛药。

（3）评估肢体活动情况及感觉。

（4）评估患者日常生活能力。

2. 术前护理措施

（1）向患者介绍疾病知识、手术方式、术后可能的不适，告知留置引流管的目的及相关注意事项。

（2）根据患者的肿瘤部位，常规备皮，清洁皮肤或沐浴，更换清洁病员服。

（3）术前饮食指导，摄入营养丰富、易消化的食物。术前禁食 8 ～ 12h、禁饮 4h。

（4）检查患者血型，遵医嘱备血。

（5）评估患者有无疼痛及疼痛的性质，必要时遵医嘱给予止痛药。

（6）对肢体麻木、感觉障碍或运动障碍患者，注意观察症状变化情况，做好个体化指导，预防烫伤、跌倒等意外伤害。

（7）加强患者心理护理，主动介绍疾病特点、治疗目的、手术方案、可能发生的并发症等知识，消除患者对手术的恐惧、紧张心理。

3. 术前健康指导

（1）指导患者术前注意保暖，预防感冒，保证充足睡眠。

（2）指导患者练习床上大小便。

（二）术后护理

1. 术后护理评估

（1）密切监测患者意识状态、生命体征。

（2）评估患者术后有无疼痛及疼痛的部位、性质、持续时间，有无伴随症状。

（3）评估伤口敷料渗血、渗液情况，引流是否通畅及引流液的颜色、性质、量。

（4）评估患者跌倒 / 坠床、压力性损伤、误吸、窒息、管道滑脱、深静脉血栓形成等风险，评估患者日常生活能力。

（5）评估患者手术肢体活动能力、感觉。

2. 术后护理措施

（1）密切监测患者生命体征变化。

（2）观察患者肢体活动情况，观察患肢远端皮肤颜色、温度、动脉搏动，倾听患者有无肢体肿胀等不适。

（3）保持气道通畅，给予氧气吸入，监测血氧饱和度。

（4）妥善固定各种引流管，防止脱出，翻身时注意避免引流管扭曲、弯折。

（5）观察伤口引流是否通畅及引流液的颜色、性质和量，观察伤口敷料渗血、渗液情况，如发现异常，及时报告医生，并协助处理。

（6）全身麻醉术后患者取平卧位，头偏向一侧，以防呕吐物误入气道造成误吸。全身麻醉清醒后先给予患者少量温水，观察有无呛咳，根据医嘱给予流质饮食，并逐渐过渡到半流质饮食、普食。局麻术后患者遵医嘱进食，指导患者摄入营养丰富、易消化食物，如蔬菜、水果、瘦肉、鸡蛋、牛奶、肉汤等，促进伤口愈合，增强机体免疫力，促进组织修复，预防便秘。

（7）倾听患者主诉，观察患者疼痛的部位及性质，可通过听音乐、深呼吸、聊一些患者感兴趣的话题转移其注意力，如患者疼痛程度较重，遵医嘱给予止痛药，评估并记录用药后效果。

3. 术后并发症的预防和护理

（1）伤口出血：密切观察伤口敷料有无渗血、渗液。如渗血、渗液较多，应立即告知医生，更换敷料，遵医嘱给予对症处理。

（2）疼痛：一般术后 24h 内最为剧烈，随着病情逐渐缓解，遵医嘱应用止痛药。

（3）伤口感染：注意倾听患者有无手术部位疼痛等主诉，监测患者体温变化，观察伤口敷料渗出液、引流液的颜色、性质和量。如发生感染，应遵医嘱给予抗生素治疗。

（4）其他：术后可能发生压力性损伤、便秘、坠积性肺炎、尿路感染、下肢深静脉血栓形成等并发症。术后向患者讲解可能发生的并发症，加强皮肤护理，协助患者翻身。指导患者摄入高热量、高蛋白、高维生素和含较多粗纤维的食物，每日顺时针按摩下腹部，以促进肠蠕动，预防腹胀和便秘。鼓励患者做深呼吸，促进肺泡扩张，增加肺活量，预防呼吸道并发症。适当增加饮水量，以起到生理性冲洗膀胱的作用，尽早拔出导尿管，预防尿路感染。指导患者卧床期间进行踝泵运动。病情允许的情况下，指导患者早期下床活动，预防下肢深静脉血栓形成。

4. 术后健康指导

（1）指导患者合理饮食，摄入高热量、高蛋白、高维生素、易消化的食物，预防便秘，促进伤口愈合。

（2）指导患者保持伤口清洁、干燥，避免伤口感染。

（3）指导患者遵医嘱服用维生素 B、甲钴胺等营养神经药。

（4）告知患者术后 3 个月复查，了解有无肿瘤复发，出现不适，随时就诊。

（黄桥桥　张丽华）

第三节　周围神经损伤的护理

周围神经损伤是指各种损伤因素导致周围神经结构及功能不同程度的损伤，引起该神经支配区域的肢体运动、感觉及温度调节等功能障碍、营养障碍，病残率极高。尽管显微神经外科的进步已使周围神经损伤的预后有了很大的改善，但周围神经损伤的机制和范围仍旧对预后有重要影响。

一、流行病学

小儿周围神经损伤大多与牵拉或者外伤有关，损伤会导致患儿出现严重的感觉障碍、运动障碍和营养障碍，甚至会留下终身残疾。肢体创伤伴周围神经损伤的发病率为1.64%，臂丛损伤是近几年周围神经损伤的研究热点，约占创伤总数的 1.2%。

二、分类

（一）周围神经损伤的 Seddon 分类

（1）神经失用：因神经受压迫或挫伤导致短暂的不完全的可逆的神经功能丧失，一般数小时或数周后恢复，神经轴突和鞘膜完整，轻者神经生物膜的离子通透性紊乱，重者节段性脱髓鞘，肌电图检查有纤颤电位。好发于臂丛神经、桡神经、尺神经、正中神经和腓神经。

（2）轴索断裂：轴索和髓鞘完全断裂但膜性结缔组织结构尚保存，周围神经受到明显的损伤，损伤近端的神经功能尚可，损伤远端的感觉、运动和自主神经功能立即全部丧失，发生Waller变性，再生能力取决于损伤部位到效应器间的距离，再生的速度和患者的年龄等因素有关。肌电图检查示肌肉随意动作电位消失，2周后显示去神经状态。

（3）神经断裂：周围神经发生完全或不完全断裂，多属于严重的开放性损伤，不能期望获得完全的神经再生或功能恢复。

（二）病因分类

根据造成周围神经损伤的原因可以分为火器伤、牵张性损伤、压迫性缺血、注射性损伤等。

（1）火器伤：常是连续性尚保持的神经损伤，部分可实现神经功能恢复。

（2）牵张性损伤：可造成广泛神经损伤。如骨折、关节脱位时，外在张力超过神经的耐受力，可引起神经失用或轴索断裂。轻度的牵张性损伤预后良好，但严重的牵张性损伤常伴广泛的神经内纤维化，需要手术治疗。

（3）压迫性缺血：对神经组织压迫的同时对神经血运也会造成损害，持续性机械性压迫是造成神经压迫性麻痹的主要原因。臂丛神经、尺神经、坐骨神经和腓神经易发生压迫性缺血。严重的钝挫伤、骨折伴有血管损伤等会导致神经和其他组织的严重缺血性损害，应立即进行减压手术。

（4）注射性损伤：一种医源性损伤。其机制推测有注射针头的直接损伤、瘢痕挛缩引起的继发损害和化学药物对神经纤维的毒性作用所导致的损伤。较易引起注射性损伤的药物是青霉素钾盐、地西泮、氯丙嗪等。

三、临床表现

（1）臂丛神经损伤：主要表现为神经根型分布的运动、感觉障碍。臂丛神经上部损伤表现为整个上肢下垂，上臂内收，不能外展、外旋，前臂内收伸直，不能旋前、旋后或弯曲，肩胛、上臂和前臂外侧有一狭长的感觉障碍区。臂丛神经下部损伤表现为手部小肌肉全部萎缩，呈爪形，手部尺侧及前臂内侧有感觉缺失。

（2）腋神经损伤：肩关节运动障碍，肩关节外展幅度减小，三角肌区皮肤感觉障碍，三角肌萎缩，肩部失去圆形隆起的外观，肩峰突出，形成方形肩。

（3）肌皮神经损伤：肌皮神经受伤后出现肱二头肌、肱肌运动障碍及前臂外侧的皮肤感觉障碍。

（4）桡神经损伤：桡神经为全身神经中最易受损者，桡神经损伤常并发肱骨中段骨折。主要表现为伸腕无力，垂腕为典型症状，拇指外展及伸展力消失，手背第一掌骨、第二掌骨间感觉完全消失。

（5）正中神经损伤：前三指屈曲功能丧失；拇指对掌运动功能丧失；大鱼际肌萎缩，出现猿掌畸形；食指、中指末节感觉消失。

（6）尺神经损伤：第四指和第五指的末节不能屈曲；骨间肌萎缩，手指内收、外展功能丧失；小鱼际肌萎缩；小指感觉完全消失。

（7）胫神经损伤：跟腱反射消失，足和趾不能屈曲、不能内收，行走时足跟着地，骨间肌萎缩，呈爪形足。小腿后面、足及足跟外侧、足底感觉障碍。

（8）腓总神经损伤：出现垂足畸形，患者为了防止下垂的足趾拖于地面，步行时脚部高举，呈跨越步态。

（9）坐骨神经损伤：坐骨神经完全断伤时，临床表现与腓总神经和胫神经联合损伤时类似。踝关节与趾关节无自主活动，足下垂，呈马蹄样畸形，踝关节可随患肢移动而呈摇楔样运动；小腿肌肉萎缩，跟腱反射消失，膝关节屈曲力弱，伸膝正常。坐骨神经部分损伤时，股二头肌常麻痹；小腿或足底常伴有跳痛、麻痛或灼痛。

（10）股神经损伤：运动障碍，股前肌群瘫痪，行走时抬腿困难，不能伸小腿；感觉障碍，股前面及小腿内侧面皮肤感觉障碍；股四头肌萎缩，髌骨突出；膝反射消失。

四、辅助检查

（1）神经电生理检查：包括肌电图、神经传导速度的测定。肌电图检查和躯体感觉诱发电位对判断神经损伤部位、程度以及观察损伤神经再生和恢复情况有重要价值。

（2）其他：包括 X 线检查、CT 和 MRI，必要时辅以血管造影以明确是否合并其他损伤。

五、治疗原则

1. 非手术治疗

（1）营养神经药治疗。

（2）物理治疗，如按摩、电刺激等。

（3）保持关节活动度，进行功能康复训练。

2. 手术治疗

（1）神经松解术：切除神经外膜和束膜间的瘢痕组织并注意保留神经的血运。

（2）神经缝合术：神经完全断裂，或切除两端瘢痕后缺损＜ 2cm，远近两端游离后端端对位的无张力缝合。可分为外膜缝合、束膜缝合和外束膜联合缝合。

（3）神经移植术：视移植物来源不同可分为异种神经移植、同种异体神经移植和自体神经移植。

（4）神经移位替代术：将一功能相对次要的神经切断后缝合于近侧已毁损的重要神经的远侧断端，以期替代其功能。

（5）神经植入术：在神经远侧和肌肉近侧均已毁损的情况下，将神经近侧的断端分成若干束植入肌肉内，或接长后分束植入，以期恢复部分运动功能和感觉功能。

六、护理

（一）术前护理

1. 术前护理评估

（1）了解患者既往史、过敏史、化验结果、饮食、睡眠、营养状况。

（2）检查患者患肢运动、感觉功能及皮温。

（3）评估患者疼痛情况。

（4）评估患者有无异常姿势、步态不稳，有无跌倒风险。

（5）了解患者心理状况、社会关系，评估患者有无焦虑、抑郁。

2. 术前护理措施

（1）由于神经生长速度缓慢，因此患者有一个较长的心理等待期，期盼病情快点好转，恐惧术后恢复不佳，对此要同患者进行较好的心理沟通，让患者树立信心，积极配合治疗。

（2）观察手术部位的皮肤情况，有无糜烂、溃疡、皮疹等情况，给予患者手术区域备皮及皮肤清洁。

（3）术前练习床上排尿，以免术后不习惯床上排尿而发生尿潴留。

（4）全身麻醉患者术前禁食 8 ～ 12h、禁饮 4h，防止麻醉时呕吐和术后胃肠胀气。

（5）患肢保持功能位，减轻肢体肿胀，给予关节被动运动指导，预防关节僵硬、挛缩。

（6）评估患者疼痛情况，通过听音乐、深呼吸、聊一些患者感兴趣的话题转移其注意力，如患者疼痛程度较重，遵医嘱给予止痛药，评估并记录用药后效果。

3. 术前健康指导

（1）告知患者各种治疗和护理的目的、意义及可能出现的不适情况，使之能积极配合治疗。

（2）告知患者术后留置引流管的目的、防止管道滑脱的注意事项，使患者配合。

（3）术前注意保暖，预防感冒，保证充足睡眠。

（4）对有跌倒风险者指导预防跌倒的措施；对有感觉障碍者，指导洗脸水、泡脚水的温度不要太高，预防烫伤。

（二）术后护理

1. 术后护理评估

（1）密切监测患者意识状态、生命体征。

（2）评估患者术后疼痛的性质和程度。

（3）评估伤口敷料渗血、渗液情况，引流是否通畅及引流液的颜色、性质、量。

（4）评估患者跌倒 / 坠床、压力性损伤、误吸、窒息、管道滑脱、下肢深静脉血栓形成等风险，评估患者生活自理能力等。

（5）评估患者术后肢体活动情况。

2. 术后护理措施

（1）体位：①全身麻醉术后患者在麻醉未清醒前平卧，头偏向一侧，防止因呕吐而引起误吸。清醒后可根据病情改变体位。②腰麻及硬膜外麻醉术后患者取平卧位，6h 后若无禁忌，可根据病情改变体位。③臂丛神经麻醉术后患者取平卧位，肢体置于功能位，注意保护患肢，防止受压。

（2）妥善固定各种引流管，防止脱出，翻身时注意引流管不要扭曲、弯折，观察引流管是否通畅及引流液的颜色、性质和量，如发现异常，及时报告医生。

（3）遵医嘱给予患者维生素 B、甲钴胺等营养神经药。

（4）饮食：全身麻醉及硬膜外麻醉患者，根据病情术后 6h 可进食流质食物，然后过渡到半流质食物或普食。臂丛神经麻醉患者术后 4h 可进食。宜摄入高蛋白、高热量、富含维生素的食物，以补充足够的营养，促进伤口愈合及机体恢复。

3. 术后并发症的预防和护理

（1）伤口出血：密切观察伤口敷料有无渗血、渗液。如出现大出血，立即报告医生，协助进一步处理。

（2）疼痛：一般术后 24h 内最为剧烈，以后慢慢缓解，可遵医嘱应用止痛药。若疼痛缓解后又加重，应考虑是否出现伤口感染。

（3）头晕：主要发生于面神经损伤术后的患者，与内耳前庭神经刺激或术中损伤半规管有关，一般术后前 3d 最明显，10d 内随着功能恢复，头晕可逐渐好转并消失。指导患者避免头部活动过多，加强安全护理，下地活动时需有人搀扶，避免跌倒。

（4）脑脊液鼻漏：一般发生于术后 3 ～ 5d。术后嘱患者保持鼻腔清洁，避免打喷嚏、挖鼻、用力咳嗽等行为，严禁堵塞鼻孔和冲洗鼻腔。注意倾听患者是否有鼻腔内流出清水样液体的主诉，必要时可留取标本进行化验。如确实有脑脊液鼻漏，应卧床休息，并将床头抬高 15° ～ 30°；如脑脊液鼻漏较多且伴有头痛，考虑是否出现低颅内压，可指导患者取平卧位并适当多饮水，遵医嘱补液，使用抗生素预防感染。

（5）伤口感染：注意监测患者体温变化，倾听患者是否有手术部位疼痛等主诉，观察伤口敷料渗出液、引流液的颜色、性质和量。如发生感染，应遵医嘱给予抗感染治疗、对症处理。

（6）尿潴留：术后 6 ～ 8h 不能排尿多与麻醉及体位不适等因素有关。可用听流水声、热敷并按摩膀胱区等办法引导排尿，必要时留置导尿管。若不能排尿，多是体位不适引起的，在病情允许的情况下可坐起或站起排尿。

4. 术后健康指导

（1）指导患者进行功能锻炼，适量运动有助于受损神经功能恢复，避免肌肉僵硬、萎缩。

（2）通过抬高患肢等方法减轻患肢水肿，起到减轻疼痛的作用。

（3）肢体活动减少、运动不足可能导致患者骨质疏松，可以通过适当负重运动锻炼肌肉和骨骼，饮食中注意补充钙和维生素 D，也可增加日照以促进维生素 D 生成和钙吸收。

（4）保持伤口干燥，避免伤口感染。

（黄桥桥　张丽华）

第十二章
神经外科重症护理

第一节　神经外科重症患者收治标准及转出指征

一、神经外科重症患者收治标准

（1）GCS 评分＜ 12 分的急重症患者，如重症颅脑损伤、脑出血、脊髓损伤的患者；围手术期神经外科重症患者，如颅后窝手术及需留置气管插管的患者；GCS 评分＜ 12 分，蛛网膜下腔出血的患者；神经系统感染、癫痫持续状态等神经系统急重症患者；突发病情变化的需重症监护的患者。

（2）急性、可逆、已经危及生命的器官功能不全，经过 NICU 的严密监护和加强治疗，短期内可能康复的患者。

（3）存在各种高危因素、具有潜在生命危险，经过 NICU 的严密监护和及时有效治疗，可能降低死亡风险的患者。

（4）在慢性器官功能不全的基础上，出现急性加重且危及生命，经过 NICU 的严密监护和治疗可能会恢复到原来状态的患者。

二、神经外科重症患者转出指征

（1）神经系统疾病已得到有效治疗，神经功能稳定或明显改善的患者；癫痫持续状态已受控制、无威胁生命抽搐的患者。

（2）不需要血管活性药物治疗、没有危及生命的心律失常、不需要有创的血流动力学监测的血流动力学稳定患者。

（3）呼吸状态稳定、脱离呼吸机、无须特殊氧疗的患者。

（4）其他器官（心、肝、肾等）功能稳定或明显改善的患者。

（5）内分泌失调、酸碱平衡紊乱、电解质紊乱等已获纠正，趋于稳定或明显改善的患者。

（6）病情稳定，已不需要使用特殊监护仪器监测的患者，有可能需要常规生命体征监测。

（7）患者不再从继续加强监测治疗中获益。

（王美科）

第二节　神经外科重症患者的气道管理

神经外科重症患者往往伴有不同程度的意识障碍、呼吸功能障碍，导致自主排痰能力下降，气道分泌物不能有效排出，需建立人工气道来保持气道通畅以挽救生命。根据患者病情不同，可选择不同类型的人工气道。做好人工气道的维护和管理，对维持气道通畅、减少并发症的发生及挽救患者生命起着至关重要的作用。

一、人工气道的定义及目的

人工气道是为了保证气道通畅而在生理气道与其他气源之间建立的连接，分为上人工气道和下人工气道，是呼吸系统危重症患者常见的抢救措施之一。上人工气道包括口咽气道和鼻咽气道，下人工气道包括气管插管和气管切开等。

建立人工气道的目的是保持患者气道的通畅，有助于呼吸道分泌物的清除及进行机械通气。人工气道的应用指征取决于患者呼吸功能、循环功能和中枢神经系统功能状况。结合患者的病情及治疗需要选择适当的人工气道。

二、人工气道类型及特点

（一）咽部通气道

咽部通气道分为口咽通气道和鼻咽通气道，常为中空圆管状，弯曲的形状大致与口咽部或鼻咽部矢状面相近，将其插入后可形成一个有效通道，可以保证持续呼吸通畅，便于清除分泌物。因为不能封闭气道，所以咽部通气道不能连接呼吸机辅助通气。

1. 口咽通气道

口咽通气道质地较硬，具有良好的解剖学弧度，是能将舌从咽后壁提起，从而提供气流的通道，可防止昏迷患者舌后坠造成气道堵塞，可在数秒内迅速获得有效通气。

（1）适应证：①患者意识障碍程度不深，短时间可清醒；②患者随时有生命危险，先放置口咽通气道为后续抢救赢得时间。

（2）禁忌证：①喉头水肿、气管内有异物、哮喘、咽反射亢进的患者；②口腔内有门齿折断或脱落危险的患者；③有误吸危险的患者；④有心脑血管病的患者不适合长时间使用。

（3）并发症：①牙齿损伤；②口腔黏膜破损；③呕吐、误吸；④喉痉挛和支气管痉挛。

2. 鼻咽通气道

鼻咽通气道质地柔软，具有一定的弹性，患者耐受性较好。插入长度一般为从鼻前庭到咽腔声门的前方，通过调节插入的深度，解除上气道梗阻，同时便于吸引咽腔分泌物，有效保证上气道通畅。

（1）适应证：①全身麻醉拔管后气道不全梗阻；②各种原因导致的上气道梗阻。

（2）禁忌证：①导管粗细与患者鼻腔不适合；②鼻内有出血倾向。

（3）并发症：①鼻出血；②鼻窦炎；③口鼻咽部黏膜压迫性溃疡。

（二）气管插管

能有效封闭气道，带有气囊，可防止误吸，可连接呼吸机，保障有效通气。操作简便易行，仅需用喉镜引导，不需要特殊的仪器设备，是机械通气或急救时通畅气道的首选途径。气管插管按路径可分为经鼻气管插管和经口气管插管两种。

1. 经鼻气管插管

经鼻气管插管较经口气管插管更易被患者耐受，容易固定，维持时间长，一般可维持一周以上，若气道护理适当，可维持更久。但经鼻气管插管操作难度大，所用导管细，阻力大，分泌物吸引有一定困难，易引起鼻窦炎。

（1）适应证：①上气道梗阻；②意识障碍或咳嗽反射丧失导致气道分泌物潴留；③呼吸衰竭，需行有创机械通气。

（2）禁忌证：①严重喉梗阻；②凝血功能差；③鼻咽解剖结构明显异常；④颅底骨折、鼻腔创伤、紧急情况等。

（3）并发症：①气管导管误入食管；②心律失常、血压升高；③气管导管误入单侧主支气管；④鼻腔黏膜溃疡；⑤气管导管阻塞。

2. 经口气管插管

经口气管插管操作简便，易掌握，导管管径较大，便于分泌物引流及气管镜检查等，但不易固定，口腔护理困难，维持时间不宜超过一周。

（1）适应证：①上气道梗阻；②意识障碍或咳嗽反射丧失导致呼吸道分泌物潴留；③呼吸衰竭，需行有创机械通气；④心肺复苏时的急救处理；⑤作为气管切开或经鼻气管插管的过渡措施。

（2）禁忌证：①严重喉梗阻；②凝血功能差；③口腔严重创伤。

（3）并发症：①气管导管误入单侧主支气管；②气管痉挛；③肺部感染；④气管导管阻塞；⑤口腔黏膜溃疡。

（三）气管切开置管

气管切开置管在临床上用于解决上气道梗阻，对于长期昏迷或不能主动排痰的患者，可作为充分清除气道分泌物、解除气道梗阻的有效方法。其特点为无效腔最小，套管易于固定，便于吸引气道分泌物。患者对气管切开的耐受程度好，可长期带管。但气管切开置管作为损伤最大的人工气道，有一定的并发症，如感染、出血、术后瘢痕等。气管导管分为金属套管和塑料／硅胶套管两类。

1. 金属套管

有内套管，方便定时更换、消毒灭菌。但临床常用的金属套管无气囊，无法密封气道，不能接呼吸机行机械通气。

（1）适应证：①上气道梗阻；②意识障碍或咳嗽反射丧失导致气道分泌物潴留，短期内难以恢复气道分泌物自主清除能力；③塑料／硅胶套管拔管前的过渡阶段。

（2）禁忌证：气管切开置管没有绝对禁忌证。相对禁忌证包括：①重度凝血功能障碍；②重度呼吸功能不全；③气管切开处局部软组织感染。

（3）并发症：①皮下气肿；②气胸；③出血。

2. 塑料／硅胶套管

分为带内套管型和不带内套管型。塑料／硅胶套管带气囊，充气后能封闭气道，可连接呼吸机行机械通气。有的套管还可行声门下吸引。

（1）适应证：①上气道梗阻；②意识障碍或咳嗽反射丧失导致气道分泌物潴留，短期内难以恢复气道分泌物自主清除能力；③预计需要较长时间机械通气治疗。

（2）禁忌证：气管切开置管没有绝对禁忌证。相对禁忌证包括：①重度凝血功能障碍；②重度呼吸功能不全；③气管切开处局部软组织感染。

（3）并发症：①皮下气肿，大多于数日后自行吸收，无须特殊处理；②气胸；③出血；④拔管困难；⑤气管食管瘘，较少见。

三、人工气道的护理

（一）咽部通气道的护理

（1）评估患者意识状态、口咽部及气道分泌物、牙齿是否松动或脱落、血氧饱和度。

（2）根据患者门齿到耳垂或门齿到下颌角的距离选择适宜型号的口咽通气道。

（3）口咽通气道的置入方法有 2 种。①直接放置法：将通气管的咽弯曲沿舌面顺势送至上咽部，将舌根与口咽后壁分开。②反向插入法：将口咽管的咽弯曲部分向腭部（凸面朝向舌）插入口腔，当其内口接近口咽后壁时（已通过悬雍垂），旋转 180°，在患者吸气时顺势向下推送，将舌和会厌从咽后壁抬起，从而畅通气道。操作轻柔，可从臼齿放入后再调整方向，以免损伤前门牙。若操作过程中遇阻力，应调整通气道方向或型号，避免损伤和暴力操作。

（4）每日进行 3 ～ 4 次口腔护理，并注意做好口咽通气道的清洗，每日更换，防止口腔黏膜溃疡及痰痂堵塞口咽通气道，必要时予以气道湿化。

（5）若口咽通气道、鼻咽通气道不能维持气道通畅，或患者病情发生变化，应及时通知医生处理，更换为其他的人工气道，如给予气管切开置管。

（6）鼻咽通气道的固定：置管成功后，使用传统方法，用胶布交叉固定于面颊两侧，或者用十字交叉法固定于鼻梁，注意无张力粘贴，保护好鼻部皮肤、鼻腔内皮肤并定期观察。

（二）气管插管的护理

（1）妥善固定气管插管：气管插管要牢固固定，每班要检查导管固定的松紧度，测量并记录外留长度（门齿刻度），一般来说，成年男性患者插管深度为 22 ～ 24cm，女性为 21 ～ 23cm。每次进行口腔护理后，应改变牙垫的位置，检查插管深度并重新固定，防止压力性损伤。对躁动、意识不清的患者可遵医嘱给予镇痛镇静，必要时实施保护性约束，防止意外拔管。

（2）体位管理：帮助患者取舒适体位，抬高床头 30° ～ 45°，听诊双肺呼吸音是否对称。

（3）保证气道通畅：定期评估气管插管是否通畅，及时清除分泌物，可按需吸痰，适时吸痰。一次吸痰时间不超过 15s，吸痰管管径应不大于人工气道管径的 1/2，吸痰时观察患者的面色、呼吸和血氧饱和度。加强胸部物理治疗，如翻身叩背、胸部振动排痰等。对长期卧床或咳嗽较弱的患者，可给予气管镜检查及镜下治疗，在短时间内解除阻塞，有助于肺复张。俯卧位通气时患者头偏向一侧，避免导管受压、折叠或扭曲。

（4）加强气道湿化：建立气管插管后，正常生理的气体加热加湿过程被打断，导致纤毛运动功能下降，痰液黏稠，增加了肺部感染危险。因此，应根据痰液性状选择雾化药物及雾化频率。有条件者使用仪器将吸入的气体加温达 37℃，并被水蒸气饱和（相对湿度为 100%），以湿化气道黏膜，稀释痰液，维持纤毛正常运动和廓清功能。注意及时按要求处理冷凝水，湿化仪器的湿化管道每 5 ～ 7d 更换 1 次。

（5）监测气囊压：每 6 ～ 8h 测量气囊压 1 次，维持气囊压在 25 ～ 30cmH_2O 的正常范围。

（6）做好口腔护理：每 6 ～ 8h 进行 1 次口腔护理，应对口腔黏膜、舌头进行轻柔刷洗，去除碎屑和斑块，减少口臭、舌苔厚度及微生物定植，牙刷以小头、软毛的儿童或成人牙刷为佳。使用生理盐水、灭菌注射用水进行口腔护理，或者根据患者口腔 pH

值及感染病原菌种类选择相应的口腔护理液。

（7）做好手卫生：接触患者前后用快速手消毒剂喷手，揉搓 15s 以上，或者在流动水下洗手。

（8）声门下吸引：又称气囊上滞留物引流，是指使用附加于气管套管内的引流管对气囊上滞留物进行负压引流的一项操作技术，可减少“黏液湖”的形成和口咽部、胃肠道致病菌逆行吸入的机会，降低呼吸机相关性肺炎的发生率。对预计插管时间超过 48h ～ 72h 的患者，应使用带有声门下吸引的气管插管，采用持续或间歇声门下吸引。若实施持续声门下吸引，建议使用 20mmHg（1mmHg ≈ 0.133kPa）负压；若实施间歇声门下吸引，建议使用 100 ～ 150mmHg 负压。在实施声门下吸引过程中严格遵守无菌操作规程，降低外源性感染的概率。

（9）痰培养：根据需要进行痰培养，了解并跟踪肺部感染情况，及时更换抗生素，并采取相对应的护理隔离措施。

（三）气管切开置管的护理

（1）体位护理：抬高床头 30° ～ 45°，保持颈部正中位，略向后仰，避免过度扭曲，促进颅内静脉回流，有助于降低颅内压；同时使膈肌下降，有利于呼吸。

（2）保持气道通畅：及时清除气道分泌物，按需吸痰，插入吸痰管时不可带负压。吸痰管的管径应不大于人工气道管径的 1/2，吸痰压力一般为 -150 ～ -80mmHg，必要时也可达到 -300mmHg，但须严密观察。对于有内套管的气管切开置管，至少每 8h 取出观察 1 次，有分泌物附着时需清洁处理并更换备用内套管。定时翻身叩背或振动排痰，有条件者给予体位引流，促进痰液排出。必要时给予气管镜检查及镜下治疗，在短时间内解除阻塞，有助于肺复张。

（3）做好气道湿化：应根据痰液性状选择雾化药物及雾化频率。使用加温湿化器有助于稀释痰液，维持纤毛正常运动，降低肺部感染发生率。根据痰液黏稠度调整湿化方式和频率。

（4）伤口护理：每日评估气管切开处的伤口及敷料情况，根据患者需要进行清洁及更换敷料。可使用无菌等渗盐水清洗伤口，观察伤口有无红肿、分泌物，若有明显的感染迹象，应进行分泌物的细菌培养。

（5）妥善固定套管：每班次检查系绳的松紧度（以能伸进一指为宜），检查颈部皮肤有无破损、炎症。当系带污染、潮湿或者变松时，及时更换。对意识不清、躁动的患者可给予上肢保护性约束或者适当镇静，预防意外拔管。妥善保管气管切开套管的内芯，置于固定位置且易拿取，以备意外拔管时紧急使用。

（6）气囊压监测：在每次伤口换药后监测和记录气囊压，维持气囊压在 25 ～ 30cmH_2O。

（7）痰培养：根据需要进行痰培养，了解并跟踪肺部感染情况，及时更换抗生素，并采取相应的护理隔离措施。严格执行手卫生，预防交叉感染。

（8）气管切开套管更换：首次更换气管切开套管应在气管造瘘口成熟后进行。手术切开置入的气管切开套管应在气管切开后 3 ～ 7d 更换；如果是经皮置入，则应在置入后 10 ～ 14d 更换。常规更换气管切开套管的频率应根据患者的具体情况和临床需求而定。金属套管如无破损，不推荐常规更换。

四、知识拓展

案例分析：一名 40 岁男性，行经口气管插管接呼吸机辅助通气，烦躁不安，挣脱约束带，拔出气管插管。对此类患者，当气管插管拔出后，护士应如何应急处理？如何预防？

答：

1. 对于此类意外拔除气管插管的患者，护士紧急采取的处理措施

（1）立即给予氧疗，同时通知医生。

（2）若患者意识清醒，自主呼吸好，血氧饱和度在 95% 以上，立即给予面罩氧气吸入，密切观察患者病情变化及生命体征情况。

（3）若患者病情危重或自主呼吸困难，呼吸频率小于 15 次 /min 或大于 35 次 /min，血氧饱和度在 95% 以下，立即给予简易呼吸器辅助呼吸，并行有效约束。患者心率、血压、血氧饱和度迅速下降至符合实施 CPR 时，应立即行胸外按压。

（4）准备再次气管插管的用物和其他抢救物品、药物。

2. 预防意外拔除气管插管的措施

（1）正确使用胶布和固定带固定导管，每班检查并更换。

（2）每次交接班检查气管插管的刻度和气囊充气状态，注意有无移位并记录。

（3）对于情绪波动、烦躁或意识不清的患者，应合理使用保护性约束，必要时使用镇静剂并准确评价镇静效果。

（4）机械通气时，呼吸机管道应恰当地固定，预留适当活动空间，不宜固定过牢。移动患者时，应注意调整管道松紧。患者翻身活动时，专人固定及保护。

（5）吸痰操作时，注意动作轻柔，避免强行牵拉导管，注意观察患者剧烈咳嗽或恶心时导管是否移动。

（6）关注患者的生理、心理需要，耐心了解患者的需求，给予支持并解决实际问题。

（7）护士人力安排要合理。

（李炳　王美科）

第三节 神经外科重症患者的营养管理

一、营养治疗的概述

（一）神经外科重症患者营养治疗的意义

营养治疗是神经外科重症患者综合治疗的核心环节之一，在影响危重症患者的病情发展和转归方面具有重要的意义。实施规范的营养治疗，能够调节患者的免疫功能和满足营养代谢需求，减少并发症的发生，缩短住院时间，改善患者预后。

（二）神经外科重症患者营养治疗的目的

神经外科重症患者营养治疗的目的是提供细胞代谢所需要的能量和营养物质，维持组织器官结构与功能；减少蛋白质的分解及促进合成，改善潜在的和已发生的营养不良，防治并发症；调理代谢紊乱，调节免疫功能，增强机体抵抗力，从而影响疾病的发展与转归。

二、神经外科重症患者肠内营养支持的时机

（1）重症患者常合并代谢紊乱与营养不良，需给予营养支持。

（2）重症患者的营养支持应尽早开始（进入 ICU 24 ～ 48h）。患者血流动力学稳定，无肠内营养禁忌证，可进行肠内营养支持。如处于休克或使用大剂量升压药等急性复苏早期阶段则暂缓。

三、肠内营养的护理

（一）肠内营养的定义

肠内营养（enteral nutrition，EN）是指具有胃肠道消化吸收功能的患者，因机体病理生理改变或一些治疗的特殊要求，通过口服或管饲等方式获得能量和营养素，经胃肠道消化吸收，从而满足机体代谢所需的营养支持疗法。

（二）肠内营养的优点

（1）维持肠道黏膜屏障：调控肠道微生物，改善危重患者预后。

（2）刺激消化液和胃肠道激素的分泌：适量的胃内容物可中和胃酸，维持胃内正常的 pH 值，刺激胃肠道蠕动，刺激胃肠道激素的分泌，促进机体对营养物质的摄取。

（3）减少肝胆并发症：营养物质经门静脉系统吸收输送至肝脏，促进胆囊收缩、胃肠道蠕动，增加内脏血液，使代谢更符合生理过程，有利于内脏（尤其是肝脏）的蛋白质合成及代谢调节，减少肝胆并发症的发生。

（4）为机体提供全面的营养物质：肠内营养可为神经外科重症患者提供机体所必需的各种营养物质，如蛋白质、脂肪、糖类、微量元素、维生素、矿物质、氨基酸等。

（三）肠内营养常见并发症的预防与护理

（1）腹泻：是 EN 的常见并发症之一。护理时应注意：①观察患者肠鸣音、排便次数、粪便量及黏稠度等，及时留取大便标本并送检；②严格记录出入量，观察患者是否发生脱水；③营养液配置过程中应严格无菌操作，防止污染；④严重腹泻者暂停肠内营养，改肠外营养。

（2）便秘：危重患者长期卧床，胃肠蠕动减慢，易引起便秘。护理时应注意：①喂养时在营养液中增加含纤维素丰富的蔬菜汁、水果汁，也可在食物中加入适量的蜂蜜和香油；②鼻饲后按顺时针方向按摩脐周 2 ～ 3min，每天 3 次；③必要时灌肠治疗。

（3）喂养不耐受：是肠道喂养过程中，因胃肠道功能紊乱所致喂养障碍的一组临床症候群，表现为呕吐、反流、腹胀、腹泻、胃肠道出血、肠鸣音减弱或消失、便秘、每日胃残余量＞ 500ml。

每日可采用肠内营养喂养不耐受性评估量表（表 12-1）对危重症肠内营养患者进行评估，并根据总分予以处理，0 ～ 2 分可继续肠内营养，增加或维持原输注速度，对症治疗；3 ～ 4 分可继续肠内营养，但要减慢输注速度，2h 后重新评估；≥ 5 分暂停肠内营养，重新评估或更换输注途径。

表 12-1　肠内营养喂养不耐受性评估量表

评估内容	0 分	1 分	2 分	3 分
腹胀、腹痛	无	轻度腹胀，无腹痛	明显腹胀、腹痛，自行缓解，或腹内压为 15 ～ 20mmHg	严重腹胀、腹痛，不能自行缓解，或腹内压＞ 20mmHg
恶心、呕吐	无或持续胃肠减压无症状	恶心，但无呕吐	恶心、呕吐（不需要胃肠减压）或 GRV 为 250 ～ 500ml	呕吐，且需胃肠减压或 GRV ＞ 500ml
腹泻	无	稀便 3 ～ 5 次 /d，且量＜ 500ml	稀便＞ 5 次 /d，且量为 500 ～ 1500ml	稀便＞ 5 次 /d，且量＞ 1500ml

（4）反流：不仅影响营养供给，还可造成吸入性肺炎，甚至窒息。护理时应注意：①选择管径适宜的胃管或鼻空肠管；②管饲前应吸尽气道内痰液，以免管饲后吸痰、呛咳、憋气使腹内压增高，引起反流；③管饲时和管饲后取半卧位，借重力和坡度作用可防止反流；④翻身应在管饲前进行，以免因搬动患者时胃受机械刺激而引起反流；⑤昏迷患者胃肠蠕动减弱，消化液分泌减少，管饲时应根据有无反流而缓慢逐步加量；⑥对老年患者采取间断分次缓慢滴注法，量也应由少渐多；⑦出现反流时，应尽快吸尽气道

及口鼻腔内反流物，同时暂停管饲。

（5）消化道出血：患者行EN期间，如胃液呈咖啡色或大便呈黑色，提示有消化道出血的可能。护理时应注意：①若出血量不多，可在应用抑酸药、胃黏膜保护剂、止血药物的同时继续鼻饲，可选择米汤注入；②若出血量较大，应立即禁食，并持续胃肠引流，鼻饲冰盐水，静脉滴注止血药和抑酸药，积极补充血容量，同时密切观察病情变化。

四、肠外营养的护理

（一）肠外营养的定义

肠外营养（parenteral nutrition，PN）是指经静脉途径为无法经消化道摄取营养或摄取的营养不能满足自身代谢需要的患者提供各种营养素，提供能量，纠正或预防营养不良，改善营养状态，维持机体组织器官的结构和功能，并使胃肠道得到充分休息的营养治疗方法。

（二）肠外营养的优点

（1）营养素较全面，直接经静脉系统提供人体必需的氨基酸、脂肪、糖类、电解质、微量元素等，可快速纠正危重症患者的体液丢失、电解质紊乱。

（2）可使不能进食或进食量很少的患者维持良好的营养状况，增强自身免疫力，帮助机体度过危重症期，改善危重症患者的临床症状，延长生命。

（3）可根据患者实际情况提供个体化的全营养混合制剂。

（三）肠外营养常见并发症的预防与护理

（1）导管相关性感染性：深静脉置管期间可出现导管相关感染。护理时应注意：①严格无菌操作；②选择合适的血管置管；③重视导管接头消毒，保持导管通畅，尽量缩短静脉导管留置时间。

（2）意外拔管：对意识不清的患者给予适当的肢体约束，必要时遵医嘱给予镇静镇痛药物。各种管道应妥善固定，医护人员执行操作时注意管道的安全管理。

（3）代谢性并发症：PN期间应监测患者血糖，严格控制葡萄糖的输注量和速度。在应用胰岛素治疗时，应警惕低血糖的发生。观察尿量及皮肤弹性，记录液体出入量，定期测定电解质水平，根据需要补充钾、钠和微量元素。PN过程中可出现胆汁淤积和肝功能异常，终止PN后多能好转。PN期间应密切观察黄疸及肝功能变化，应用利胆药物可缓解肝功能损害，必要时终止PN。

（4）肠萎缩和肠道黏膜屏障受损：长期肠外营养导致肠道缺乏营养素及食物机械性刺激，肠上皮绒毛萎缩、变稀，皱褶变平，肠壁变薄，使肠道黏膜屏障结构受损，功能减退。临床上补充含谷氨酰胺、多不饱和脂肪酸制剂可减轻肠上皮萎缩，改善肠道免疫功能。尽早行肠内营养可起到预防作用。

五、知识拓展

胃肠动力学监测是临床上的常用监测手段，用于评估患者的胃肠动力学情况，以判断喂食速度、量及是否需要使用胃肠动力药物等，在争取最大限度满足管饲患者营养需求的情况下，减少误吸、反流乃至吸入性肺炎等并发症的发生。但目前临床上对胃肠动力没有良好客观的评价指标，尽管国内外通常把胃残余量监测作为管饲患者的常规护理，但指南并不推荐将胃残余量作为判断肠内营养耐受性的指标。因为它受到胃管置入深度、体位、胃管口径、开口数量及胃管堵塞等因素影响，而且回抽胃液结果未必能准确反映胃残余量，操作过程中亦存在污染等风险。

（王羡科）

第四节　神经外科重症患者亚低温治疗的护理

一、亚低温治疗的概述

低温脑保护通过使用具有中枢神经系统抑制作用的药物，使患者进入睡眠状态，再配合人工物理降温的方法降低患者全身体温或者局部脑温，进而降低脑的耗氧量，促进脑功能恢复。目前国际上将低温划分为轻度低温（33 ～ 35℃）、中度低温（28 ～ 32℃）、深低温（17 ～ 27℃）、超深低温（4 ～ 16℃）。其中轻度低温和中度低温属于亚低温，因具有良好的神经保护作用而无明显的副作用，临床应用最为普遍。

亚低温治疗开始于缺氧缺血的原发性损伤阶段，持续到整个继发性损伤阶段。脑缺氧耐受时限只有 5min，故应尽早实施亚低温治疗策略。建议重型颅脑损伤后 6h 内开始亚低温治疗。同时应根据患者脑水肿、脑挫裂伤等脑损伤程度以及颅内压决定亚低温治疗时间，一般维持 3 ～ 5d，如病情严重，可延长至 7 ～ 14d。

二、适应证和禁忌证

（一）适应证

（1）GCS 评分＜ 8 分的颅脑损伤、广泛性脑挫裂伤、脑水肿导致的难治性颅内高压。

（2）原发性以及继发性脑干损伤。

（3）各种颅脑疾病所致的常规处理无效的中枢性高热。

（4）急性癫痫持续状态。

（5）各种原因所致的缺氧缺血性脑病。

（二）禁忌证

无绝对禁忌证，但是当患者存在如下情形时，应谨慎使用：①既往有较重的心肺功能不全，或生命体征不平稳者；②年老体弱者；③合并严重的复合伤者。

三、治疗流程

亚低温治疗新生儿缺氧缺血性脑病的共识和方案较成熟。成人颅脑损伤患者的亚低温治疗流程包括下列4个步骤。

（一）步骤1：亚低温治疗前准备

（1）医生：①患者治疗准入判定；②检查结果判读（心电图、动脉血气分析、头颅CT、实验室检查）；③准备呼吸机以及设置参数；④准备气管插管。

（2）护士：①基础体温测定（腋下）；②连接心电监护仪，开放外周静脉及中心静脉通路；③送检血液标本（检查血常规、电解质、肝肾功能、凝血功能、心肌标志物、血糖、血清淀粉酶等）；④准备冰帽、冰毯、预冷生理盐水，冰毯温度设置为12～18℃，目标肛温为33℃；⑤准备镇静药物、肌松药等；⑥进行有创动脉血压监测、中心静脉压监测；⑦准备导尿管、鼻胃管以及胃肠减压器。

（二）步骤2：亚低温诱导

目标：病情允许情况下，3h内使肛温降至33℃。

（1）药物使用：氯丙嗪50mg、异丙嗪50mg、哌替啶50～100mg加生理盐水稀释至50ml，每小时4～5ml静脉泵入，生命体征正常稳定后，泵速为每小时0.5～2.0ml；或使用咪达唑仑（初始剂量2mg静脉注射，维持剂量为每小时2mg静脉泵入）、阿曲库铵（25mg静脉注射），根据患者的生命体征调整药物用量。

（2）头部戴冰帽，身下垫冰毯。如腋温＞38℃，将冰块外包毛巾置于腋下、腹股沟等大血管处。

（3）冰毯体表降温（冰毯温度设置为12～18℃，目标肛温为33℃）。如肛温低于33℃，调整冰毯温度，维持目标肛温33℃。

（4）冷水输注法：4℃生理盐水300mmHg加压输注（外周粗大血管），目标剂量为30～40ml/kg。每输注500ml记录1次体温、呼吸、心率、血氧饱和度、血压、中心静脉压等，生命体征不稳定时停止输注。

（三）步骤3：亚低温维持

根据情况维持亚低温治疗3～5d，32～35℃。

（1）以监测肛温33℃为靶向管理目标，调整冰毯温度。

（2）药物方案：咪达唑仑用法同亚低温诱导阶段；如目标肛温＜33℃，停止阿曲库铵的泵入或减量至 8mg/h 静脉泵入。根据患者体温、烦躁情况使用冬眠合剂。

（3）达到目标肛温但出现寒战的处理方案：以最大剂量（每小时 10mg）泵入咪达唑仑，并维持 1h，随后给予阿曲库铵（初始剂量 25mg 静脉注射，维持剂量每小时 32mg 静脉泵入），持续静脉泵入阿曲库铵直至复温阶段。如果寒战持续存在，考虑停止亚低温治疗。

（4）监测指标：每小时监测 1 次生命体征（体温、呼吸、心率、血氧饱和度、血压）等；每 4 ～ 6h 监测 1 次心电图、血气分析、血常规、电解质、凝血功能、肝肾功能、尿量等；持续或间断监测脑电图。

（5）患者意识恢复，遵从指令，则终止亚低温治疗并开始复温。

（四）步骤 4：缓慢复温

12 ～ 24h 复温到 36 ～ 37℃。

（1）去除降温装置，停用冬眠合剂等药物，给患者加盖保暖衣物或调高冰毯温度复温。

（2）药物治疗：①现有速度泵入咪达唑仑，若出现寒战、烦躁、原因不明的心动过速、高血压，则每隔 15min 根据需要推注咪达唑仑 2mg 或加大泵入剂量。若最大剂量仍存在镇静不足，可加用其他药物（如丙泊酚等）。②肛温达 36℃时停用阿曲库铵；肛温达 37℃且肌力恢复，停用咪达唑仑。③生命体征平稳后，调整呼吸机参数，过渡，停机。

四、亚低温治疗常见并发症

亚低温治疗常见并发症有肌颤、免疫功能低下、呼吸道感染、压力性损伤、心律失常、循环不稳定（低血压）、反跳性颅内压增高、凝血功能障碍（低凝状态和出血倾向）、电解质紊乱（高钠血症、低钾血症、低镁血症、低氯血症、低钙血症）等。

五、亚低温治疗的护理

（1）环境和物品准备：将患者安置在单人病房，光线宜暗，室温为 18 ～ 20℃。备齐氧气、吸引器、冰袋或冰毯、急救药品和物品等，由专人护理。

（2）生命体征监测：监测呼吸、有创动脉血压、心率、血氧饱和度等生命体征的变化。密切监测体温变化，每 30min 测量 1 次，保持肛温在 32 ～ 35℃。降温速度不宜过快，以每小时降低 1℃为宜，避免降温过快引起反射性冠状动脉收缩，导致房室传导阻滞和心室纤颤。亚低温治疗期间，若脉搏＞ 100 次 /min、收缩压＜ 100mmHg、呼吸次数减少或不规则，应及时通知医生，停止亚低温治疗或更换药物。

（3）脑电图监测：推荐间断或持续应用，脑电图监测癫痫的发生，特别是使用肌松药时。躯体感觉诱发电位对评估缺氧缺血性脑病预后具有重要的参考价值。

（4）脑血氧饱和度监测：评估脑的供氧和耗氧情况。

（5）基础护理：注意有无寒战。物理降温时避免低温冻伤。盐酸异丙嗪易造成气道分泌物变黏稠，因此，更要加强患者的气道管理，保持气道通畅。此外，卧床患者容易出现各种并发症，应做好皮肤护理，防止压力性损伤。观察患者有无腹胀、便秘等胃肠道症状，及时对症处理。

（6）其他：定期进行血气分析（温度校正），保持电解质平衡和内环境稳定。亚低温诱导和维持阶段，建议血钾维持在 3.0 ～ 3.5mmol/L，防止复温时离子反跳导致高钾血症和心律失常。

（7）饮食：亚低温治疗期间，患者机体代谢率降低，对能量及水分的需求较少。每日液体入量不宜超过 1500ml。对于鼻饲患者，鼻饲液温度与体温相同，注意防误吸。

六、复温的护理

（1）缓慢复温：先停止物理降温，再逐步减少冬眠合剂等药物的剂量直至停用

（2）复温方法：包括被动复温和主动复温。被动复温即逐渐自然复温。主动复温有外源性复温和内源性复温两类。外源性复温可用温暖毛毯、热水袋等，内源性复温为输注温热液体（成人）或使用体外循环等血液变温设备。

（3）避免过快复温，应缓慢持续复温，防止出现反弹性高温而加重颅脑损伤。推荐每 4 ～ 6h 复温 1℃，12 ～ 24h 将肛温恢复至 36 ～ 37℃。复温过程中遵医嘱适当给予镇静药、肌松药，预防肌颤导致的颅内压增高。

七、知识拓展

有研究指出，对心搏骤停后心肺复苏成功患者施行亚低温治疗取得了较明显的临床效果，证实亚低温治疗能够明显促进神经功能的恢复，提高患者日常生活能力，改善患者生活质量。亚低温治疗操作简单，安全有效，无严重的并发症，值得临床推广应用，在亚低温治疗期间给予优质高效的护理，对提高患者生存质量具有重要意义。

（尹彩霞　万明叶）

第五节　脑疝的观察与护理

一、脑疝的定义

脑疝是由于颅内压不断增高，自动调节机制失代偿，脑组织从压力较高区向低压区移位，部分脑组织通过颅内生理空间或裂隙疝出，压迫脑干及相邻的重要血管和神经，

出现特有的临床征象，是颅内压增高的危象，也是导致患者死亡的主要原因。脑疝是脑移位进一步发展的后果，一经形成便会直接威胁中脑或延髓，损害生命中枢，常于短期内引起死亡。

二、脑疝的分类及临床表现

1. 小脑幕切迹疝

(1)颅内压增高的症状：表现为剧烈头痛及频繁呕吐，并有烦躁不安。

(2)意识改变：表现为意识模糊、浅昏迷甚至深昏迷，对外界的刺激反应迟钝或消失。

(3)瞳孔改变：双侧瞳孔不等大。起初患侧瞳孔略缩小，对光反射稍迟钝，逐渐患侧瞳孔出现散大，略不规则，直接及间接对光反射消失，但对侧瞳孔仍可正常。这是患侧动眼神经受到压迫牵拉所致的。另外，患侧还可有眼睑下垂、眼球外斜等。如脑疝继续发展，则出现双侧瞳孔散大，对光反射消失。

(4)运动障碍：多发生于瞳孔散大侧的对侧，表现为肢体的自主活动减少或消失。如果脑疝继续发展，症状可波及双侧，引起四肢肌力减退或间歇性出现头颈后仰、四肢挺直、躯背过伸、角弓反张等去大脑强直症状。这是脑干严重受损的特征性表现。

(5)生命体征紊乱：表现为血压、脉搏、呼吸、体温的改变。严重时血压忽高忽低，呼吸忽快忽慢，出现面色潮红、大汗淋漓或者面色苍白等症状。体温可在41℃以上，也可低至35℃以下而不升，甚至呼吸、心跳相继停止而死亡。

2. 枕骨大孔疝

表现为颅内压增高、剧烈头痛、频繁呕吐、颈项强直或强迫头位等。生命体征紊乱出现较早，意识障碍、瞳孔改变出现较晚。因脑干缺氧，瞳孔可忽大忽小。由于位于延髓的呼吸中枢严重受损，呼吸衰竭的表现更为突出，患者早期即可突发呼吸停止而死亡。

3. 大脑镰下疝

患侧大脑半球内侧面受压部的脑组织软化坏死，可出现对侧下肢轻瘫、排尿障碍等症状。

三、脑疝的预见性观察

(1)密切观察脑疝的前驱症状，及早发现颅内压增高。脑疝是一种颅内压增高引起的危及患者生命的综合征，颅内压超过700mmH_2O持续1h即可引起脑疝。颅内高压的临床表现：头痛、呕吐、视盘水肿。一旦患者剧烈头痛且呈进行性加重和频繁呕吐等颅内压增高症状，应警惕脑疝前驱期。

(2)意识观察：评估患者意识状态。意识变化是脑疝出现前的重要表现。

（3）生命体征观察：血压进行性升高、脉搏慢且洪大、呼吸深而慢，提示脑疝前驱期。若脑疝发展迅速，呼吸可突然停止。急性后颅内凹血肿时呼吸变慢提示枕骨大孔疝。

四、脑疝的急救与护理

（1）一旦发生脑疝，立即通知医生，准备抢救物品，做好病情评估。遵医嘱给予心电监护，严密观察患者意识状态、瞳孔、体温、脉搏、呼吸、血压、血氧饱和度等，并做好记录。建立静脉通路，遵医嘱快速静脉滴注脱水剂，如 20% 甘露醇 100 ～ 250ml，必要时配以激素和呋塞米加强脱水。留置导尿管，了解脱水效果。

（2）抬高床头 15° ～ 30°，高流量充足给氧。将患者头偏向一侧，备好吸痰器，及时清理呕吐物，保持呼吸道通畅。

（3）配合医生做好术前准备，如备皮、备血、皮试、导尿等，必要时协助医生行床旁颅骨钻孔引流、头颅 CT 检查。

（4）患者出现呼吸、心搏骤停时，立即予以胸外按压、气管插管等心肺复苏措施。在气管插管未行之前开放气道，使用鼻咽通气管或口咽通气管，并配合使用呼吸机辅助呼吸，根据病情遵医嘱予以呼吸兴奋剂及强心药。

（5）认真做好护理记录，加强巡视。

五、知识拓展

2020 年中华医学会神经外科学分会、中国医师协会急诊医师分会、中华医学会神经病学分会脑血管病学组联合发布《高血压性脑出血中国多学科诊治指南》，建议：①急诊对疑似出血性卒中患者应快速初诊和评估，稳定生命体征，进行头颅 CT 等影像学检查以明确脑出血诊断，完成急诊必要的实验室检查（Ⅰ级推荐，A 级证据）；②对所有高血压性脑出血患者进行颅内压的评估和判断，及时对颅内压增高进行处理，防止发生严重的颅内压增高甚至脑疝（Ⅰ级推荐，B 级证据）。

（王美科　董辉平）

第六节　癫痫大发作和癫痫持续状态的急救护理

一、癫痫大发作和癫痫持续状态的定义和临床表现

（一）定义

癫痫大发作也称全面性强直 – 阵挛发作，以意识丧失和全身抽搐为特征。常见癫

痫大发作症状有口吐白沫、两眼上翻、四肢抽搐、尖叫等，症状严重时会造成大小便失禁、持续发作等。

癫痫持续状态是一种以反复或持续的癫痫发作为特征的病理状况，如果持续时间过长，可能会造成严重的全身性损伤和神经元损伤，是神经外科常见的急危重症，具有高病死率和高致残率。2018 年中国医师协会神经内科医师分会癫痫专业委员会在《成人全面性惊厥性癫痫持续状态治疗中国专家共识》中将癫痫持续状态定义为全面性惊厥发作超过 5min，或者非惊厥性发作、部分性发作持续超过 15min，或者 5 ～ 30min 内 2 次发作间歇期意识未完全恢复。

（二）临床表现

1. 癫痫大发作

以意识丧失和全身对称性抽搐为特征，按发展过程可分以下 3 期。

（1）强直期：患者突然意识丧失，全身骨骼肌强直性收缩，喉部痉挛导致呼吸暂停，面色由苍白转为青紫，上睑抬起，眼球上翻，持续 10 ～ 30s，出现指端震颤并发展至全身震颤。

（2）阵挛期：患者全身肌肉间歇性痉挛伴有阵发性呼吸困难，口中有白沫或血沫，持续 30 ～ 60s，突然停止，所有肌肉松弛，可发生尿失禁。在上述两期可见心率加快、血压升高、瞳孔散大和瞳孔对光反射消失等自主神经改变症状。

（3）痉挛后期：患者呼吸首先恢复，心率、血压和瞳孔随之恢复正常，意识逐渐苏醒。发作开始到意识恢复一般历时 5 ～ 10min。清醒后对发作过程无法回忆。部分患者进入昏睡状态，少数患者在完全清醒前有自动症或惊恐等情绪反应。

2. 癫痫持续状态

发生率可占癫痫发作的 2.6% ～ 6%，任何类型癫痫均可出现癫痫持续状态，最常见于全面性强直 – 阵挛发作。

（1）惊厥性全身性癫痫持续状态：最常见，主要表现为全身性抽搐一次接一次发生，意识始终不清，不及时控制可造成多脏器损害，危及生命。

（2）非惊厥性全身性癫痫持续状态：主要为失神发作持续状态，发作可持续数小时，表现为意识障碍、失语、精神错乱等。

（3）单纯部分性发作持续状态：可发展为全身性发作，发作终止后可遗留发作部位短暂性的麻痹。

（4）复杂部分性发作持续状态：用地西泮或苯妥英钠静脉注射以控制发作，继之以苯巴比妥肌内注射、苯妥英钠口服维持疗效。恢复较非惊厥性全身性癫痫持续状态要慢，部分患者可出现发作后水肿或记忆缺失，记忆缺失可能成为永久性损害，故应尽快控制发作。

二、癫痫大发作和癫痫持续状态的急救与护理

(一)护理评估

(1)病因评估：了解患者病灶部位、有无原发性癫痫病史、是否有中枢神经系统感染史。

(2)诱因评估：评估有无用药不当、感染、精神因素、过度劳累、孕产；有无发热、失眠、过度换气、过度饮水、便秘、光电刺激和一过性代谢紊乱；有癫痫病史的患者近日是否精神过度紧张、劳累、饮酒过多等。

(二)护理措施

1. 先兆症状的观察

患者癫痫放电时可出现以下先兆症状：①运动性先兆症状，手脚或面部出现抽动，头颈向一侧扭转等；②感觉性先兆症状，肢体或躯干某部分有麻木感、蚁走感或电击样感觉，偶见疼痛；③听觉、视觉先兆症状，即视物模糊，有闪光或彩色幻觉，如眼前有火球飞过感觉等；④内脏性先兆症状，即腹部不适、疼痛或恶心；⑤精神性先兆症状，即兴奋、愤怒、恐惧等。一般多为数秒到 1 ～ 2min 不等，不用特殊处理。

2. 发作时的气道护理

当患者处于癫痫大发作或癫痫持续状态时，以保持气道通畅和保护患者安全为原则进行急救。①将患者衣扣解开，保持气道通畅。将患者头向一侧倾斜，以便分泌物自然流出。②癫痫大发作时气道分泌物较多，流入气道易造成气道阻塞或吸入性肺炎，甚至可引起窒息。备好吸痰器，随时吸出气道内分泌物或呕吐物。③在解除气道阻塞的同时，经鼻导管或面罩吸入高流量氧气(每分钟 5 ～ 8L)。④对出现呼吸困难或呼吸暂停者，给予人工辅助呼吸。

3. 药物治疗

癫痫持续状态的治疗原则为尽快控制发作，并对症治疗。

(1)给药途径：一般应静脉给药。对难以静脉给药者，如新生儿和儿童，可以用地西泮直肠给药。在癫痫持续状态时不应胃肠内给药，因为吸收不稳定，血药浓度可能波动较大。

(2)药物治疗：①成人癫痫持续状态的初始治疗首选静脉注射地西泮 10mg(2 ～ 5mg/min)，每 10 ～ 20min 可酌情重复一次，或肌内注射 10mg 咪达唑仑。院前急救和无静脉通路时，优先选择肌内注射咪达唑仑。②初始苯二氮䓬类药物治疗失败后，可选择丙戊酸钠 15 ～ 45mg/kg[< 6mg/(kg · min)] 静脉推注，后续 1 ～ 2mg/(kg · h)

静脉泵注；或苯巴比妥 15 ～ 20mg/kg（650 ～ 100mg/min）静脉注射；或苯妥英钠 18mg/kg（＜ 50mg/min）或左乙拉西坦 1000 ～ 3000mg 静脉注射。③患者如出现难治性癫痫持续状态，需转入重症监护病房进行治疗。建议：咪达唑仑 0.2mg/kg 负荷量静脉注射，后续持续静脉泵注 0.05 ～ 0.40mg/（kg · h）；或者丙泊酚 2mg/kg 负荷量静脉注射，追加 1 ～ 2mg/kg 直至发作控制，后续持续静脉泵注 1 ～ 10mg/（kg · h）。④对于超级难治性癫痫持续状态，可在权衡利弊后，谨慎使用胺碘酮麻醉、吸入性麻醉剂、电休克、免疫调节、低温治疗、外科手术、经颅磁刺激和生酮饮食等。⑤成人癫痫持续状态后的处理终止标准为临床发作停止、脑电图癫痫样放电消失和患者意识恢复。成人癫痫持续状态在初始治疗或第二阶段治疗终止后，建议立即予以同种或同类肌内注射、口服的药物过度治疗，如苯巴比妥、卡马西平、丙戊酸钠、奥卡西平、托吡酯和左乙拉西坦等。抗癫痫药的有效浓度和中毒浓度较接近，且有些药物的血药浓度个体差异较大，故用药时最好监测血药浓度。根据血药浓度，结合患者对药物的反应调整剂量。

（3）给予患者心电监护，密切观察患者的意识状态、瞳孔、生命体征变化并及时记录。

4. 周围环境管理

移开周围环境中可能对患者造成伤害的物品，保持周围环境安静、安全，避免强光和噪声刺激。

5. 发作期间注意事项

（1）正确使用床档，防止患者坠床。

（2）阵挛期患者四肢肌肉收缩，易造成关节脱臼和四肢擦伤，这时可适当按压四肢大关节处（如肩关节、肘关节、髋关节、膝关节），限制其抽动幅度，但是勿强行用力按压，避免造成骨折或肌肉损伤。

6. 心理护理

安抚患者及家属，缓解紧张情绪。

（三）健康教育

（1）告知患者在癫痫发作前可能会出现头痛、头晕、精神不振、易激惹等前驱症状。若出现以上症状，应考虑到癫痫发作的可能性，及时告知医护人员，规律用药并保证环境安全。

（2）指导患者正确服药：①必须在医生的指导下用药，不可自行停药、换药、加量、减量，以免癫痫复发或出现癫痫持续状态。②定期监测血药浓度，以指导临床合理用药。③经长期服药观察，在连续 2 年的服药过程中无任何癫痫发作征象，才可以将药物缓慢减量，再经 3 ～ 6 个月逐渐减量观察，仍无癫痫发作方可在医生指导下停药。

（3）安全与活动指导：①应避免重体力劳动或用脑过度，避免高空作业和驾驶车辆。②作息规律，避免过饱过饥。③外出活动时要避免刺激，保持情绪稳定，以免引起癫痫发作而受伤。④癫痫发作较频繁的患者活动时最好有家人陪伴，并随身携带抗癫痫药及身份识别卡，以保障安全。

（4）复查：抗癫痫药会加重肝脏负担，易损伤肝功能，须每 3 ～ 6 个月复查肝功能 1 次，必要时辅以保肝药物。

（王美科　董辉平）

第七节　神经外科重症患者的康复治疗及护理

一、肺康复治疗及护理

（一）肺康复定义

肺康复是一种针对慢性呼吸系统疾病的基于证据的多学科综合干预方法。患者有临床症状，并且通常有生活自理能力的下降。在患者的个体化治疗中加入肺康复，旨在通过稳定或者逆转疾病的系统损害以减轻症状、优化功能状态、增加患者参与度以及减少医疗费用。综合肺康复项目包括患者评估、运动训练、健康教育和心理社会支持。

（二）神经外科重症患者肺康复的意义

（1）改善神经外科重症患者因卧床制动、感染、多器官功能不全、镇静药物应用、糖皮质激素应用等导致的 ICU 获得性肌无力。

（2）改善胸廓和肺的顺应性，有利于炎症吸收和组织修复，减弱全身的炎症反应。

（3）改善微循环。

（4）改善机体免疫功能。

（三）肺康复的时机

关于早期肺康复的时机，目前尚无统一界定。有专家认为重症患者入住 ICU 72h，在评估无明显禁忌证后可开始肺康复；使用机械通气者，如果在 48h 内不能撤机的话应尽快启动康复程序，这样有利于尽早撤机。国际上多认为重症患者可在生命体征平稳或在使用血管活性药物维持血流动力学稳定后进行肺康复。总之应尽早实行肺康复治疗。

（四）适应证和禁忌证

（1）适应证：①继发性呼吸功能障碍性疾病，如卒中、高位脊髓损伤、神经肌肉疾病等；②慢性呼吸系统疾病，如慢性阻塞性肺疾病、支气管哮喘、支气管扩张、肺动脉高压等。

（2）禁忌证：①心功能异常，如缺血性心脏病、心包填塞、冠心病急性期等；②肝功能异常，如肝癌、肝功能低下等；③重度肺动脉高压；④进展期的关节炎导致活动受限；⑤认知能力障碍、精神疾病。

（五）神经外科重症患者肺康复训练方法

1. 术前戒烟

所有拟择期手术的患者，无论手术日期，都应尽快戒烟。

2. 术前营养

术前应对所有患者进行营养评估。针对营养不良的患者，请营养科会诊，提供口服营养补充剂；对进食困难者可以保留胃管或鼻肠管；对呕吐者可以遵医嘱予以止吐药，静脉补充营养。

3. 心理康复

轻度焦虑和抑郁的患者可以通过心理干预使肌肉松弛，控制恐惧，减少呼吸困难和焦虑；严重焦虑和抑郁的患者需要心理治疗师治疗。

4. 物理治疗

预防或改善气道分泌物的淤滞，从而防止或逆转其所导致的病理过程。

（1）呼吸训练。①腹式呼吸：主要锻炼膈肌。吸气时，最大限度地向外扩张腹部，胸部保持不动；呼气时，最大限度地向内收缩腹部，胸部保持不动。吸气和呼气的比例为 1 ∶ 2 或 1 ∶ 3。②缩唇呼吸：可以防止呼气时小气道狭窄，有利于肺内气体排出，吸气时用鼻子缓慢深吸气，呼气时缩唇轻闭，在 4 ～ 6s 将气体缓慢呼出。③控制性深呼吸：有意识地进行慢而深的呼吸，减慢呼吸频率，增加吸气容量；有意识地控制呼气、吸气时间长短和呼吸比，在吸气末停顿 1 ～ 3s 再呼吸。

（2）体位引流：根据病变部位不同采取不同姿势进行体位引流。如病变在肺下叶、舌叶或中叶，取头低足高略向健侧卧位；如病变位于肺上叶，则取坐位或其他适当姿势，以利于引流。引流时，嘱患者间歇深呼吸后用力咳嗽，护理人员用手（手心屈曲呈凹状）轻拍患者胸或背部，自下向上，直到痰液排尽；或使用机械振动器，使肺部聚积的分泌物松动，并使其移动，易于咳出或引流，每日 2 ～ 3 次，根据患者耐受性每次 5 ～ 30min。注意体位引流不宜在餐前、餐后 1 ～ 2h 进行，防止呕吐、误吸。因夜间分泌物潴留，在清晨醒后进行体位引流效果最好。

（3）胸部叩拍：手掌微屈，五指并拢，以腕部为支点，以惯性摇动手掌叩击病变部位；或用机械叩拍器如振动式排痰仪，在吸气和呼气时叩击患者胸壁，使支气管壁上的分泌物松动，易于排出。

（4）指导咳嗽：一般取坐位，双肩放松，头及上体稍前倾前屈，双臂可支撑在膝上，以放松腹部肌肉利于其收缩，然后指导患者以腹式呼吸深吸气，屏气一段时间后在身心放松下突然放开声门，运用腹肌的力量将痰液咳出。

（5）声门下吸引：根据患者声门下分泌物的性状选择不同的吸引方法。对于声门下分泌物较少的患者，可采用间歇声门下吸引；对于声门下分泌物较多且较为黏稠的患者，采用持续声门下吸引的方式。气囊压保持在 25 ～ 30cmH_2O。若持续声门下吸引，负压调节在 -20mmHg；若间歇声门下吸引，负压调节在 -150 ～ -100mmHg。动态评估患者分泌物的颜色、性质及量。选择合适的冲洗液，做好声门下吸引的护理，这能够保证声门下吸引的效果并减少并发症，预防呼吸机相关性肺炎。

（6）气管镜吸痰：若气道湿化不够，气道分泌物黏稠，引流不畅，气道阻力加大，人工通气效果不好，可定期使用气管镜，在直视下把气道分泌物抽吸干净，以改善患者呼吸道症状，改善呼吸功能。

5. 体外膈肌起搏

体外膈肌起搏是通过功能性电刺激膈神经引起膈肌收缩，达到改善通气的目的。有研究表明，20% ～ 25% 的机械通气患者出现撤机困难或延迟。膈肌失用性萎缩是导致脱机失败的一个重要原因。有研究证明，体外膈肌起搏治疗能增加膈肌移动度，提高膈肌肌力和耐力，能在一定程度上改善脱机困难患者的膈肌功能，从而改善通气功能，减少机械通气时间，使患者的自主呼吸能力满足自身需求，尽早恢复自主通气，撤除机械通气支持，可用于 ICU 脱机困难患者的早期康复治疗。

6. 术后体位管理

术后抬高床头 30° ～ 45°，有利于减轻脑水肿和预防肺部感染，膈肌下降也有利于患者呼吸。

7. 术后疼痛管理

术后疼痛限制患者体位变化，无法有效咳嗽，痰液及气道分泌物不能充分排出，从而增加肺不张和肺部感染的风险。术后强调个体化镇痛，提倡预防性镇痛和多模式镇痛联合应用，有效的镇痛措施可促进患者早期的膈肌运动，促进咳嗽排痰。

8. 预防吸入性肺炎

神经外科重症患者由于意识障碍、吞咽反射障碍、咳嗽反射减弱、免疫功能下降，留置鼻饲管、气管插管、气管切开等易造成误吸，应加强管理，避免吸入性肺炎。

（1）体位管理：病情允许时，将床头抬高 45°，进食后 20 ～ 30min 保持半卧位，或根据病情选择合适体位。

（2）气道管理：意识障碍者进食前先翻身叩背，并吸净气道分泌物；有人工气道和机械通气的患者应定期检测气管内导管的气囊压，持续控制气管内导管气囊压在

25 ～ 30cmH_2O 可降低呼吸机相关性肺炎的发生率。

（3）吞咽障碍管理：新入院及手术后 24h 内无病情变化，能坐起并且意识清醒者可行洼田饮水试验筛查吞咽功能。洼田饮水试验 2 级及以上的患者可行标准吞咽功能评估，吞咽障碍者行容积－黏度吞咽测试，并行吞咽功能训练，根据吞咽功能进行食物黏度和进食一口量的调整，如选择糊状或泥状食物，从健侧少量多次缓慢进食。

（4）鼻饲管理：胃管插入长度为 60 ～ 70cm，每次喂养前用 2 种以上的方法检查管道的位置，降低营养液误入肺内的风险。

（5）口腔护理：进食后合理选择漱口液，口腔护理 2 ～ 4 次 /d，及时清除口腔内食物残渣与分泌物。

9. 肢体运动康复

运动训练是肺康复训练的基石，是肺康复的重要组成部分，尤其是下肢运动训练，对患者肺功能、运动功能、生存质量等起到至关重要的作用。运动疗法包括呼吸肌运动训练、全身运动训练、上肢和下肢运动训练、中国传统运动疗法等，生理指标主要包括肺通气功能、血气分析及细胞因子，很多的临床试验已证实运动训练能够改善这些生理指标。

（六）神经外科重症患者肺康复注意事项

（1）肺康复训练的前提条件是必须有足够的氧储备，在使用或不用血管活性药物时生命体征平稳，原发病得到控制或好转。

（2）训练方案应个体化，形式多样，患者可接受，不影响其他治疗。

（3）选择适宜环境训练，保证患者集中注意力，防止干扰。

（4）锻炼时或锻炼后如出现疲劳、乏力、头晕等，立即休息，若有其他不适症状，及时向医生汇报。

（5）临床病情变化时务必及时调整方案。

（6）适度训练，防止过度疲劳。

二、肢体功能障碍患者的康复治疗及护理

神经外科患者如脑出血、颅脑损伤、运动功能区肿瘤、脊髓损伤等的患者常伴有肢体功能障碍，表现为偏瘫或肌力降低，严重影响了患者的生活自理能力和生活质量。从长远来看，25% ～ 74% 的肢体功能障碍患者必须依靠其他人的帮助才能获得基本的生活自理能力。

（一）肢体功能障碍对患者的影响

患者长期卧床，缺乏关节活动、肌肉按摩，尤其是昏迷患者，常出现足下垂、屈膝

位等关节的畸形和组织的粘连；久卧不起会引起坠积性肺炎、尿路感染、下肢深静脉血栓形成、肌肉萎缩等并发症，延长患者住院时间及增加住院费用。生活自理能力下降会给患者带来焦虑、抑郁等不良影响。

（二）康复治疗的意义

早日对肢体功能障碍患者实施康复治疗，对改善神经肌肉功能、减少并发症、预防关节畸形、恢复患者的运动功能、改善心肺等脏器的功能、提高生活自理能力，以及最大限度回归社会具有重要意义。

（三）康复治疗的时机

康复训练应尽早开始，急性期病情稳定后应尽早开始康复训练，只要不影响患者的抢救治疗，即可开始进行床旁康复训练。建议在患者临床症状稳定后 24 ～ 72h 给予部分离床康复干预，并鼓励患者逐渐增加主动运动。

（四）康复治疗的方法

急性期以床上训练等预防性康复为主；恢复期以恢复肢体功能、生活自理能力等主动性康复训练为主。卧床期早期阶段的康复治疗包括良肢位摆放和保持关节功能位、变换体位和翻身训练、运动疗法等。

1. 良肢位摆放和保持关节功能位

（1）偏瘫患者的良肢位摆放：良肢位摆放时要注意使患者舒适，抬高受累肢体以促进血液回流，保持肢体及各关节功能位。①仰卧位：头应处于中立位，患侧肩胛和上肢下垫一长枕，使患侧上肢肩胛带外展，肩关节取外旋、外展位，前臂取旋后位；手指取伸展位，平放于枕上。长浴巾卷起垫在大腿外侧，膝下垫一毛巾卷，使患侧骨盆旋前、膝关节轻微屈曲，防止下肢外展、外旋。②健侧卧位：患侧上、下肢取轻度屈曲位，放于长枕上。③患侧卧位：患侧上肢外展，取伸展位；患侧下肢轻度屈曲，放在床上；健侧下肢向前跨过患侧，放于长枕上；健侧上肢放松，放在躯干上。

有条件的科室可以使用关节功能位保持器，但要注意每日至少 2 次脱下关节功能位保持器，进行关节的主动运动、被动运动和肌肉按摩，每次 10 ～ 15min。

（2）脊髓损伤患者的肢体位置摆放。①仰卧位：头下放置薄枕，将头两侧固定（需要保持颈部过伸展位时，在颈部垫圆枕）。肩胛、上肢、膝、踝下垫枕，用毛巾卷将腕关节保持在 40° 背伸位。②侧卧位：上侧的上肢保持伸展位、下肢保持屈曲位，肢体下均垫长枕。背后用长枕等支撑，以保持侧卧位。

2. 变换体位和翻身训练

不断变换体位可使肢体的伸屈肌张力达到平衡，能在一定程度上起到预防痉挛的作用。一般每 1 ～ 2h 变换体位 1 次。

（1）偏瘫患者翻身训练。①辅助下向健侧翻身：仰卧位，将患者健侧下肢放于患侧下肢下，勾住患肢，健手拉住患手，将身体翻向健侧。康复治疗师于患侧帮助抬起患者肩胛、骨盆，翻身至健侧。②向患侧翻身：仰卧位，将患侧上肢外展，防止受压，屈曲健侧下肢。头转向患侧，健侧肩上抬，健侧下肢用力蹬床，将身体转向患侧。③自己向健侧翻身：健侧手握住患侧手上举，健侧下肢插到患侧下肢下面，健侧腿蹬床，同时转头、转肩，身体转动，完成翻身动作。

（2）脊髓损伤患者的翻身训练。①全辅助下翻身：注意轴线翻身，在背后、头、双上肢、双下肢间垫上枕头。②患者独立的翻身动作：双上肢向身体两侧用力摆动，头转向翻身侧，同时双上肢用力甩向翻身侧，带动躯干旋转而翻身，位于上方的上肢用力前伸，完成翻身动作。

3. 运动疗法常见方式

包括被动运动训练、协助主动运动、主动运动训练等。

（1）被动运动训练：患者不做主动活动，主要由康复治疗师徒手或借助器械帮助患者进行运动训练以保持肌肉的生理长度和张力，保持关节的活动度。多适用于肢体肌肉瘫痪或者意识昏迷的患者。

（2）协助主动运动：主要是在康复治疗师帮助或借助器械的情况下，由患者通过自己主动的肌肉收缩来完成的运动训练。适用于患者肢体肌肉已能开始收缩，但力量尚不足以抵抗肢体的自重或对抗地心引力的情况。

（3）主动运动训练：在既不借助外来辅助，也不给予任何阻力的情况下，由患者自己主动完成的运动训练，常见的有床上翻身、桥式运动、夹腿运动、坐位训练，其他还有行走训练等。主要适用于患者肌肉力量较弱，能够抵抗肢体的自重或对抗地心引力进行运动，但尚不能对抗任何额外阻力的情况。①床上翻身：每日多次进行，必要时训练者给予适当的帮助，注意翻身时头一定要先转向翻身侧。②桥式运动：目的是训练伸髋。患者取仰卧位，双腿屈曲，足踏床，慢慢抬起臀部，维持一段时间后慢慢放下。③夹腿运动：患者取仰卧位，双腿屈曲，足踏床，先把双膝分开呈外旋位，然后让患者主动合拢双膝，同时训练者对患者的健腿施加阻力，阻止其内旋内收，以期通过联合反应诱发患腿的内旋内收。④坐位训练：早期先抬高床头，坐起 30°，上午、下午各 5min，每隔一两天增加 10°、5min，直至能维持 90°，超过 30min。

4. 其他

包括针灸、按摩等方式。

（五）康复治疗的注意事项

（1）关注患者生命体征的变化，预防并发症的发生。

（2）餐后至少 1h 再开始运动。运动顺序由大关节到小关节，循序渐进，缓慢进行。

（3）注意肢体保暖。床上运动训练时给患者加用床档，防止坠床。下地活动时加强看护，防止摔伤。

（4）指导患者避免情绪激动、紧张。当感到疲劳、胸痛、头晕、气短等时，应立即停止运动。

（5）营养支持对神经功能康复起着重要作用，在康复训练期间应加强营养，保证热量需要。

（6）康复训练是一个需要长期坚持的过程，指导患者及家属要有耐心，循序渐进。

（尹彩霞　万明叶）

第八节　神经外科重症患者的转运护理

一、神经外科重症患者转运的类型

神经外科重症患者常见的院内转运具体包括急诊与神经外科重症监护病房之间的转运、神经外科重症监护病房与医技科室之间的转运、神经外科重症监护病房与手术室之间的转运、神经外科重症监护病房与普通病房之间的转运等。

二、转运的注意事项

（一）转运前的准备

神经外科重症患者病情复杂多变，为了避免转运过程中发生意外事件，充分做好转运前的准备十分必要。

1. 充分评估

评估患者、转运人员、仪器、药品、转运环境和时间，了解并告知患者及家属转运风险；管理者应对所有转运人员进行岗前培训，确定可行的转运方案；医护人员要充分评估转运路途中的风险并选择应急措施。

2. 优化分级

依据患者生命体征、呼吸循环支持等内容进行综合分级，并依据分级标准配备相应的转运人员及装备。分级标准按照转运风险由高到低分为Ⅰ级、Ⅱ级、Ⅲ级，按照所有评估项目对应的最高风险等级确定分级。如患者生命体征Ⅱ级、呼吸循环支持情况Ⅰ级、意识状态Ⅲ级，则患者转运分级确定为Ⅰ级。转运分级标准见表 12-2，转运分级人员配备标准见表 12-3，转运分级装备配备标准见表 12-4。

表 12-2　转运分级标准

评估项目	Ⅰ级	Ⅱ级	Ⅲ级
生命体征	生命支持情况下，生命体征不稳定	生命支持情况下，生命体征稳定	无须生命支持情况下，生命体征尚平稳
意识状态	昏迷，GCS 评分＜ 9 分	轻度昏迷，GCS 评分为 9 ～ 12 分	GCS 评分＞ 12 分
呼吸支持情况	人工气道，呼吸支持条件好，PEEP ＞ 8cmH$_2$O,FiO$_2$ ＞ 60%	人工气道，呼吸支持条件不高，PEEP ＜ 8cmH$_2$O，FiO$_2$ ＜ 60%	无人工气道，可自主咳痰
循环支持情况	泵入 2 种及以上血管活性药物	泵入 1 种及以上血管活性药物	无须血管活性药物
临床主要问题	急性心肌梗死、严重心律失常、严重呼吸困难、反复抽搐、致命创伤、主动脉夹层、主动脉瘤等	心电图表现怀疑急性心肌梗死、非 COPD 患者 SpO$_2$ ＜ 90%，外科急腹症、剧烈头痛、严重骨折、持续高热等	慢性病

注：依据 5 项评估的最高级别进行分级。

表 12-3　转运人员配置标准

评估项目	Ⅰ级	Ⅱ级	Ⅲ级
医师	副主任医师及以上	主治医师及以上	本院执业医师
护士	N3 或以上层级护士	N2 或以上层级护士	N1 或以上层级护士

注：以上分级标准为推荐配备标准，各医院可根据自身实际情况按照推荐原则进行调整。

表 12-4　转运装备配备标准

评估项目	Ⅰ级	Ⅱ级	Ⅲ级
仪器设备	氧气筒、转运监护仪（包括 SpO$_2$ 监测）、转运呼吸机、简易呼吸器、微量泵、便携式吸痰器、转运箱等	氧气筒、转运监护仪（包括 SpO$_2$ 监测）、简易呼吸器、微量泵、便携式吸痰器、转运箱等	根据病情携带氧气、便携式 SpO$_2$ 检测仪
药物	转运箱内药品	转运箱内药品	生理盐水或无

注：以上分级标准为推荐配备标准，各医院可根据自身实际情况按照推荐原则进行调整。

3. 沟通解释

根据转运分级进行有效沟通。

（1）与患者家属沟通：告知转运风险，获取家属的知情同意及配合，并签署转运风险告知单。

（2）与团队内部沟通：明确职责，相互配合。

（3）与接收部门沟通：详细告知患者病情及预计转运时间，做好相应准备工作。

4. 充分准备

包括转运人员准备、转运装备准备、患者准备及接收方准备。

（1）转运人员准备：①按照转运分级人员配备标准要求选定相应的医护人员；②做好转运分级人员分配，明确职责，由于疾病的特殊性，且护士群体相对固定，熟悉工作流程以及应急方案，因此由转运护士来担当领队，负责转运过程中的协调管理工作。

（2）转运装备准备：①按照转运分级装备配备标准配备相应的仪器设备和药品；②转运仪器设备调试并试运行，及时发现问题并解决问题。

（3）患者准备：出发前按照转运分级再次评估患者病情（主要包括生命体征、意识状态、呼吸及循环情况等），并检查各种管道及引流管是否固定妥当，确保通畅，尽量在患者病情稳定的情况下转运。对躁动患者可适当使用镇静药物。对开放气道患者在出发前湿化气道、充分吸痰，保持气道通畅。

（4）接收方准备：告知接收方患者的病情及生命体征、所用仪器设备、用药情况及预计到达时间等，使其做好充分接收患者的准备。对于有感染性疾病的患者，根据传播途径，做好隔离的物品准备和环境准备。

（二）转运中的要点

（1）转运中护士应全程陪同，始终站在患者头侧，严密观察患者的意识状态、瞳孔、呼吸、脉搏、血压等变化，重视患者的主诉，及时发现问题，及时处理。

（2）转运中保持气道通畅。随时清除气道分泌物、呕吐物、血块等，必要时用便携式吸痰器吸痰。对舌后坠患者采用口咽通气道，并给予氧气吸入。对使用人工气道的患者应保证足够的氧气，必要时用简易呼吸气囊辅助呼吸。

（3）保持静脉输液通畅，做好输液的护理。保证各引流管通畅，妥善固定，安全放置，管道长短适宜，防止因患者烦躁及体位变化发生非计划性拔管，必要时可采用约束带交叉固定。必要时在病情允许的情况下夹闭引流管，避免引流液反流。

（4）转运时患者须全身保暖，冬天盖棉被防止受凉。对昏迷及躁动患者除加用床栏外应适当约束，防止坠落。此外，还应该保护患者隐私。

（5）及时予以心理安慰和指导。对意识清醒但不能说话的患者，护士可用手势、眼神、写字等方式与患者交流，了解患者的病情和需求，尽量满足其合理要求。

（6）预防转运过程中的意外事件。为确保随行人员安全，转运仪器须规范放置，防止被仪器砸伤；同时，在转运途中要特别注意行人，避免发生意外事件。

（三）转运后的交接

到达后，与接收科室做好详细交接，包括以下两个方面。

（1）与接收科室的医护人员共同安置患者，包括固定管道、吸氧等。

（2）进行详细的床边交接及记录，包括生命体征、用药情况、特殊治疗、初步诊断、各管道置入情况、液体出入量、皮肤情况、患者的心理状态、患者的贵重物品等，以及病历、X 线片、CT 片及 MRI 片的交接，如实告知转运前和转运途中的事件，双方医护人员在转运交接单上签名。

参考文献

[1] 周建新 . 神经外科重症监测与治疗 [M]. 北京：人民卫生出版社，2013.

[2] 乐革芬 , 范艳竹 , 任学芳 , 等 . 神经外科亚专科护理学 [M]. 武汉：华中科技大学出版社，2023.

[3] 陈炎堂 , 张鹏 , 骆兆健 .B 超在神经重症患者肠内营养治疗中的应用 [J]. 影像研究与医学应用 ,2022,6（05）:167-169.

[4] 李军，李素玲 . 亚低温治疗在心肺复苏患者脑复苏中的应用及护理 [J]. 中国实用护理杂志，2013，29（9）：42-43.

[5] 史淑杰 . 神经系统疾病护理指南 [M]. 北京：人民卫生出版社，2013.

[6] 张国强，柴枝楠 . 临床急诊科经典问答 1000 问 [M]. 北京：人民卫生出版社，2015.

[7] 何永生，黄光富，章翔 . 新编神经外科学 [M]. 北京：人民卫生出版社，2014.

[8] 赵继宗 . 颅脑肿瘤外科学 [M]. 北京：人民卫生出版社，2004.

第三篇　专科技能培养

第十三章
负压封闭引流技术

第一节　负压封闭引流技术简介

负压封闭引流（vacuum sealing drainage，VSD）技术是指使用特殊材料覆盖封闭伤口并置于负压下一段时间，以达到促进清创和伤口愈合的治疗目的。

（一）负压封闭引流技术原理及作用机制

VSD 能全方位引流去除创区坏死渗出物，减少机体组织对毒性产物的重吸收，并利用可控负压清除毒性分解产物，重建局部血液循环，刺激组织新生，从而促进机体的新陈代谢。

（二）VSD 的组成与性能特点

VSD 的主要组成：创面填充敷料、封闭半透膜、引流管路以及负压发生装置。创面填充敷料为泡沫或海绵材料，质地松软，内含大小不等的微泡孔隙，负责缓冲创面压力，保护新生肉芽，避免神经末梢受到刺激，吸附渗出液，并在负压持续作用下将引流物切割塑形，便于经管道引出。封闭半透膜覆盖于填充了敷料后的创面上，提供一个密封环境，能透过水蒸气但不透水，还能防止细菌入侵。引流管路负责将半透膜下密封环境中的渗出液引出，根据创面大小，放置一根或多根引流管，有规律地包裹于填充敷料内部，末端引出，接负压发生装置。负压发生装置是最主要的组成部分，发挥最主要的功能。

（三）负压封闭引流技术操作流程

1. 操作流程

（1）彻底清创或清除皮肤感染组织。

（2）将创面填充敷料按创面大小修剪并贴附于创面并缝合。

（3）用无菌纱布擦净周围皮肤，使用生物半透膜封闭整个创面和敷料。

（4）负压吸引：连接创面填充敷料的硅胶管，另一端通过一个三通管与负压发生装置连接，调节最佳负压吸引状态，保持负压恒定。VSD 创面填充敷料以及封闭半透膜明显塌陷，说明密封较好，负压效果满意。

（5）持续负压吸引 7 ～ 21d，观察创面有大量新鲜的肉芽组织生成后，可行游离植皮或皮瓣移植术。

2. 术后观察与护理要点

（1）保护创面，保证有效引流：护理人员需勤巡视，勤观察局部皮肤、敷料及引流情况。封闭创面使用的是生物半透膜，应保持创面及局部皮肤干燥。若引流不畅，需及时报告医生处理。观察负压效果，确保有效引流；定期检查各接口的密闭性；引流 5 ～ 7d 拔除或更换，引流量少于 20ml 可拔除。

（2）如在易压迫的部位，如背部、骶尾部等处引流，应经常更换患者体位，防止因引流管压迫或折叠而阻断负压。

（3）冲洗护理：观察冲洗情况，准确记录冲洗液、引流液的量和性质。负压瓶的位置要低于创面，有利于引流。如遇冲洗不畅，应告知医生立即解决。引流瓶每日更换并清洁消毒，为防止引流管内的液体回流，更换时先夹住引流管，再关闭负压源进行更换。严格执行无菌操作。

（4）心理护理：观察患者心理、情绪变化情况。由于创伤给患者带来巨大的身心打击、痛苦以及患者担心疾病预后情况和存在经济顾虑，多数患者情绪不佳，因此应积极与患者沟通，进行心理疏导，讲述 VSD 技术的基本原理并提供成功案例资料给患者，使之建立信心，正确面对疾病，积极配合治疗。

（四）并发症预防与处理

（1）泡沫辅料隆起，管型消失，周围渗液：常见的原因除引流管堵塞外，还应考虑负压源异常。早期需重新封闭，进行通管，晚期需更换。

（2）创面填充敷料干结变硬：敷料干结变硬会导致引流效果差，使用期间经常观察、触摸可以了解情况。应仔细排查，调节负压。

（3）引流管堵塞：半透膜密封不严、负压源异常、引流管路接头处漏气、引流管被压迫或折叠可导致此类问题。应进行通管，持续冲洗，必要时更换。

（4）出血：引流管内有大量新鲜血液被吸出时，应立即撤除负压，仔细检查创面内是否有活动性出血，止血后再使用负压引流。

（5）感染：创面消毒不彻底、无菌操作不严格，有可能导致感染。敷料内坏死组织和渗液残留，甚至出现黄绿色、灰褐色污点，会透过半透膜散发臭味。应及早更换。

（五）适应证与禁忌证

适应证包括重度软组织挫裂伤及软组织缺损；大的血肿或积液；骨筋膜室综合征；开放性骨折可能或合并感染；关节腔感染需切开引流；急慢性骨髓炎需开窗引流；体表脓肿和化脓性感染；手术后切口感染；植皮术后的植皮区；溃疡、褥疮。

禁忌证包括脏器或体腔瘘、恶性肿瘤伤口、有活动性出血的伤口或患者正在接受抗凝治疗等。

（王美科　董辉平）

第二节　更换负压封闭引流瓶的操作标准

相关操作标准见表 13-1

表 13-1　更换负压封闭引流瓶的操作标准

项目	内容	操作要点
操作前准备	1. 核对医嘱，核对治疗单、床号、姓名，了解操作目的（4 分） 2. 自身评估：着装整齐规范，戴口罩，洗手（2 分） 3. 用物评估：负压表、负压管 2 根、无菌钳、负压瓶、手套、生理盐水、注射器、碘伏、洗手消毒液等，用物齐全且符合要求（3 分） 4. 环境评估：清洁、安静、光线充足（2 分 ） 5. 患者评估 （1）核对患者床头卡、腕带上的床号、姓名，告知患者需要进行 VSD 引流护理的目的（每项 1 分） （2）评估患者意识、瞳孔、生命体征、VSD 引流情况（每项 1 分） （3）心理状态：有无焦虑、恐惧的心理以及配合程度（每项 1 分）	严格“三查八对”
操作过程	1. 推治疗车至患者床旁，核对患者床头卡和腕带上的姓名、床号，告知患者在实施过程中的配合要求（1 分） 2. 实施操作 （1）检查引流管，判断是否通畅，观察引流液的颜色、性状、量，检查负压膜有无渗漏，清理床头（2 分） （2）取合适体位，暴露引流管，戴手套（3 分），用血管钳在接口近端 5cm 处夹闭引流管并关闭负压装置（4 分） （3）消毒接口处上下 5cm（2 分），从冲洗管冲洗并分离负压管及负压瓶（2 分）	正确挤压引流管，严格无菌操作

续表

项目	内容	操作要点
操作过程	(4)取引流瓶放于治疗车下层(2分) (5)正确消毒引流管接口端的内壁、横断面、外壁(每项2分) (6)正确摆放已消毒的引流管管端(2分) (7)取出已消毒负压瓶及负压管，正确连接(2分) (8)正确摆放(2.5分)，正确调节负压(2.5分) (9)松开血管钳，观察引流是否通畅(2分)	
操作后处理	(1)脱手套，手消毒，整理患者衣物及床单位(每项1分)；记录引流情况于护理记录单上(2分)；按规定处置用物(1分) (2)健康教育：指导患者按要求卧位，保持引流通畅；不能随意翻动；保持伤口敷料清洁，不可抓挠伤口(2分)	

注意事项：

(1)用物是否摆放有序、质量合格、符合患者需要。(每项1分)

(2)操作方法正确，负压有效。(每项1.5分)

(3)操作熟练、流畅。(不流畅扣1分，顺序颠倒、影响效果扣2分)

(4)无菌观念强，引流通畅，护理到位，未出现污染。(每污染一次扣5分)

(5)操作过程中与患者交流，观察患者反应及病情变化，体现人性化关怀。(0.5分)

(6)注意观察患者病情变化。如有不适，及时处理。(3分)

(王美科　董辉平)

参 考 文 献

[1] 杨桂元,钱祝银.负压封闭引流技术研究进展[J].中国实用外科杂志,2010,30(02):149-151.

[2] 聂淼,张长彬,付帅,等.负压封闭引流技术的临床应用新进展[J].医学综述,2017,23(18):3656-3659,3664.

第十四章
振动排痰技术

第一节　振动排痰的目的及方法

一、振动排痰原理及作用机制

振动排痰治疗是利用低频振动作用于患者胸背部，通过机械振动使呼吸道内的痰液松动、脱落，并随着患者的咳嗽或呼吸道纤毛运动排出体外，从而减轻患者呼吸道阻塞症状，提高呼吸效率。

二、相关物品选择与使用

1. 振动排痰设备

它是振动排痰治疗的核心设备。根据不同的治疗需求和患者特点，振动排痰设备可分为多种类型，如手动式、电动式、气动式等。这些设备各有特点，但都能促进痰液排出、改善呼吸功能。

2. 配件与附件

除了核心设备外，振动排痰治疗还需要一些配件和附件，如排痰背心、导管、面罩等。这些配件和附件在振动排痰过程中起到固定设备、传递振动、保护患者等作用。

3. 物品选择依据与建议

（1）在选择振动排痰相关物品时，首先要考虑患者的需求和病情。如患者的年龄、体重、病情严重程度、痰液性质等因素都会影响设备的选择和参数的调整。同时选择适合患者病情的振动频率，以确保治疗效果。

（2）注意事项：确保设备质量可靠，符合国家相关标准，确保患者舒适度和治疗效果。

三、振动排痰技术操作流程

1. 准备阶段

（1）确认患者情况：评估患者的一般状况，了解过敏史、既往史等；评估患者的病情、年龄、体重、痰液性质等，判断其是否适合进行振动排痰治疗；告知患者治疗目的、方法、可能的不适感及注意事项，取得患者同意。

（2）设备准备：选择适合患者的振动排痰机，并检查其是否完好、电源是否接通。同时准备好接合器等相关配件。

（3）患者准备：协助患者取舒适体位，通常为侧卧位，并在患者身体下方垫软垫或毛巾，以减轻震动对皮肤的刺激。

2. 操作阶段

1）参数设置

（1）振动频率：根据患者病情和治疗需要，设置合适的振动频率（一般为20～30Hz），根据患者舒适度适当调整。

（2）振动强度：以患者能耐受且不引起不适为宜。

（3）治疗时间：每次治疗时间一般为10～20min，每天1～2次。

2）放置叩击头

（1）协助患者取舒适体位，如坐位、半卧位或侧卧位。

（2）将振动排痰机的叩击头与接合器连接好。

（3）将叩击头紧贴患者皮肤，从患者背部下方开始操作，避免与胸骨、肋骨等部位接触。

3）振动排痰

（1）按照从下到上、从外到内的顺序进行操作。

（2）右侧肺部先操作，然后左侧肺部，接着是背部、脊柱和胸骨部分。

（3）叩击头的移动应缓慢有序，促使痰液从毛细支气管向大支气管聚集。

（4）对于肺部感染的部位，可以适当延长叩击时间。

（5）手法要轻柔而稳定，避免突然改变振动方向或力度。

（6）操作过程中要密切关注患者的心率、呼吸、血压、血氧饱和度等指标，以及是否有胸闷、出汗、呼吸不畅等现象，如有不适，及时调整参数或停止操作，并立即通知医生。

4）结束排痰后

（1）治疗结束后，关闭振动器，移除设备。

（2）协助患者排痰，清理呼吸道分泌物，观察患者反应，记录治疗效果。

（3）指导患者侧卧10～15min，必要时给予充分吸痰或者进行体位引流吸痰。

3. 护理要点

（1）护理重点：老年人的呼吸道较为脆弱，要保持呼吸道湿润和避免刺激，选择适宜的振动频率和振幅。

（2）环境调整：保持室内温度和湿度适宜，避免干燥和寒冷空气对呼吸道的刺激。

（3）饮食调整：增加液体摄入量，保持充足的水分，有助于痰液稀释和排出，同时注意保暖，避免受凉感冒。

（4）体位引流：定期改变体位，如俯卧位或侧卧位，有助于痰液排出。

四、并发症预防与处理

（1）皮肤损伤：是振动排痰治疗中最常见的并发症之一。患者可能出现皮肤红肿、疼痛、瘙痒等症状。医护人员在操作过程中应注意观察患者皮肤情况，及时调整振动强度和时间，避免过度刺激。

（2）呼吸困难：可能是振动排痰过程中痰液排出不畅、气道痉挛等导致的。患者可能出现呼吸急促、咳嗽加剧等症状。医护人员在发现患者呼吸困难时，应立即停止治疗，协助患者保持呼吸道通畅，必要时给予氧气吸入。

（3）心脏负荷加重：振动排痰可能增加患者心脏负荷，导致心律失常、心力衰竭等严重并发症。医护人员应密切关注患者心率、血压等生命体征，发现异常情况时应及时处理。

五、适应证与禁忌证

适应证包括肺部感染、支气管炎等呼吸系统疾病；咳嗽无力、痰液黏稠而难以咳出；长期卧床或活动不便。

禁忌证包括皮肤破损或感染；肋骨骨折、气胸等胸部疾病；咯血；严重心肺功能不全、呼吸衰竭等危重情况。

（尹彩霞　万明叶）

第二节　振动排痰的操作标准

表 14–1　振动排痰的操作标准

项目	内容	操作要点
操作前准备	1. 核对医嘱，核对床号、姓名、住院号，了解操作目的（5 分） 2. 自身评估：着装整齐规范，洗手，戴口罩（4 分） 3. 用物评估：振动排痰仪（3 分） 4. 患者评估 （1）患者的年龄、意识状态、心理状态及身体情况（5 分） （2）治疗肢体活动及周围皮肤情况（5 分）	严格“三查八对”

续表

项目	内容	操作要点
操作过程	1. 携用物到患者床旁，再次核对（5 分） 2. 协助患者取侧卧位（4 分） 3. 接通电源，检查振动排痰仪（4 分） 4. 打开振动排痰仪开关，绿色指示灯亮（5 分） 5. 根据患者情况，选择合适的频率（5 分） 6. 操作者由下至上、由外向内叠瓦式操作，在排痰过程中注意避开患者脊柱。对于清醒患者，操作过程中注意倾听患者主诉，确认患者感觉（舒适感、疼痛等）。对于意识障碍患者，注意有无呛咳，观察面色及呼吸情况。每次治疗 5 ～ 10min（5 分） 7. 告知患者及家属在治疗过程中勿随意调节振动排痰仪模式和时间（5 分） 8. 治疗完毕，先关机器开关（5 分） 9. 撤下叩击头一次性使用罩（5 分） 10. 关闭电源，撤离机器（5 分） 11. 整理床单位，协助患者取舒适卧位，询问患者需要（3 分） 12. 处理用物（4 分）	操作过程中严密观察患者面色及生命体征
操作后处理	1. 洗手，取口罩（3 分） 2. 记录治疗时间，观察治疗处皮肤情况（5 分）	

注意事项：

（1）操作前检查患者皮肤情况，需要避开皮肤破损处。（5 分）

（2）治疗期间请勿进食，否则可能会引起窒息。（5 分）

（3）头部受伤或颈部受伤尚未稳定、活动性出血的患者不宜使用振动排痰仪。（5 分）

（尹彩霞　万明叶）

参考文献

[1] 付志红 . 振动排痰机应用于重型颅脑损伤后肺部感染患者的效果观察 [J]. 医学理论与实践 ,2019,32(01):140-142.

[2] 曾昭墩 , 韦明君 , 李风 . 雾化吸入联合振动排痰机治疗慢性阻塞性肺气肿的效果 [J]. 实用临床医学 ,2017,18(03):26-27.

第十五章 热　疗

第一节　热疗的使用及注意事项

热疗是一种常见的物理治疗方法，广泛应用于临床护理实践中。它通过应用热刺激来促进血液循环、缓解疼痛、减轻炎症等，达到治疗和康复的目的。

一、热疗的原理及作用机制

1. 原理

热疗的原理是通过提高体温来刺激身体的自愈机制。当身体受到热刺激时，血液循环加快，血管扩张，从而增加了氧气和营养物质的供应，促进了新陈代谢。此外，热疗还可以促进淋巴液的流动，帮助排出废物和毒素，增强免疫系统的功能。

2. 作用机制

常见的热疗的方法包括：烤灯使用、红外热疗仪使用、热湿敷、热水坐浴、温水浸泡。

（1）促进炎症的消散和局限：热疗使局部血管扩张，血液循环速度加快，促进组织中毒素、废物的排出；同时因血流量增加，白细胞数量增加，吞噬能力增强，使机体局部或全身的抵抗力和修复力增强。因此，炎症早期用热疗，可促进炎性渗出物的吸收与消散；炎症后期用热疗，可促进白细胞释放蛋白酶，促进化脓，使炎症局限。

（2）减轻疼痛：热疗后血液循环加速，致痛物质的运出和炎性渗出物的吸收加速，解除对神经末梢的刺激与压迫，因而可缓解疼痛；同时热疗可使肌肉松弛、结缔组织伸展性增加，增加了关节的活动度，因而减轻了肌肉痉挛、关节强直僵硬所致的疼痛，适用于腰肌劳损、肾绞痛、胃肠痉挛、睑腺炎、乳腺炎等患者。

（3）减轻深部组织的充血：热疗可使局部皮肤血管扩张，使平时大量呈闭锁状态的动静脉吻合支开放，皮肤血流量增加。随着全身循环血量的重新分布，深部组织的充血减轻。

（4）保暖与舒适：热疗可使局部皮肤血管扩张，促进血液循环，使体温升高，患者感到舒适。适用于年老体弱者、危重患者、早产儿、末梢循环不良患者。

二、热疗的使用禁忌

（1）未明确诊断的急性腹痛：热疗虽能减轻疼痛，但易掩盖病情真相，贻误诊断和治疗，有引发腹膜炎的危险。

（2）面部危险三角区的感染：因该处血管丰富，面部静脉无静脉瓣，且与颅内海绵窦相通，热疗可使血管扩张，血流增多，导致细菌和毒素进入血液循环，促进炎症扩散，易造成颅内感染和败血症。

（3）各种脏器出血、出血性疾病：热疗可使局部血管扩张，增加脏器的血流量和血管通透性而加重出血。血液凝固障碍的患者，用热会增加出血的倾向。

（4）软组织损伤或扭伤的初期（48h）：热疗可促进血液循环，加重皮下出血、肿胀、疼痛。

（5）其他。①心、肝、肾功能不全者：大面积热疗使皮肤血管扩张，减少对内脏器官的血液供应，加重病情。②皮肤湿疹：热疗可加重皮肤损伤，使患者痒感增加而不适。③急性炎症，如牙龈炎、中耳炎、结膜炎：热疗可使局部温度升高，有利于细菌繁殖及分泌物增多，加重病情。④孕妇：热疗可影响胎儿的生长。⑤金属移植物部位、人工关节：金属是热的良好导体，用热易造成烫伤。⑥恶性病变部位：热疗可使正常细胞与异常细胞新陈代谢加速而加重病情，同时促进血液循环而使肿瘤扩散、转移。⑦感觉异常者、婴幼儿、老年人慎用。⑧睾丸：热疗会抑制精子发育并破坏精子。

（欧阳燕　李珊）

第二节　烤灯使用的操作标准

相关操作标准见表 15-1

表 15-1　烤灯使用的操作标准

项目	内容	操作要点
操作前准备	1. 核对医嘱：核对治疗单、医嘱单，至少使用 2 种患者身份识别方法，了解操作目的（5 分） 2. 自身评估：着装整齐规范、洗手、戴口罩（5 分） 3. 用物评估：屏风、烤灯，必要时备凡士林（5 分） 4. 环境评估：调节室温，注意保护患者隐私，无易燃易爆等危险物品。移开或以隔热物品遮盖床旁吸热性强的物品（5 分）	意识精神障碍者、感觉迟钝或障碍者、老年人、婴幼儿等应注意防止烫伤

续表

项目	内容	操作要点
操作前准备	5. 患者评估 (1)根据照射部位取合适的体位(5分) (2)评估患者意识、年龄、活动能力、对热的敏感性和耐受性及是否有感觉迟钝、障碍等(5分) (3)评估照射部位和局部皮肤状况(5分)	
操作过程	1. 推治疗车至患者床旁，核对患者床头卡和腕带上的姓名、床号，告知患者在实施过程中的配合要求(5分) 2. 暴露需治疗照射部位。私密部位照射时，注意保护患者隐私，注意保暖(5分) 3. 将烤灯摆放在合适位置，一般离照射部位30～50cm，或根据烤灯的功率和使用说明书摆放(5分) 4. 定好照射部位，打开烤灯开关，灯距恰当，预热5～10min，用前臂内测试温度，有温热感即为合适，烤灯的热应从斜上方或侧上方辐射到照射部位(5分) 5. 再次核对患者姓名及照射部位(5分) 6. 询问患者感受，观察局部皮肤情况和患者的反应，在照射过程中定时巡视患者，照射部位皮肤出现桃红色的均匀红斑提示为合适剂量，若出现紫红色应立即停止照射，并涂凡士林(5分) 7. 照射时间为20～30min。照射结束，协助患者穿好衣裤，整理用物(5分)	在照射过程中观察皮肤反应并询问患者感受，如患者感觉过热、心慌、头晕等，及时处理
操作后处理	1. 清理用物，洗手(2分) 2. 记录患者的一般状况及局部皮肤状况、治疗开始和结束时间、照射部位、时间、距离(5分) 3. 在治疗单上签名，记录照射时间和次数(3分)	

注意事项：

(1)用物是否摆放有序、质量合格、符合患者需要。(5分)

(2)操作方法正确。(5分)

(3)操作熟练、流畅。(5分)

(4)操作过程中与患者进行交流，观察患者反应及病情变化，体现人性化关怀。(2分)

(5)注意观察患者病情变化，如有不适，及时处理。(3分)

(欧阳燕　李珊)

第三节　红外热疗仪使用的操作标准

相关操作标准见表 15–2.

表 15–2　红外热疗仪使用的操作标准

项目	内容	操作要点
操作前准备	1. 核对医嘱：核对治疗单、医嘱单、姓名、性别、床号、住院号、年龄，了解操作目的（5 分） 2. 自身评估：着装整齐规范，洗手、戴口罩（5 分） 3. 用物评估：红外热疗仪、屏风、毛巾（5 分） 4. 环境评估：调节室温，注意保护患者隐私（5 分） 5. 患者评估： （1）核对患者身份信息（至少用 2 种方式核对患者身份，如床头卡、腕带、PDA），确保患者信息无误，向患者及家属解释操作目的（5 分） （2）根据照射部位选择合适的体位，评估照射部位和局部皮肤状况（5 分） （3）心理状态：有无焦虑、恐惧的心理及配合程度（5 分）	严格“三查八对”
操作过程	1. 推治疗车至患者床旁，核对患者床头卡和腕带上的姓名、床号，告知患者在实施过程中的配合要求（5 分） 2. 选择合适的体位，暴露红外热疗仪照射部位，注意保暖（5 分） 3. 再次核对患者姓名及红外热疗仪照射部位（5 分） 4. 将红外热疗仪灯移至照射部位的上方或侧方，距离患部 20 ～ 60cm，根据灯的大小和患者的感觉随时调整灯与皮肤的距离（5 分） 5. 通电后 3 ～ 5min，应询问患者温热感是否适宜，在治疗中根据患者的感觉和局部反应，随时调整灯距，照射时间合理（5 分） 6. 照射时间为 20 ～ 30min，照射结束，关闭红外热疗仪，检查局部照射部位皮肤，拭去局部汗水，协助患者穿好衣裤，整理床单位，安排舒适的体位（5 分）	照射部位光线如射至眼，应用毛巾遮盖双眼 治疗过程中患者不得移动体位，以防止烫伤
操作后处理	1. 清理用物，洗手（5 分） 2. 详细记录红外热疗仪治疗的开始和结束时间、照射部位皮肤情况（5 分） 3. 在治疗单上签名，记录照射时间和次数（5 分）	

注意事项：

（1）用物是否摆放有序、质量合格、符合患者需要。（3 分）

（2）操作方法正确。（2 分）

（3）操作熟练、流畅。（5 分）

（4）操作过程中与患者进行交流，观察患者反应及病情变化，体现人性化关怀。（5 分）

（5）注意观察患者病情变化，如有不适，及时处理。（5 分）

（欧阳燕　李珊）

参考文献

[1] 李小寒 , 尚少梅 . 基础护理学 [M].7 版 . 北京：人民卫生出版社 ,2022.

第十六章
颅内压监测

第一节　颅内压监测的目的及注意事项

颅内压（intracranial pressure，ICP）是指颅腔内容物对颅腔壁产生的压力，又称脑压。

一、颅内压监测的原理及作用机制

ICP 监测时需要将颅内压监测仪探头置于颅内，如额部及枕部，通过传感器将颅内压的波形传至工作站，从而完整地了解颅内压的变化情况。脑室内测压能直接测量脑脊液的压力，提供最准确的实时颅内压读数，可用于动态监测颅内压变化，协助诊断，及时发现颅内继发性损害，指导降颅压治疗，有助于判断预后。

成年人的正常颅内压为 0.7 ～ 2.0kPa（5.0 ～ 15mmHg 或 70 ～ 200mmH_2O），儿童为 0.5 ～ 1.0kPa（4.0 ～ 7.5mmHg 或 50 ～ 100mmH_2O）。ICP 持续超过 15mmHg，或颅内压低于 5mmHg，均提示异常。ICP 在 15 ～ 20mmHg 为轻度增高，ICP 在 20 ～ 40mmHg 为中度增高，ICP>40mmHg 为高度增高。颅内压增高的三主征：头痛、呕吐、视盘水肿。其他症状可有头昏、耳鸣、烦躁不安、嗜睡、癫痫发作、复视等。严重者可出现昏迷、呼吸暂停、脑疝，甚至死亡等。

二、颅内压监测的临床价值

（1）早期发现颅内损伤情况变化，早期予以处理：在 ICP 轻度增高及中度增高的早期，生命体征（心率、血压及呼吸）、意识、瞳孔尚无明显变化的时候，颅内压监测已明确显示 ICP 增高情况及增高程度。

（2）判断脑灌注压与脑血流量。

三、颅内压监测的适应证

（1）颅脑损伤：GCS 评分为 3 ～ 8 分且头颅 CT 扫描异常（有血肿、挫裂伤、脑肿胀、脑疝或基底池受压）；GCS 评分为 3 ～ 8 分但头颅 CT 无明显异常，如果患者年龄

>40 岁，收缩压 < 90mmHg 且高度怀疑颅内病情进展性变化时，根据具体情况可以考虑进行颅内压监测；GCS 评分为 9 ～ 12 分，应根据临床表现、影像学资料、是否需要镇静以及合并伤情况综合评估，如患者有颅内压增高的可能，必要时可行颅内压监测。

（2）有明显意识障碍的蛛网膜下腔出血、自发性脑出血以及出血破入脑室系统需要脑室外引流者，根据患者具体情况决定实施颅内压监测。

（3）脑肿瘤患者的围手术期可根据术前、术中及术后的病情需要进行颅内压监测。

（4）隐球菌脑膜炎、结核性脑膜炎、病毒性脑炎如合并顽固性高颅压，可以进行颅内压监测并脑室外引流，辅助控制颅内压。

四、颅内压监测的操作流程

1. 创伤性 ICP 监测操作流程

（1）脑室内测压：在颅缝与瞳孔中线交点处行颅骨钻孔和脑室穿刺，或在手术中置入细硅胶管，导管可与任何测压装置相连接。脑室内测压最准确，且可通过引流脑脊液控制颅内压，但有损伤脑组织的风险，在脑组织严重受压而使脑室移位或压扁时不易插管成功。此外，导管容易受压或梗阻而影响测压的准确性。脑室内测压最严重的并发症是感染，因此管道内必须保持绝对无菌并防止液体反流。

（2）硬膜下测压：将带有压力传感器的测压装置置于硬脑膜下、软脑膜表面，可以避免穿刺损伤脑组织，但准确性较脑室内测压差，感染仍是主要风险。

（3）硬膜外测压：将测压装置放在内板与硬膜之间，无感染风险，但准确性最差。

（4）腰穿测压：在急性 ICP 升高，特别是未行减压术的患者中不宜采用，因有诱发脑疝形成的可能。一旦脑疝形成，脊髓腔内压力将不能准确反映 ICP。

（5）蛛网膜下腔监测：颅骨钻孔后透过硬脑膜将中空的颅骨螺栓置于蛛网膜下腔。此方法操作简单，对脑组织无明显影响，但感染率较高，螺栓易松动、堵塞而影响测量结果。

2. 无创 ICP 监测操作流程

（1）闪光视觉诱发电位监测法：利用闪光视觉诱发电位技术，反映颅内压增高的程度。fVEP 反映从视网膜到枕叶皮质视通路的完整性。当颅内压升高时，神经元及纤维缺血缺氧，代谢障碍，脑脊液 pH 值下降，乳酸浓度增高，神经传导就会发生阻滞，电信号在脑内的传导速度减慢，fVEP 波峰潜伏期延长，延长时间与颅内压值成正比，从而反映出颅内压的改变。此方法适合重症患者，特别是昏迷患者的监测。脑死亡患者 fVEP 不出现波形。

（2）视网膜静脉压监测法：在正常情况下，视网膜静脉经视神经基底部回流到海绵窦，视网膜静脉压≥ ICP。ICP 影响视网膜静脉压的部位为视神经基底鞘部。ICP 增高将导致视盘水肿和视网膜静脉搏动消失。

（3）鼓膜移位监测法：是一种新兴的估算ICP的无创技术。其基本原理基于颅内腔与内耳淋巴周围液之间的解剖和生理联系。ICP的变化会传递到耳周液，并影响鼓膜的位置和活动度。正常或低的颅内压会导致鼓膜移位向外（阳性值），而高的颅内压会导致鼓膜移位向内（阴性值）。

五、颅内压监测的注意事项

（1）操作过程中需严格遵守无菌操作原则，预防感染。

（2）避免在颅内压监测过程中进行可能导致出血的操作。

（3）确保设备妥善保管，避免导管扭曲、受压、打折或与其他导管缠绕在一起。

（4）颅内压监测过程中应密切观察患者，注意安全防护，以防患者意外拔管，应每小时记录颅内压的变化。

（5）颅内压监测仪应每日清洁，每次使用前先调零，每6个月维护1次。

（6）正确设定测量的安全极限和警报极限范围，不得关闭报警声音。

（7）及时解除颅内压增高的因素：呼吸道不畅、脑缺氧、脑水肿、头部减压处受压、颈部扭曲、尿潴留、精神紧张等。

（欧阳燕　秦凡）

第二节　颅内压监测的操作标准

相关操作标准见表16–1

表16–1　颅内压监测的操作标准

项目	内容	操作要点
操作前准备	1. 核对医嘱：核对治疗单、医嘱单、姓名、性别、床号、住院号、年龄，了解操作目的（5分） 2. 自身评估：着装整齐规范，戴口罩，洗手（5分） 3. 用物评估：治疗车、医嘱单、颅内压监测仪、无菌治疗盘、碘伏、纱布、棉签、洗手液、胶带、PDA，检查用物有效期，物品处于备用状态（5分） 4. 环境评估：清洁、安静、光线充足（5分） 5. 患者评估 （1）核对患者身份信息（至少用2种方式核对患者身份，如床头卡、腕带、PDA），确保患者信息无误（5分） （2）评估患者意识、瞳孔、生命体征、肌力、头部伤口情况（5分） （3）心理状态：有无焦虑、恐惧的心理及配合程度（5分）	严格执行“三查八对”，经双人核对无误，遵守医院感染要求，对躁动患者约束四肢，必要时准备心电监护仪

续表

项目	内容	操作要点
操作过程	1. 推治疗车置患者床旁，核对患者信息，向患者及家属解释操作目的，告知患者在操作过程中的配合要求（5分） 2. 置颅内压监测仪于患者床旁桌上，接上电源及缆线，打开主机上的开关，等待屏幕出现提示信息（5分） 3. 将缆线连接探头，看是否是原参数，若是，按 MENU 键确认；若不是，按“↓”，再按 MENU 键，上下调整至探头参数一致，按 MENU 键即得颅内压值（5分） 4. 按 MENU 键设置报警参数，设置报警上下限值，选择手动调零（5分） 5. 探头连接处使用无菌纱布包裹，将缆线盘旋固定在患者头部，观察颅内压值，如出现颅内压异常报警（过高或过低），立即报告医生处理（5分） 6. 协助患者取舒适体位，再次核对患者身份（2分），对患者及家属进行健康教育指导，告知其注意事项（2分），整理床单位（2分）	严格无菌操作，床头抬高30°，降低颅内压，头偏向健侧，翻身时禁止压迫骨窗部位，告知患者翻身时保护好缆线，避免打折、缠绕、扯脱等，保持头部伤口纱布敷料清洁。颅内压大于25mmHg时应及时告知医生处理
操作后处理	1. 处理用物，洗手，取口罩（2分） 2. 记录护理记录单（2分） 3. 定时巡视，查看颅内压监护仪是否正常运行，观察伤口情况及探头是否脱落（5分）	持续进行颅内压监测时，要每小时记录颅内压值

注意事项：

（1）用物是否摆放有序、质量合格、符合患者需要。（5分）

（2）操作方法正确，颅内压监测数值正确。（5分）

（3）操作熟练、流畅。（5分）

（4）无菌观念强，护理到位。（5分）

（5）操作过程中与患者交流，观察患者反应及病情变化，体现人性化关怀。（5分）

（欧阳燕　秦凡）

参考文献

[1] 詹昱新，乐革芬 . 颅内压监测患者的护理操作技术 [J]. 外科护理操作规程及评分标准，2015，6：225-228.

[2] 王军 . 神经外科危重患者的护理 [J]. 神经外科护理学与操作技术，2020，5：202-207.

第十七章

外固定支具的使用

第一节　外固定支具的使用目的及注意事项

外固定支具是除小夹板、石膏、牵引器、外固定器和软性套具以外，用于支撑人体部分躯干或肢体的具有一定硬度和支撑作用的器具，可临时或长期使用。

一、外固定支具的原理及作用机制

1. 原理

外固定支具主要是通过物理约束和机械固定发挥作用的。外固定支具通常由支架、固定带、钢针、螺丝等部件组成，通过这些部件在患者体外的紧密配合和锁定，实现对受伤部位的牢固固定。外固定支具能够限制受伤部位的移动，防止骨折端移位或关节脱位，为骨骼的愈合提供稳定的力学环境。

2. 作用机制

（1）固定作用：固定病变部位，限制肢体和关节的异常活动，治疗关节炎症和外伤性损伤。对于不能手术治疗的患肢，通过固定和制动可以减轻疼痛，缓解肌肉痉挛，有利于消除软组织肿胀和炎症，促进组织愈合。

（2）稳定作用：肢体失去正常肌肉的控制和制动能力时，可利用外固定支具对患肢关节进行制动控制，使关节保持稳定，并防止关节的反常活动，利于患肢站立和行走。如膝反屈畸形、迟缓性瘫痪及痉挛性瘫痪等均可通过外固定支具的稳定作用，使肢体功能得到一定程度的改善。

（3）支撑作用：躯干或肢体失去骨骼支撑或肌肉牵拉力时，可利用外固定支具对躯干或肢体进行支撑固定，使躯干可以直立，肢体可以支撑体重，减轻患部的承重。最常用的是拐杖、脊柱支具和下肢支具等，可用于小儿麻痹后遗症的躯干肌和弛缓性瘫痪的下肢等。

（4）功能协助作用：防止身体畸形的产生或加重，保证骨骼正常生长发育。帮助肢体功能障碍的患者进行功能锻炼，恢复部分生活自理能力和工作能力。如对于四肢瘫痪患者，可设计支具帮助手的抓握功能；对于桡神经损伤腕下垂患者，可采用前臂及腕部的支具，使腕关节稳定于腕背伸功能位，以便于手指抓握等功能练习。

（5）矫形作用：利用三点矫形原理，通过支具持久的支撑作用，在患者生长发育过程中，达到逐渐矫形、预防畸形发生或加重的目的。但支具的矫形功能只能用于青少年患者，在他们的生长发育过程中通过支具的矫形作用逐渐达到矫正畸形的目的。而对于成年人躯干或肢体的畸形及陈旧性外伤性畸形，单靠矫形支具难以矫形。

（6）功能补偿作用：补偿截瘫或不全瘫肢体的部分功能，尤其对肢体已丧失的部分动力功能起替代作用。

（7）保护作用：保护身体易受伤部位，防止肌腱、韧带和关节的过伸和拉伤。减轻病变局部承重，促进病变愈合。

（8）限制作用：多用于脊髓灰质炎后遗症和脊髓损伤的患者，限制下肢关节的反常活动。

二、外固定支具的选择与使用

1. 上肢支具

（1）肩部固定支具：用于肩部的固定。

（2）肘部固定支具：如肘部吊带、肘部支架，用于肘关节的固定。

（3）前臂固定支具：如石膏托、塑料托，用于前臂骨折的固定。

（4）手腕及手部固定支具：如腕托、手指固定板，用于手腕及手部损伤的固定。

2. 下肢支具

（1）髋部固定支具：如骨盆带，用于髋部骨折、骨盆损伤的固定。

（2）膝部固定支具：如膝关节支具、膝关节矫形器，用于膝关节损伤的固定及功能恢复。

（3）小腿固定支具：如小腿支具，用于小腿骨折的固定。

（4）脚踝及足部固定支具：如踝部支具、足部矫形器，用于脚踝及足部损伤的固定。

3. 脊柱支具

（1）颈托：用于颈椎损伤的固定和牵引。

（2）胸腰椎支具：如腰围、脊柱矫形器，用于胸腰椎损伤的固定及矫正。

4. 特殊部位支具

（1）颌面部支具：用于颌面部骨折的固定。

（2）四肢关节矫形器：如膝关节矫形器、踝关节矫形器，用于关节畸形的矫正。

三、外固定支具的制作材料

用于制作外固定支具的材料包括金属、木板、塑料、皮革、泡沫海绵及各种纤维等。随着许多新型材料的不断出现以及人们对各种创伤和骨科疾病治疗过程中生物力学认识的逐渐加深，各种支具的结构、构型及作用原理均有很大改进，材料的利用更趋向合理化。

四、外固定支具的操作流程

1. 上肢固定支具使用方法的护理操作流程

（1）了解患者的病情和诊断结果，特别是上肢损伤的类型、程度以及需要固定的部位。

（2）评估患者的皮肤情况，确保没有开放性伤口、感染或皮炎等影响支具使用的因素。

（3）评估患者的血液循环和神经功能，检查是否存在肢体麻木、肿胀或疼痛等症状。

（4）向患者解释使用上肢固定支具的目的、方法和重要性，减轻患者的焦虑情绪。

（5）根据患者的体型和受伤部位，准备合适的固定支具以及所需的辅助材料。

（6）确保操作环境整洁、安全，准备好必要的急救设备和药品。

（7）在穿戴支具之前，使用柔软的敷料或衬垫包裹受伤部位，以保护皮肤并减少摩擦。

（8）确保支具的内衬材料干净、舒适，避免使用粗糙或刺激性的材料。

（9）根据患者的具体情况，选择合适的上肢固定支具，支具应能够提供足够的支撑和保护，使患者舒适。

（10）确保支具的尺寸、形状和材质适合患者，避免过大、过小或不适的支具对患者造成不必要的痛苦。

（11）在穿戴支具时，确保患者的肢体处于正确的位置和角度，以便支具能够提供有效的支撑。

（12）按照支具的使用说明或医生的建议，正确地将支具固定在患者的上肢上，确保固定牢固、稳定，避免松动或移位。

（13）在固定过程中，注意患者的反应和舒适度，及时调整支具的位置和松紧度。

（14）在使用支具期间，定期检查患者的皮肤情况，确保没有压力性损伤、磨损或其他皮肤问题。

（15）密切观察患者的血液循环和神经功能，检查肢体是否麻木、肿胀或疼痛等。

（16）在使用支具后，向患者和（或）家属提供详细的护理指导，包括如何正确穿戴、清洁和保养支具。

（17）鼓励患者进行适当的康复训练，以促进上肢功能的恢复。根据医生的建议，制订合适的康复计划，并指导患者进行正确的锻炼。

（18）定期随访患者，了解支具的使用情况和康复进展，根据需要进行调整或更换支具。

2. 下肢固定支具使用方法的护理操作流程

（1）在准备使用下肢固定支具前，首先对患者的整体情况进行评估，包括病情、生命体征、受伤部位、皮肤状况以及神经血管功能等，确保患者能够耐受相关操作。

（2）准备支具：根据患者的体型和受伤部位选择合适的固定支具，确保支具的尺寸、形状和材质适合患者。

（3）软组织保护：在穿戴支具前，使用柔软的敷料或衬垫包裹受伤部位，避免支具与皮肤直接接触造成磨损或压伤。

（4）穿戴支具：在穿戴支具时，需确保患者的下肢处于正确的位置和角度。按照支具的使用说明或医生的指导，逐步将支具固定在患者的下肢处。固定过程中要保持支具的平整和稳定，避免移位或扭曲。

（5）调整松紧度：固定完成后，检查支具的松紧度是否合适，过紧可能导致患者血液循环不畅或神经受压，过松则可能使支具失去固定效果。根据患者的舒适度进行调整，确保支具既能提供足够的支撑和保护，又能使患者舒适。

（6）向患者及其家属宣教关于下肢固定支具使用的注意事项、功能锻炼方法及日常生活中的自我护理技巧等，提高他们对疾病的认识和自我管理能力，促进患者早日康复。

3. 颈椎骨折颈托使用的操作标准

（1）在开始使用颈托之前，应详细了解患者的颈椎骨折情况、既往史、过敏史等信息。

（2）评估患者状况：评估患者的生命体征，特别是神经系统状况，以确保患者能够安全地使用颈托。

（3）向患者解释使用颈托的目的、重要性以及可能的不适感，以减轻患者的焦虑。

（4）测量颈部尺寸：使用软尺或专业工具测量患者颈部尺寸，确保所选颈托能够贴合患者颈部。

（5）选择合适颈托：根据患者的颈部尺寸和骨折情况，选择合适的颈托型号和材质。

（6）协助患者仰卧于平整的床面上，保持颈部中立位，避免扭曲或侧屈。

（7）将颈托置于患者颈部下方，确保颈托与患者颈部贴合良好。

（8）使用固定带将颈托固定在患者颈部，确保固定带的松紧度适中，既能稳定颈椎，又不至于压迫患者皮肤或神经。

（9）根据患者的舒适度和颈部的形状，调整颈托的角度和高度，确保颈椎处于最佳固定状态。

（10）在固定过程中，密切观察患者的反应，如有不适或疼痛加重，应立即停止操作并查找原因。

（11）详细记录颈托的型号、尺寸、固定时间以及患者的反应等信息，以便后续参考和评估。

（12）向患者及其家属提供颈椎骨折康复的相关知识，包括正确的坐姿、站姿、运动方式等，以促进患者早日康复。

4. 肋骨骨折胸带固定的操作标准

（1）在进行胸带固定之前，需要全面评估患者的病情、肋骨骨折的位置和严重程度、生命体征的稳定性以及是否存在其他复合伤。

（2）向患者和家属解释使用胸带固定的目的和重要性，以便患者积极配合。准备好合适尺寸和类型的胸带，以及固定时可能需要的辅助工具。

（3）根据影像学检查结果或触诊结果，标记肋骨骨折的大致范围。

（4）确定胸带固定的起点和终点，一般应包括骨折区域及其上下两端的肋骨。

（5）患者取坐位或站立位，保持上半身挺直，放松胸部肌肉。

（6）首先将胸带绕过患者后背部，再将前端绕过患者胸部，确保胸带平展、无褶皱。将胸带前后端的交叉点对准患者背部的中线，确保胸带在背部平整。

（7）胸带的松紧度应适中，过紧可能导致患者呼吸困难，过松则可能失去固定效果。

（8）在固定完成后，让患者深呼吸几次，观察胸带是否对呼吸造成明显限制。

（9）确保胸带不压迫患者的皮肤、血管或神经，避免造成额外的损伤。

（10）定期检查胸带的固定情况，确保胸带没有移位或松动。

（11）注意观察患者皮肤情况，避免长时间固定导致皮肤破损或压力性损伤。

五、外固定支具的并发症预防及处理

1. 皮肤问题

（1）压力性损伤：长时间佩戴外固定支具可能导致局部皮肤受压，血液循环不畅，从而引发压力性损伤。应定期检查支具的松紧度和固定带的压迫情况，避免长时间压迫同一部位，使用柔软的衬垫或减压材料减轻皮肤压力。

（2）皮炎：某些患者对支具材料过敏，可能导致接触性皮炎。应选择适合的材料制作支具，保持支具清洁干燥，避免感染。

2. 神经血管损伤

（1）神经压迫：支具固定过紧或位置不当可能导致神经受到压迫，引起疼痛、麻木等。应在佩戴支具前仔细检查神经血管的位置，避免压迫重要结构。

（2）血管压迫：血管受到支具的压迫可能导致血液循环障碍，出现肿胀、疼痛等。

应定期检查患者的肢体感觉和运动功能，如有异常，及时处理。对于高风险患者，可使用多普勒超声等设备监测血管通畅情况。

3. 关节僵硬和肌肉萎缩

（1）长时间固定可能导致关节活动减少，进而引起关节僵硬。宜在允许范围内指导患者进行关节活动和肌肉锻炼。

（2）肌肉因缺乏活动而逐渐萎缩，影响肢体功能。应定期进行关节松动术和肌肉拉伸，预防关节僵硬和肌肉萎缩。

4. 骨折端移位或畸形愈合

（1）如果支具固定不牢或患者不遵医嘱进行活动，可能导致骨折端移位，影响骨折愈合。应确保支具固定牢固，避免松动或移位。

（2）畸形愈合：骨折端在愈合过程中可能因受力不均导致畸形愈合，应指导患者正确进行康复训练。定期复查 X 线，了解骨折愈合情况，及时调整治疗方案。

5. 感染

皮肤破损或压力性损伤可能增加感染的风险。保持皮肤清洁干燥，避免破损和压疮。如发现感染迹象，及时处理并应用抗生素治疗。

六、外固定支具的适应证与禁忌证

1. 适应证

（1）下肢骨折、关节脱位、软组织损伤等需要固定和支持的情况。

（2）下肢畸形如膝内翻、膝外翻等需要纠正的情况。

（3）下肢疼痛如关节炎、肌肉拉伤等需要减轻疼痛的情况。

2. 禁忌证

严重的心肺功能不全、凝血功能障碍、皮肤感染等全身情况不允许使用外固定支具。

七、外固定支具的注意事项

（1）选择合适的支具：根据患者的具体病情和医生的建议，选择合适的支具。支具的大小、材质、固定方式等应符合患者的生理特点和需求。

（2）正确佩戴支具：佩戴支具时，应确保支具与皮肤接触部位平整、无压痛点，固定部位稳定可靠。佩戴过程中应注意患者的舒适度，及时调整支具的松紧度。

（3）定期检查支具：应定期检查支具的固定效果，如发现支具松动、变形或对皮肤造成压迫，应及时就医，调整或更换支具。

（4）保持清洁干燥：应定期清洁支具表面，避免污垢、汗液等污染物堆积，避免感染。

（5）遵守医嘱：患者应严格遵守医嘱，按照医生的要求佩戴支具，避免过早拆除或自行调整支具。如有任何不适或疑问，应及时就医咨询。

（6）适度活动：佩戴支具期间，患者应适当进行关节活动和功能锻炼，以促进损伤部位的愈合和功能恢复。应避免剧烈运动和负重活动，以免加重损伤。

（7）心理调适：佩戴支具可能会给患者带来一定的不便和心理压力，患者应保持积极乐观的心态，积极配合治疗，争取早日康复。

（欧阳燕　付凤）

第二节　外固定支具使用的操作标准

相关操作标准见表 17-1 ～表 17-4。

表 17-1　上肢固定支具使用的操作标准

项目	内容	操作要点
操作前准备	1. 核对医嘱：核对治疗单、医嘱单、姓名、性别、床号、住院号、年龄，了解操作目的（5 分） 2. 自身评估：着装整齐规范，戴口罩，洗手（5 分） 3. 用物评估：上肢关节支具（根据患肢长短粗细选择）、棉毯、按摩乳、减压贴、软枕、手套、洗手消毒液等，用物齐全且符合要求（5 分） 4. 环境评估：清洁、安静、光线充足（5 分） 5. 患者评估 （1）核对患者身份信息（至少用 2 种方式核对患者身份，如床头卡、腕带、PDA），确保患者信息无误，告知患者需要进行上肢固定的目的（5 分） （2）评估患者意识、瞳孔、生命体征、下肢情况（5 分） （3）心理状态：有无焦虑、恐惧的心理及配合程度（5 分）	严格“三查八对”，保护患者隐私
操作过程	1. 推治疗车至患者床旁，核对患者床头卡和腕带上的姓名、床号，告知患者在实施过程中的配合要求（5 分） 2. 实施操作 （1）协助患者摆好体位，患肢外展（5 分） （2）戴手套（1 分），正确地将支具固定在患者上肢上（4 分） （3）绑带绑好后，支具的松紧以刚好可以插入 2 指为宜（2 分），佩戴好支具后，用软枕使患肢处于功能位（3 分） （4）对患者进行健康教育（5 分）	保持功能体位，避免影响血液循环
操作后处理	1. 脱手套，手消毒，整理患者衣物及床单位（5 分）；记录患肢佩戴支具情况于护理记录单上（3 分）；按规定处置用物（2 分） 2. 健康教育：指导患者按要求佩戴支具，不能随意取下，保持佩戴处清洁（5 分）	

注意事项：

（1）支具应遵医嘱佩戴，不可随意取下，以免影响预期效果。（5 分）

（2）佩戴支具后观察皮肤情况及患者血运，如有皮肤压痕、破溃或严重不适，通知医生并配合处理。（5 分）

（3）操作熟练、流畅。（5 分）

（4）支具应保持清洁干燥。（5 分）

（5）操作过程中与患者交流，观察患者反应及病情变化，体现人性化关怀。（2 分）

（6）注意观察患者病情变化。如有不适，及时处理。（3 分）

表 17–2　下肢固定支具使用的操作标准

项目	内容	操作要点
操作前准备	1. 核对医嘱：核对治疗单、医嘱单、姓名、性别、床号、住院号、年龄，了解操作目的（5 分） 2. 自身评估：着装整齐规范，戴口罩，洗手（5 分） 3. 用物评估：下肢关节支具（根据患肢长短粗细选择）、棉毯、按摩乳、减压贴、软枕、手套、洗手消毒液等，用物齐全且符合要求（5 分） 4. 环境评估：清洁、安静、光线充足（5 分） 5. 患者评估 （1）核对患者身份信息（至少用 2 种方式核对患者身份，如床头卡、腕带、PDA），确保患者信息无误，告知患者需要进行下肢固定的目的（5 分） （2）评估患者意识、瞳孔、生命体征、下肢情况（5 分） （3）心理状态：有无焦虑、恐惧的心理及配合程度（5 分）	严格"三查八对"，保护患者隐私
操作过程	1. 推治疗车至患者床旁，核对患者床头卡和腕带上的姓名、床号，告知患者在实施过程中的配合要求（5 分） 2. 实施操作 （1）协助患者摆好体位，患肢外展 10° ～ 20°，足尖向上，中立位（2 分） （2）戴手套（3 分），选择好支具的佩戴位置，佩戴后，支具卡盘中央对应相关位置（5 分） （3）绑带绑好后，支具的松紧以刚好可以插入 2 指为宜（2 分）；佩戴好支具后，用软枕将患肢抬高 10° ～ 20°（3 分） （4）对患者进行健康教育（5 分）	保持功能体位，避免影响血液循环
操作后处理	1. 脱手套，手消毒，整理患者衣物及床单位（5 分）；记录患肢佩戴支具情况于护理记录单上（3 分）；按规定处置用物（2 分） 2. 指导患者按要求佩戴支具，不能随意取下，保持佩戴处清洁（5 分）	

注意事项：

（1）支具应遵医嘱佩戴，不可随意取下，以免影响预期效果。（5 分）

（2）佩戴支具后观察皮肤情况及患者血运，如有皮肤压痕、破溃或严重不适，通知

医生配合处理。（5 分）

（3）操作熟练、流畅。（5 分）

（4）支具应保持清洁干燥。（5 分）

（5）操作过程中与患者交流，观察患者反应及病情变化，体现人性化关怀。（2 分）

（6）注意观察患者病情变化。如有不适，及时处理。（3 分）

表 17-3　颈托佩戴的操作标准

项目	内容	操作要点
操作前准备	1. 核对医嘱：核对治疗单、医嘱单、姓名、性别、床号、住院号、年龄，了解操作目的（5 分） 2. 自身评估：着装整齐规范，戴口罩，洗手（5 分） 3. 用物评估：颈托（根据患者颈部粗细选择）、2 条软毛巾、手套、洗手消毒液等，用物齐全且符合要求（5 分） 4. 环境评估：清洁、安静、光线充足（5 分） 5. 患者评估 （1）核对患者身份信息（至少用 2 种方式核对患者身份，如床头卡、腕带、PDA），确保患者信息无误，告知患者需要进行颈托佩戴的目的（5 分） （2）评估患者意识、瞳孔、生命体征、颈部皮肤伤口及引流情况（5 分） （3）心理状态：有无焦虑、恐惧的心理及配合程度（5 分）	严格“三查八对”，注意保暖及保护患者隐私
操作过程	1. 推治疗车至患者床旁，核对患者床头卡和腕带上的姓名、床号，告知患者在实施过程中的配合要求（5 分） 2. 实施操作 （1）检查引流管，判断是否通畅，观察引流液的颜色、性状、量，检查引流部位有无渗漏，清理床头（5 分） （2）取去枕仰卧位，暴露颈部，检查颈部皮肤（2 分），用血管钳在接口近端 5cm 处夹闭引流装置（3 分） （3）1 名护士双手放于患者头部两侧，轻托起患者的头颈肩部 10° ～ 20°，注意保持头颈肩在一条直线上，保护颈椎，不能将患者的头抬得过高，防止再次损伤脊髓（5 分） （4）另 1 名护士拿起颈托的后半部分，轻柔地穿入患者后颈，颈托有带的一侧朝下，颈托内侧中线对准患者颈部正中（5 分） （5）将颈托后半部分的粘贴胶带分别置于颈托两侧（5 分） （6）护士用双手将颈托的前半部分（下颌处垫小毛巾）与后半部分对齐，轻柔地将患者颈托的前半部分压住颈托的后半部分，并确认颈托处于颈部正中处（5 分） （7）将颈托后半部分两侧的粘贴胶带粘于颈托前半部分的粘贴处。松紧适宜，切勿过紧或过松（5 分） （8）正确摆放引流（5 分） （9）松开血管钳，观察引流是否通畅（5 分）	正确佩戴颈托，禁止自行脱下颈托，松紧适宜，防止受压

续表

项目	内容	操作要点
操作后处理	1. 脱手套，手消毒，整理患者衣物及床单位（2 分）；记录佩戴颈托情况于护理记录单上（2 分）；按规定处置用物（1 分） 2. 指导患者按要求卧位，保持引流通畅；不能随意翻动；保持伤口敷料清洁，不可抓挠伤口（2 分）	

注意事项：

（1）根据患者的体型选择合适的颈托尺码。（2 分）

（2）使用颈托时颈部松紧适宜，过松达不到保护和固定颈部的作用，过紧则影响颈部的功能。（1 分）

（3）分清颈托的前后部分，佩戴时不要前后倒置。（2 分）

（4）佩戴时注意保护患者的皮肤，必要时可以在颈托后垫毛巾。（1 分）

（5）操作过程中与患者交流，观察患者反应及病情变化，体现人性化关怀。（1 分）

（6）佩戴好颈托后要注意观察患者的呼吸情况，如患者出现呼吸困难，应立即通知医生进行处理。（1 分）

表 17–4　腰围使用的护理操作标准

项目	内容	操作要点
操作前准备	1. 核对医嘱：核对治疗单、医嘱单、姓名、性别、床号、住院号、年龄，了解操作目的（5 分） 2. 自身评估：着装整齐规范，戴口罩，洗手（5 分） 3. 用物评估：腰围（根据患者的腰部大小选择）、手套、洗手消毒液等，用物齐全且符合要求（5 分） 4. 环境评估：清洁、安静、光线充足（5 分） 5. 患者评估 （1）核对患者身份信息（至少用 2 种方式核对患者身份，如床头卡、腕带、PDA），确保患者信息无误，告知患者需要进行腰围佩戴的目的（5 分） （2）评估患者意识、瞳孔、生命体征、腰部伤口及引流情况（5 分） （3）心理状态：有无焦虑、恐惧的心理及配合程度（5 分）	严格“三查八对”
操作过程	1. 推治疗车至患者床旁，核对患者床头卡和腕带上的姓名、床号，告知患者在实施过程中的配合要求（5 分） 2. 实施操作 （1）可自主抬起腰部的患者（5 分） ①指导患者以双肘、双足支撑于床上，使腰部抬起；②将腰围从左至右快速且轻柔地穿入患者腰部，腰围有带的一侧朝下，并使腰围中线处于腰部正中位置；③调整腰围，使腰围的上缘达到肋上缘，下缘至臀裂	松紧适宜，避免受压，佩戴正确

续表

项目	内容	操作要点
操作过程	(2)无法自主抬起腰部的患者(5分) ①协助患者行轴线翻身至右侧卧位；②将腰围左侧向内卷成筒状，放入患者腰部，使腰围中线的位置正对患者的脊柱正中，腰围有带的一侧向外；③轴线翻身，将患者安置于平卧位；④调整腰围，使腰围的上缘达到肋上缘，下缘至臀裂 (3)将腰围两侧的粘贴胶带粘于腰围的粘贴处，松紧适宜(5分) (4)正确摆放引流(5分) (5)观察引流是否通畅(5分)	
操作后处理	1. 脱手套，手消毒，整理患者衣物及床单位(3分)；记录腰围佩戴于护理记录单上(2分)；按规定处置用物(1分) 2. 指导患者按要求卧位，保持引流通畅；不能随意翻动；保持伤口敷料清洁，不可抓挠伤口(4分)	

注意事项：

(1)腰围的规格要与腰周径及长度相适应，上缘需达肋上缘，下缘至臀裂。腰围后侧不宜过分前凸，一般以平坦或稍向前凸为宜。(5分)

(2)腰围佩戴时间要根据病情适当掌握，一般以3～6周较为适宜，最长不超过3个月。(5分)

(3)在腰部症状较重时，应常佩戴，不要随意取下。病情轻的患者，可以在外出时，特别是要较长时间站立或持续以一个姿势坐时戴上腰围，在睡眠、休息、不痛或轻度疼痛时，要适当摘下腰围一段时间，防止腰部肌肉废用性萎缩。(5分)

(4)腰围佩戴后仍要注意避免腰部过度活动。一般以能完成正常的日常生活及工作为度。(3分)

(5)在使用腰围期间，应遵医嘱逐渐进行腰背肌锻炼，防止腰肌的萎缩及神经根粘连。(2分)

(6)腰背部疼痛明显或腰椎骨折的患者，应在平卧状态下佩戴腰围，然后坐起或下地活动，腰围应在平卧后再取下。(2分)

(7)操作过程中与患者交流，观察患者反应及病情变化，体现人性化关怀。(3分)

(欧阳燕　付凤)

参考文献

[1] 张丽，赵刚．支具治疗的理论基础与实践指南 [M]. 北京：人民卫生出版社，2018.

[2] 刘涛，陈晓．各类支具的适应证与禁忌证分析 [J]. 中国矫形外科杂志，2019, 27(10):

912–915.

[3] 孙晓, 高明. 支具使用的操作流程及效果评价 [J]. 中国医疗器械杂志, 2021, 36(1): 70–73.

[4] 赵云, 张丽. 支具治疗在骨科康复中的操作流程及评价标准 [J]. 中国实用护理杂志, 2019, 35(18): 1401–1404.

[5] 刘艳, 李晓. 颈托及颈枕护架在颈椎病康复中的使用技术及护理 [J]. 中国康复医学杂志, 2019, 34(7): 821–823.

[6] 李华, 王丽. 膝关节支具技术的操作标准与临床应用 [J]. 中国骨与关节损伤杂志, 2019, 34(5): 519–521.

[7] 张明, 李娜. 胸腰支具及腰围在腰椎疾病治疗中的应用及操作标准 [J]. 中国康复理论与实践, 2021, 27(5): 578–582.

第十八章 经气管插管患者的口腔护理

第一节 经气管插管患者口腔护理的目的及注意事项

气管插管能有效封闭气道，带有气囊，可防止误吸，可连接呼吸机，保障有效通气，是机械通气或急救时通畅气道的首选途径。口腔护理是预防口咽部病原微生物定植的重要护理手段，通过减少病原微生物的滋生定植，能够减少气管插管患者呼吸机相关性肺炎（ventilator associated pneumonia，VAP）的发生。

一、口腔护理的原理及作用机制

（1）保持口腔清洁、湿润、舒适，预防口腔感染等并发症。

（2）防止口臭、口垢，保持口腔正常功能。

（3）观察口腔黏膜、舌苔的变化及有无特殊口腔气味，协助诊断。

二、口腔护理液的选择与使用

选择合适的口腔护理液可以有效抑制细菌的生长繁殖，清除和杀灭细菌，改善口腔pH值，降低口腔并发症和肺部感染的发生率。常见的口腔护理液如下。

（1）生理盐水：主要用于清洁口腔，无杀菌作用，适用于暂时禁食患者、大手术后患者、轻度口腔炎患者等。

（2）复方硼酸溶液：具有轻度抑菌和除臭作用，适用于放疗患者、口腔溃疡患者等。

（3）过氧化氢溶液：有防腐、防臭作用，适用于口腔感染有溃烂坏死组织者。

（4）碳酸氢钠溶液：属于碱性溶液，适用于真菌感染患者和血液病患者。

（5）制霉菌素液：适用于口腔念珠菌感染患者。

（6）氯己定溶液：具有清洁口腔、广谱抗菌作用，对口腔黏膜、牙齿表面有很强的亲和力。

（7）呋喃西林溶液：用于清洁口腔，广谱抗菌。

（8）甲硝唑溶液：针对厌氧菌感染，放疗患者使用。

(9)中药漱口液：具有清热、解毒、消肿、止血、抗菌等作用，适用于口臭、牙龈出血等者。

(10)氧化电位水：清洁口腔，具有广谱的杀菌能力。

三、口腔护理的注意事项

(1)至少每 6 ～ 8h 进行 1 次口腔护理，应对口腔黏膜、舌头进行轻柔刷洗，去除碎屑和斑块，减少口臭、舌苔厚度及微生物定植，牙刷以小头、软毛的儿童牙刷或成人牙刷为佳。

(2)应双人操作，保持气管插管末端至门齿的距离不变。

(3)应监测并维持气管插管气囊压力在 25 ～ 30cmH_2O。

(4)对于无禁忌证患者，应抬高床头≥ 30°，头偏向一侧。

(5)应将负压吸引值控制在 -120 ～ -80mmHg，按需进行口鼻、气道、声门下吸引。

(6)应观察吸引液的颜色、性质、量，冲洗时注液速度不宜过快。

(7)应避免气管插管及固定装置压迫舌或口唇。

(8)对于Ⅱ级及以上口腔黏膜炎、有出血或出血倾向的患者，宜选择冲洗结合擦拭法。

(9)要密切观察患者的生命体征变化，如呼吸、心率、血压、血氧饱和度等。

(10)多种方法固定气管插管，固定方法应不影响实施口腔护理操作。

(11)泡沫棉签能有效刺激黏膜组织，但不能去除牙斑。

（欧阳燕　刘敏）

第二节　经气管插管患者口腔护理的操作标准

相关操作标准见表 18-1。

表 18-1　经气管插管患者口腔护理的操作标准

项目	内容	操作要点
操作前准备	1. 核对医嘱：核对治疗单、医嘱单、姓名、性别、床号、住院号、年龄，了解操作目的(5 分) 2. 自身评估：着装整齐规范，戴口罩，洗手(5 分) 3. 用物评估：护目镜、面罩、非无菌手套、牙垫 、胶布、气管插管支撑物(必要时)、成人或小儿软毛牙刷、水杯、口腔护理液、听诊器、负压吸引装置、吸痰管、气囊压检测仪等，用物齐全且符合要求(5 分) 4. 环境评估：清洁、安静、光线充足(5 分) 5. 患者评估 (1)核对患者身份信息(至少用 2 种方式核对患者身份，如床头卡、腕带、PDA)，确保患者信息无误，告知患者需要进行口腔护理的目的(5 分)	严格“三查八对”，按院感要求采用合适的预防、隔离措施

续表

项目	内容	操作要点
操作前准备	(2)评估口腔及气管插管护理的指征，包括口腔或气道内有过多的分泌物、牙菌斑，固定带被污染，患者咬合或扭曲插管，导管或固定装置压迫鼻腔、口角或舌头，插管过深或脱出，患者自诉不适(5分) (3)心理状态：有无焦虑、恐惧的心理及配合程度(5分)	
操作过程	1. 推治疗车至患者床旁，核对患者信息，告知患者在实施过程中的配合要求(5分) 2. 实施操作 (1)协助患者(无禁忌证患者)取头高位30°，头偏一侧(3分) (2)铺治疗巾，弯盘放于颌下(2分) (3)将气管插管气囊充气(压力为30～35cmH_2O)(3分) (4)洗手，戴手套(2分) (5)取出口腔护理液(2分) (6)使用吸引器及时吸除口腔内的分泌物和呕吐物，保持口腔清洁和通畅(3分) (7)2名护士共同操作，湿润口唇，协助者去除固定带和胶布(2分) (8)核对经口插管距离门齿的距离，固定气管插管于患者的右侧口角(3分) (9)如果患者是经鼻气管插管，要用盐水纱布或棉签擦拭导管周围(接步骤11)(2分) (10)如果是经口气管插管，要去除牙垫或口咽通气道(接步骤11)(3分) (11)1名护士固定患者头部和气管插管，另1名护士行口腔护理，刷洗顺序和手法为：①外侧面纵向刷；②咬合面前后来回刷；③颊部弧形刷；④舌面由内向外刷；⑤舌下由内向外刷；⑥硬腭由内向外刷；⑦气管插管由内向外刷(10分) (12)撤去弯盘，清洁患者面部，撤去治疗巾(2分) (13)用手电筒查看口腔内情况(2分) (14)确认气管插管的深度(2分) (15)更换牙垫，固定插管(2分) (16)放气至正常压力(2分) (17)检查，观察患者口腔护理后的反应(2分) (18)再次核对，交代注意事项(3分)	根据患者的具体情况选择合适的口腔清洁方法，不宜将漱口液作为清洗剂，保持口腔卫生，用小儿或成人的软毛牙刷每6～8h至少刷牙1次
操作后处理	1. 脱手套，手消毒，整理患者衣物及床单位(2分)；按规定处置用物(2分)；记录(1分) 2. 告知患者口腔护理的目的及有效的口腔护理在预防感染上的重要性(5分)	

（欧阳燕　刘敏）

参考文献

[1] 杨婷，姚燕，李新焕．气管插管患者不同首次口腔护理时间对早发性VAP发生率及口腔护理效果的影响[J]. 国际护理学杂志，2022，41(19):3628-3631

[2] 乐革芬，范艳竹，任学芳. 神经外科亚专科护理学[M]. 武汉：华中科技大学出版社，2023.

附　录

神经外科专科临床实境考核

案例一：

倪某，男，56 岁，胶质瘤术后第 5 天，意识清楚。6 月 13 日 19 时 41 分，患者突发意识障碍（GCS 评分为 E2V2M4），呼吸困难，CT 示脑水肿加重，于 19 时 55 分转入神经外科重症监护室，持续心电监护，给予呼吸气囊辅助呼吸，SpO_2 维持在 90% ～ 94%，心率 122 ～ 140 次 /min，经口鼻吸痰。19 时 58 分患者突发心搏骤停，立即给予胸外按压、气管插管、呼吸机辅助呼吸。19 时 59 分电除颤一次。20 时 03 分患者自主心跳恢复，呼吸机辅助呼吸，给予盐酸去甲肾上腺素 6ml/h 和多巴胺 8ml/h 泵入，维持血压，密切监测患者生命体征，给予下一步生命支持。

提问：

（1）患者突发意识障碍时，除了密切观察意识状态外，还应重点观察哪些体征以及时发现病情变化？

（2）患者出现呼吸困难时，应如何保持其呼吸道通畅？除了吸痰外，还有哪些护理措施？

（3）脑水肿加重时，如何通过护理措施减轻脑水肿？在体位调整、药物使用等方面有哪些注意事项？

案例二：

马某，男，45 岁，车祸伤 1 周余，诊断“重型颅脑损伤”，已行“开颅探查＋血肿清除术”，意识模糊（GCS 评分为 E2V2M5），左侧肌力均为 0 级，右侧肢体均为 2 级，有鼻胃管，消化较差，有胃病史，吸烟史 20 余年，痰多。午间护理行振动排痰时，患者突发四肢抽搐，牙关紧闭，呼吸困难，面色发绀，氧合急速下降，心率波动在 120 ～ 140 次 /min，血压测不出，立即给予口鼻吸痰、呼吸气囊辅助呼吸，联系医生，缓慢静推西地泮 10mg，请麻醉科医生会诊，备急救车、除颤仪、呼吸机。后麻醉科医生插管，接呼吸机辅助呼吸，患者 SpO_2 上升，心率维持在 100 ～ 120 次 /min，插管中吸出疑似胃内容物。

提问：

（1）在患者抽搐发作时，除了立即吸痰、呼吸支持等措施外，护理人员还应如何做好安全防护，防止患者自伤？

（2）患者有胃病史且消化较差，鼻胃管护理中应如何预防胃内容物反流，避免类似误吸情况再次发生？

（3）患者在经历此次突发情况后，生命体征逐渐趋于稳定，但意识仍模糊、肢体肌力差，护理人员应如何制定个体化的护理计划，促进其神经功能恢复？

（李炳　王美科）